SOLTE

Heinz Thiele · Berufskrankheiten

Berufskrankheiten

Verhüten – Erkennen – Betreuen

von
Prof. Dr. Heinz Thiele

Urban & Schwarzenberg
München – Wien – Baltimore 1986

Anschrift des Verfassers:
Professor Dr. med. H. Thiele
Gewerbeärztlicher Dienst
Niedersächsisches Landesamt für Immissionsschutz
Bertastraße 4
3000 Hannover 1

Dieses Buch ist teilweise als Lieferung 87, 88 in Klinik der Gegenwart, Handbuch der praktischen Medizin, Bd. XII erschienen.

CIP-Kurztitelaufnahme der Deutschen Bibliothek

Thiele, Heinz
Berufskrankheiten : verhüten – erkennen – betreuen / von Heinz Thiele. – München ; Wien ; Baltimore : Urban & Schwarzenberg, 1986.
ISBN 3-541-13401-1

Alle Rechte, auch die des Nachdrucks, der Wiedergabe in jeder Form und der Übersetzung in andere Sprachen behalten sich Urheber und Verleger vor. Es ist ohne schriftliche Genehmigung des Verlages nicht erlaubt, das Buch oder Teile daraus auf fotomechanischem Wege (Fotokopie, Mikrokopie) zu vervielfältigen oder unter Verwendung elektronischer bzw. mechanischer Systeme zu speichern, systematisch auszuwerten oder zu verbreiten (mit Ausnahme der in den §§ 53, 54 URG ausdrücklich genannten Sonderfälle).
Satz: SRZ Berlin
Druck und Bindung: Kösel, Kempten. Printed in Germany
© Urban & Schwarzenberg 1986

ISBN 3-541-13401-1

Vorwort

Die Arbeitsmedizin ist eine Disziplin, die durch ihr zunehmendes Eigengewicht ständig an Bedeutung gewinnt. Als Querschnittsgebiet hat sie Anteile aus nahezu allen medizinischen Fächern, aus verschiedenen naturwissenschaftlichen Disziplinen und aus der Soziologie sowie den Arbeitswissenschaften zu integrieren.

Wegen der Fülle der täglichen neuen Informationen bei einem rapiden Wissens- und Publikationswachstum ist es unmöglich, eine in allen Teilen vollständige Darstellung zu geben. Dennoch mußte der Versuch eines Kompendiums gewagt werden, um den vielen, die heute und Tag für Tag den Forderungen bei der Bekämpfung der Berufskrankheiten und der Betreuung Berufskranker genügen müssen, eine zusammenfassende Handlungsanleitung zu bieten. Dabei habe ich neben der Information für den praktizierenden und den arbeitsmedizinisch tätigen Arzt Wert auf Einfachheit und Durchschaubarkeit gelegt, damit auch der Studierende der Medizin ebenso wie der Studierende der Ingenieur- und Arbeitswissenschaften mit diesem Buch lernen kann. Was das Medizinische anlangt, habe ich Verständlichkeit für Betriebsleiter, Sicherheits- und Arbeitsschutzverantwortliche angestrebt. Bei der gebotenen Kürze mußte ich mich an vielen Stellen mit Hinweisen auf weiterführende Literatur, Vorschriften und Richtlinien begnügen.

Herrn Dr. Franke und den Mitarbeitern des Gewerbeärztlichen Dienstes beim Niedersächsischen Landesamt für Immissionsschutz in Hannover gilt mein bester Dank für die freundliche kollegiale Beratung bei der Tätigkeit als Gewerbearzt. Diese bildete einen wesentlichen Teil der Grundlagen, auf denen die vorgelegte Monographie beruht. Meiner lieben langjährigen Mitarbeiterin, Frau Peters, danke ich herzlich für die Unterstützung bei der Gestaltung des Manuskripts.

Hannover, 1986   *H. Thiele*

Inhaltsübersicht

Allgemeiner Teil ... 1

Begriff »Meldepflichtige Berufskrankheiten« ... 2
Aufgaben des Arztes im System der meldepflichtigen Berufskrankheit ... 5
Gutachtliche Grundsätze ... 7
Verordnung zur Änderung der Siebenten Berufskrankheiten-Verordnung vom 8. Dezember 1976 ... 9
Berufskrankheitengeschehen ... 15
Exposition und Belastungs-Beanspruchungskonzept ... 18
Wirkungen ... 20
Zulässige Grenzwerte, MAK, TRK, BAT ... 21
Arbeitsmedizinische Vorsorge ... 23
Jugendarbeitsschutz ... 32
Gesundheitsschutz Schwangerer im Arbeitsprozeß ... 33
Krebserzeugende Arbeitsstoffe ... 35
Reproduktion und Arbeitseinflüsse ... 37
Arbeitsgesundheit und Umwelt ... 42

Spezieller Teil
(Erkrankungen nach BK-Nr.) ... 47

1101 Blei ... 48
1102 Quecksilber ... 52
1103 Chrom ... 54
1104 Cadmium ... 56
1105 Mangan ... 58
1106 Thallium ... 59
1107 Vanadium ... 60
1108 Arsen ... 61
1109 Phosphor und anorganische Verbindungen ... 63
1110 Beryllium ... 65
1201 Kohlenmonoxid ... 67
1202 Schwefelwasserstoff ... 69
1301 Aromatische Amine ... 71
1302 Halogenkohlenwasserstoffe ... 72
1303 Benzol, Toluol, Xylol ... 77
1304 Nitro- oder Aminoverbindungen des Benzols ... 81
1305 Schwefelkohlenstoff ... 84
1306 Methanol ... 86
1307 Organische Phosphorverbindungen ... 88
1308 Fluor ... 90
1309 Salpetersäureester ... 92
1310 Halogenierte Alkyl-, Aryloxide ... 93
1311 Halogenierte Alkyl-, Arylsulfide ... 97
1312 Zahnerkrankungen durch Säuren ... 98
1313 Benzochinon ... 99

2101 Tendovaginitis, Epikondylitis ... 102
2102 Meniskusschäden ... 104
2103 Druckluftwerkzeugschäden ... 106
2104 Vibrationsbedingte Durchblutungsstörungen ... 108
2105 Chronische Erkrankungen der Schleimbeutel durch ständigen Druck ... 109
2106 Drucklähmungen der Nerven ... 111
2107 Abrißbrüche der Wirbelfortsätze ... 112
2201 Drucklufterkrankungen ... 113
2301 Lärmschwerhörigkeit ... 114
2401 Wärmestar ... 119
2402 Ionisierende Strahlen ... 120

3101 Infektionskrankheiten ... 125
3102 Zoonosen ... 132
3103 Wurmkrankheit der Bergleute ... 134
3104 Tropenkrankheiten ... 135

4101 Silikose ... 136
4102 Silikotuberkulose ... 147
4103 Asbestose ... 149
4104 Asbestose mit Lungenkrebs ... 149
4105 Mesotheliom durch Asbest ... 149

4106 Aluminiumlunge	161	6101 Augenzittern der Bergleute ...	179
4107 Hartmetallunge	162		
4108 Thomasmehl	163	Quasi-Berufskrankheiten	179
4201 Farmerlunge	164		
4202 Byssinose	165	**Anhang 1:** Stoffe mit MAK-Werten	185
4301 Allergische obstruktive Atemwegserkrankungen	167	**Anhang 2:** Krebserzeugende Arbeitsstoffe mit TRK-Liste	225
4302 Chemisch-irritativ oder toxisch verursachte obstruktive Atemwegserkrankungen ...	171	**Literatur**	230
		Hinweise für Nichtmediziner	236
5101 Hauterkrankungen	174		
5102 Hautkrebs	178	**Sachwortverzeichnis**	239

Allgemeiner Teil

Begriff »Meldepflichtige Berufskrankheiten«

Meldepflichtige Berufskrankheiten sind versicherungsrechtlich den Arbeitsunfällen im Hinblick auf stationäre oder ambulante Heilbehandlung, berufliche Wiedereingliederung und Entschädigung durch Geldleistungen, Übergangsgeld und Renten gleichgestellt. Die Arbeitnehmer besitzen im Falle einer bestehenden oder drohenden Berufskrankheit gesetzliche Ansprüche auf Leistungen der Unfallversicherungsträger in Realisierung der Haftpflicht der Arbeitgeber. Die Aufgaben der gesetzlichen Unfallversicherung nehmen die gewerblichen Berufsgenossenschaften, die landwirtschaftliche Berufsgenossenschaft, die Gemeindeunfallversicherungsverbände, Ausführungsbehörden des Bundes, der Länder oder Städte, Eigenunfallversicherungen, Feuerunfallversicherungen oder die Bundesanstalt für Arbeit wahr.

Rechtliche Grundlage ist der § 551 der Reichsversicherungsordnung (RVO) von 1963. Hier wird in Abs. 1 die Bundesregierung ermächtigt, »in der Rechtsverordnung solche Krankheiten zu bezeichnen, die nach den Erkenntnissen der medizinischen Wissenschaft durch besondere Einwirkungen verursacht sind, denen bestimmte Personengruppen durch ihre Arbeit in erheblich höherem Grade als die übrige Bevölkerung ausgesetzt sind.«

Die derzeitig gültige Siebente Berufskrankheiten-Verordnung (BKVO) bestimmt in der Fassung der Änderungsverordnung vom 8.12.76 (BGBl I, S. 3329), daß die in ihrer Anlage 1 bezeichneten Krankheiten als Berufskrankheiten gelten. Diese Anlage enthält eine Liste, die den jeweils gültigen Erkenntnissen über die Berufskrankheiten Rechnung trägt. Die Tatsache, daß die Erste Berufskrankheitenverordnung vom Jahre 1925 nur 11 Nummern für Berufskrankheiten vorgab, die Fassung der Siebenten BKVO von 1968 47 Nummern und die jetzt gültige Fassung 55 Nummern, spiegelt die Entwicklung der Kenntnisse wider.

Bei dieser dynamischen Entwicklung, die – abgesehen von der technologischen Entwicklung in der Arbeitswelt – vom wissenschaftlichen Erkenntniszuwachs der Arbeitsmedizin abhängt, gibt es in Anbetracht der jeweils mehrjährigen Geltung der Liste der Berufskrankheiten solche Erkrankungen, die man im Sinne des § 551, Abs. 1 RVO schon gewissermaßen als Berufskrankheit ansprechen kann, die aber noch nicht in der Liste enthalten sind. Um diese praktisch ständig vorhandene Lücke zwischen dem Stand der Rechtsnorm und dem arbeitsmedizinischen Wissensstand auszufüllen, bestimmt § 551, Abs. 2 RVO zur Wahrnehmung der Rechtsansprüche der Arbeitnehmer: »Die Träger der Unfallversicherung sollen im Einzelfall eine Krankheit, auch wenn sie nicht in der Rechtsverordnung bezeichnet ist oder die dort bestimmten Voraussetzungen nicht vorliegen, wie eine Berufskrankheit entschädigen, sofern nach neuen Erkenntnissen die übrigen Voraussetzungen des Absatzes 1 erfüllt sind.«

Die Realisierung des Abs. 2 des § 551 RVO verlangt neben der Sicherung oder Wahrscheinlichmachung des kausalen Zusammenhangs zwischen beruflicher Einwirkung und Erkrankung im vorliegenden Falle eine verantwortungsvolle kritische Bewertung der Fachliteratur. Dabei handelt es sich neben experimentellen Arbeiten in der Hauptsache um epidemiologische Studien über die Langzeitwirkungen von als gesundheitsschädlich identifizierten beruflichen Faktoren. Die sorgfältige Analyse solcher Fälle, wie sie z. B. vom Hauptverband der gewerblichen Berufsgenossenschaften für 1964 bis 1981 erstellt wurde [104] ist eine Grundlage für die ständige in Abständen erfolgende Erneuerung der Liste der Berufskrankheiten, z. B. die Aufnahme der Byssinose oder der arbeitsbedingten Pleura- und Peritonealmesotheliome in die letztgültige Fassung der Liste. Nach Gewinnung entsprechender Erkenntnisse und gutachterlicher Erfahrungen können unter Setzung bestimmter Kautelen aus den sog. »Quasi-Berufskrankheiten« regelhaft melde- und entschädigungspflichtige Berufskrankheiten mit einer Listen-Nummer werden. Alle in der medizinischen Praxis tätigen Ärzte sind also zusammen mit der arbeitsmedizinischen Wissenschaft und der Rechtsordnung eine relevante Größe im Regelkreis der permanent aktualisierten und qualitativ wachsenden sozialen und versicherungsrechtlichen Praxis. Auf jeden Fall sollten sie begründete Verdachtsfälle im Sinne des § 551, Abs. 2 zur Anzeige bringen. Im Zweifelsfall für die Berufskrankheiten-Anzeige!

Ein problematisches Gebiet schließt sich im weiteren Zusammenhang mit den »Quasi-Berufskrankheiten« an. Es betrifft die sehr häufig in der Gesamtpopulation auftretenden Krankheiten, die aber in bestimmten beruflichen Populationen mit einer mehr oder weniger deutlichen Überschußhäufigkeit vorkommen. Man weiß zwar, daß berufliche Faktoren dabei eine bedeutende Rolle spielen, und hat auch Vorstellungen über die Ätiopathogenese im Sinne des Belastungs-Beanspruchungs-Konzepts [83]. Jedoch kann man bei dem heutigen Wissensstand das kausale Gewicht weder statistisch allgemeinverbindlich noch im Einzelfall bestimmen. Zu diesen Erkrankungen gehören unter verschiedenen anderen die Hypertonie, die koronare resp. ischämische Herzkrankheit, die chronisch unspezifischen respiratorischen Erkrankungen, die vegetativen Regulationsstörungen, organische Psychosyndrome, Polyneuropathien, Verschleißerkrankungen der Wirbelsäule mit ihren vertebragenen Syndromen der Hals-, Brust- und Lendenwirbelsäule.

Eine WHO-Expertengruppe stellte zu dem Gesamtkomplex der arbeitsbedingten Krankheiten, der »work-related diseases« fest: »Bei diesen Krankheiten besteht ein breites unterschiedliches Spektrum von Arbeitsbezogenheit. An dem einen Ende des Spektrums repräsentieren die Berufskrankheiten (occupational diseases) die volle unbezweifelbare Beziehung zu geforderten, ausreichend nachgewiesenen und spezifischen Kausalfaktoren seitens der Arbeit, die identifiziert, gemessen und eventuell kontrolliert werden können. Am anderen Ende des Spektrums haben die Krankheiten eine weiche, inkonsistente und unklare Beziehung zu den Arbeitsbedingungen. Dazwischen liegen die Krankheiten« – damit kommen wir zu dem von uns erörterten Problemgebiet – »mit einer möglichen kausalen Beziehung, die hinsichtlich Einflußstärke und -quantität variiert.«

Es ist müßig, sich über die Nomenklatur dieser Krankheiten zu streiten, zumal da alle bisherigen Begriffe wie »paraprofessionelle Krankheiten« oder »job related diseases« [85] für die Praxis und die wissenschaftliche Epidemiologie nicht recht taugen.

Man muß sich nur klar sein, daß solche Erkrankungen, die also noch unterhalb der Schwelle der »Quasi-Berufskrankheiten« stehen, derzeitig im konkreten Fall nicht zur Entschädigung gebracht werden können, da man eben z. B. noch weit davon entfernt ist, etwa einen Herzinfarkt mit der gutachterlich erforderlichen Wahrscheinlichkeit auf eine psychisch belastende berufliche Tätigkeit beziehen zu können. Dessen ungeachtet erscheint es keineswegs ausgeschlossen, daß derartige Erkrankungen bei entsprechender epidemiologischer Untermauerung und Setzung von individuell handhabbaren Kriterien – möglicherweise nach einer Phase der Anerkennung als Quasi-Berufskrankheiten nach § 551, Abs. 2 RVO – Berufskrankheiten mit einer Listennummer werden. In dieser Weise hat sich historisch die Entwicklung der meldepflichtigen Berufskrankheiten vollzogen.

Diese Ausführungen sollten, neben der Vermittlung des Gesamtverständnisses, vor Augen führen, daß die Mehrzahl auch der klassischen Berufskrankheiten keine spezifischen, sondern nur typische – und das auch nicht bei allen BK-Nummern – Charakteristika haben. Dabei spielen Symptomenkonstellationen eine wichtige Rolle, um meldepflichtige Berufskrankheiten aus dem Sammeltopf der jeweiligen nosologischen Gruppe herauszuheben, z. B. eine Fettleberhepatitis als Langzeitwirkung bestimmter Lösungsmittel aufgrund gleichzeitiger

Kausalfaktoren

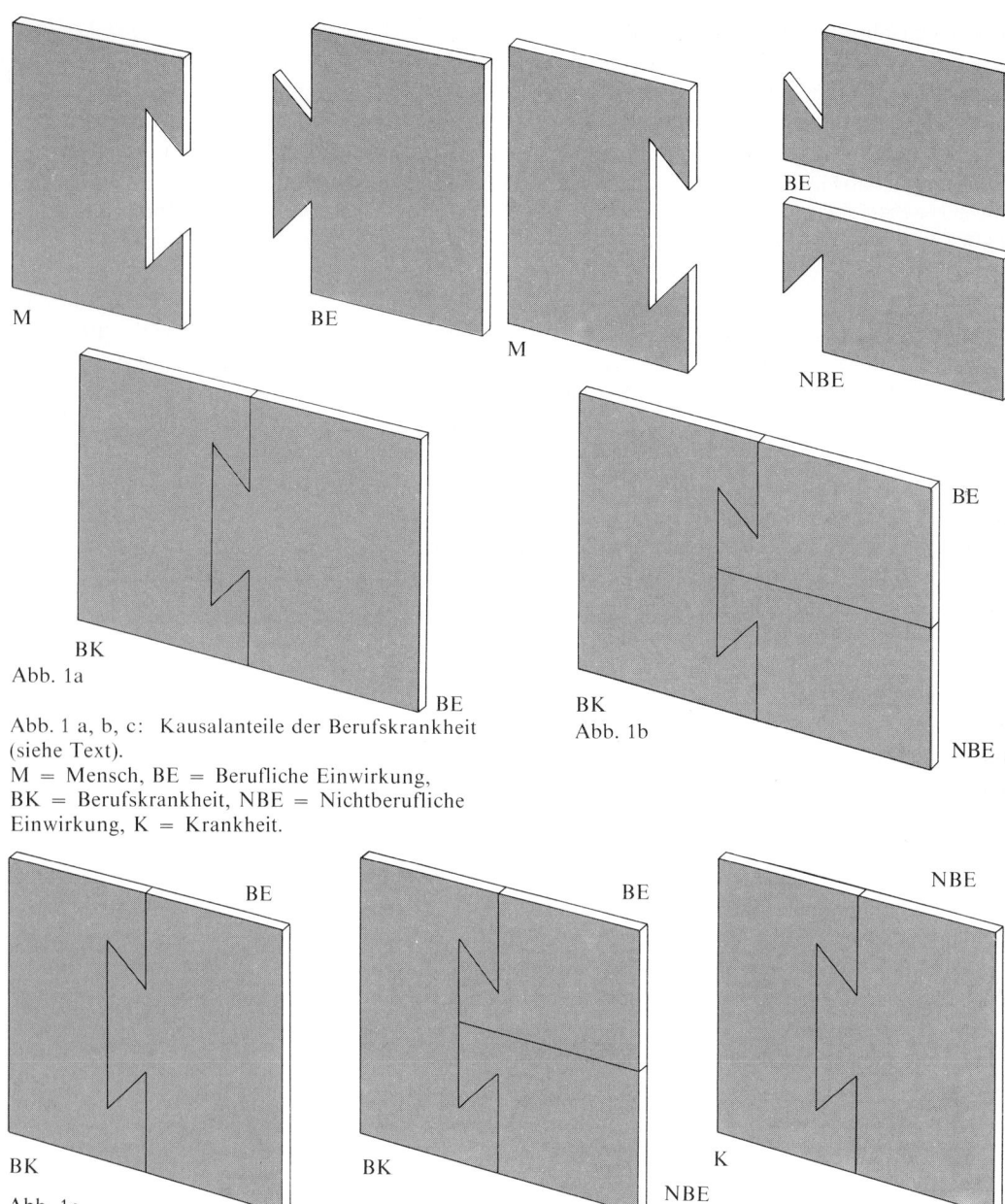

Abb. 1 a, b, c: Kausalanteile der Berufskrankheit (siehe Text).
M = Mensch, BE = Berufliche Einwirkung, BK = Berufskrankheit, NBE = Nichtberufliche Einwirkung, K = Krankheit.

typischer Effekte am Nervensystem und von Veränderungen bestimmter biochemischer Labordaten.

Im Einzelfall kann der Nachweis der beruflichen Kausalität sehr schwierig sein, wenn weitere Umweltstoffe und solche Einflüsse wie Alkoholkonsum und Zigarettenrauchen auf derselben pathogenetischen Schiene gleichartige Wirkungen hervorrufen. Im Modell wird in Abbildung 1a die Krankheit als eine rechteckige Tafel dargestellt, die sich zusammensetzt aus dem Anteil Mensch mit Krankheitsdisposition (als keilförmiger Defekt) und dem Anteil berufliche Einwirkung mit krankmachendem Potential (als keilförmiger Anhang). In Abbildung 1b wird die gleichartige rechteckige Tafel der Krankheit durch die Einwirkung von einem beruflichen Faktor, z. B. einem Lösemittel, in Kombination mit einem nichtberuflichen Faktor, z. B. regelmäßigem Alkoholkonsum, gebildet. Auch hier wäre die Erkrankung eine Berufskrankheit, weil der berufliche Faktor unabdingbar für das Phänomen der rechteckigen Tafel ist. Aus Abbildung 1c wird die Schwierigkeit offenbar, wenn der abzugrenzende Zusatzfaktor in Kombination oder allein die gleichartige Wirkung erzeugen kann.

Doch kehren wir zum versicherungsrechtlichen Begriff der Berufskrankheit zurück, der einschließt, daß es sich um Veränderungen von Krankheitswert handelt. Hierzu und zugleich zum Zeitpunkt des Krankheitsbeginns ist im § 551 Abs. 3 RVO festgelegt, daß die für Arbeitsunfälle maßgebenden Vorschriften entsprechend gelten. Wörtlich: »Als Zeitpunkt ... gilt der Beginn der Krankheit im Sinne der Krankenversicherung oder, wenn dies für den Versicherten günstiger ist, der Beginn der Minderung der Erwerbsfähigkeit.« Krankheit im Sinne der Krankenversicherung bedeutet entweder Behandlungsbedürftigkeit oder Arbeitsunfähigkeit.

Danach wäre bei jenen Fällen, in denen eine Krankheit noch nicht eingetreten ist, aber die Gefahr des Entstehens droht, formaliter noch keine Meldepflicht gegeben. Eine formlose Mitteilung des Arztes an den Unfallversicherungsträger ist aber dringend geboten, um dem für die Versicherten und die Solidargemeinschaft dringenden Anliegen der Prävention zu genügen. Nach Auffassung des Hauptgeschäftsführers des Hauptverbandes der gewerblichen Berufsgenossenschaften sollte es dem Arzt nicht versagt sein, die Mitteilung an den Versicherungsträger über eine entstehende BK mit einer Berufskrankheit-Anzeige zu verbinden [109]. Diese Forderung ist dringend zu unterstreichen, zumal in der Beurteilung von Behandlungsbedürftigkeit und Arbeitsunfähigkeit und auch einer Minderung der Erwerbsfähigkeit, die im allgemeinen ab 20% relevant ist, graduelle objektiv schwer abschätzbare Unterschiede bestehen können.

Aufgaben des Arztes im System der meldepflichtigen Berufskrankheit

Die wichtigste Aufgabe aller Ärzte und Zahnärzte ist die Erkennung und Anzeige von Berufskrankheiten bzw. von Verdachtsfällen bereits bestehender oder im Entstehen begriffener Berufskrankheiten. Das gilt für alle ambulant und stationär tätigen Ärzte und Zahnärzte. Die Maxime ist, daß bei jedem Erkrankungsfall mit vieldeutiger Ätiologie und Pathogenese an die berufliche Verursachung gedacht werden muß. Den Forderungen nach einer systematischen Bekämpfung der Berufskrankheiten kann man im Grundsatz nur dann nachkommen, wenn man über die akuten und chronischen Wirkungen beruflicher Schadfaktoren querschnittsmäßig informiert ist. Das gilt vor allem für die BK Nummern, die nicht von einer Diagnose und/oder Organbezeichnung ausgehen, sondern von der potentiellen Noxe. Es handelt sich hier in erster

Linie um die durch chemische Einwirkungen verursachten Krankheiten. Bei diesen müssen wir deshalb mit hohen Dunkelziffern rechnen. Die Dunkelziffern von Berufskrankheiten, bezogen auf die aktuell gültige Rechtsnorm, setzen sich zusammen aus den Fällen, bei denen die deskriptive Diagnose wegen atypischer oder noch nicht stark ausgeprägter Symptomatik oder wegen unzureichender ärztlicher Diagnostik versäumt wird, und zweitens – überwiegend – aus jenen Fällen, die diagnostisch zwar richtig bestimmt, aber hinsichtlich ihrer professionellen Verursachung nicht zutreffend interpretiert werden, daß z. B. eine myeloische Leukämie nicht als Späteffekt einer Benzoleinwirkung erkannt wird.

Neben der Erkennung und Meldung kommen dem Arzt wichtige Funktionen zu bei der Sicherung des kausalen Zusammenhangs zwischen Erkrankung und angeschuldigter beruflicher Tätigkeit. Er gibt dem Versicherungsträger oder dem beauftragten Gutachter – mit Zustimmung des Versicherten – zweckdienliche Informationen, z. B. durch Überlassung von Arztberichten, Epikrisen, Röntgenaufnahmen, histologischen und Laboruntersuchungsbefunden, Funktionsanalysen etc. Er trägt also auf der Grundlage seiner Aufzeichnungen, die gegebenenfalls typische Symptome oder prämonitorische Erkrankungsphasen aufweisen, zur sachgerechten Entscheidung über die Anerkennung oder Ablehnung einer entschädigungspflichtigen Berufskrankheit sowie zur Bewertung der Minderung der Erwerbsfähigkeit aus Folgen der Berufskrankheit sowie des Termins der Anerkennung bei.

Mit der Erfüllung seiner vorrangigen Aufgaben, der Erkennung und Mitwirkung an der Identifizierung der Berufskrankheit, leistet er bereits einen maßgebenden Beitrag zur *Therapie* der Berufskrankheit. Denn das zeitweilige oder dauernde Meiden des beruflichen Schadfaktors ist die Hauptsäule der Behandlung. Viele Berufskrankheiten bilden sich nach Karenz der Noxe zurück oder werden in ihrem Fortschreiten aufgehalten. Das Optimum für den beruflich Erkrankten und zugleich auch für gleichartig tätige Arbeitnehmer ist fraglos die Eliminierung der Schadeinwirkung durch technische und organisatorische Maßnahmen aufgrund der Unfallverhütungs- oder sonstiger Arbeitsschutzvorschriften. Wenn das nicht möglich ist und auch persönliche Schutzmaßnahmen nicht möglich oder ausreichend sind, muß der Arbeitsplatz vorübergehend oder dauerhaft gewechselt werden.

Hierbei hat der Träger der Unfallversicherung zusammen mit dem staatlichen Gewerbearzt und der Betriebsleitung die Federführung. Der behandelnde Arzt spielt bei der Beratung des Versicherungsträgers, aber auch des erkrankten Arbeitnehmers eine wichtige Rolle, weil er den Krankheitsverlauf und die persönliche Situation seines Patienten am besten überblickt. Die Herausnahme aus einer schädigenden Tätigkeit muß nämlich nicht in jedem Fall das Beste für den Betroffenen sein. Die Entscheidung über einen Arbeitsplatzwechsel und/oder Umschulung muß den Charakter, das Stadium und die Prognose der vorliegenden Erkrankung, das Lebensalter, den Arbeitsmarkt und die individuelle Disponibilität und soziale Situation berücksichtigen.

Von hervorragender Bedeutung in finanzieller Hinsicht ist der § 3 der BKVO, welcher im Falle einer Verdienstminderung durch Arbeitsplatzwechsel Übergangsleistungen bis zur Dauer von 5 Jahren ermöglicht. Nach dem Wortlaut des § 3 BKVO werden diese Übergangsleistungen bei Arbeitsplatzwechsel nicht nur bei bereits entstandenen, sondern auch bei drohenden Berufskrankheiten gewährt. Eine drohende Berufskrankheit kann nicht schlechthin aufgrund der Tatsache angenommen werden, daß der Arbeitnehmer einer beruflichen Schadeinwirkung ausgesetzt ist, sondern nur dann, wenn bei ihm nach längerer Zeit, meist nach Jahren und Jahrzehnten, erste konkrete und typische Anzeichen einer sich entwickelnden Berufskrankheit nachgewiesen werden. Die entsprechenden grundsätzlichen Aspekte werden bei den verschiedenen Berufskrankheiten im speziellen Teil erörtert.

Die hauptsächliche Domäne des Arztes ist

die bei Berufskrankheiten oft erforderliche Langzeitbehandlung. Im allgemeinen stellt sich die Berufskrankheit nicht isoliert dar, sondern steht in Wechselwirkung zu anderen bestehenden Leiden. Nicht selten induziert sie Komplikationen, die dann einen Circulus vitiosus mit der eigentlichen Berufskrankheit unterhalten. Die Indikation zu Kuren, zu physiotherapeutischen Maßnahmen, die Steuerung der Pharmakotherapie, die Reduktion oder Abstinenz von Genußmitteln und die komplexe menschliche Führung obliegen dem Arzt an der Basis. Er hat auch rationell, d. h. zurückhaltend und gezielt, den Einsatz der modernen diagnostischen Spezialverfahren zu indizieren.

Nicht zuletzt hat der Arzt den berufskranken Patienten im Hinblick auf die Gewährung der Leistungen durch den Versicherungsträger zu beraten. Er sollte dafür sorgen, daß im Falle einer chronischen Befundverschlechterung rechtzeitig Verschlimmerungsantrag zur Neufestsetzung der Rente gestellt wird. Andererseits sollte er seinen Patienten davon abhalten, Anträge zu stellen, wenn die objektiven Voraussetzungen dafür nicht ausreichen.

Gutachtliche Grundsätze

Diese interessieren den in der Praxis und im Krankenhaus tätigen Arzt, soweit er nicht als Gutachter tätig ist, nur am Rande. Diesbezüglich wird auf die einschlägige Literatur verwiesen [23, 45, 89, 131, 132]. Verschiedene Punkte sind aber für die Praxis und das Verständnis beim Umgang mit Berufskrankheiten bedeutungsvoll, so daß sie nachfolgend kursorisch erörtert werden. Sie betreffen versicherungsrechtliche, teils auch grundsätzliche medizinische Aspekte.

Die Beweislast, daß eine entschädigungspflichtige Berufskrankheit besteht, liegt im Grundsatz beim Versicherten, wobei diesem alle Hilfen zur Erbringung des Beweises von Seiten des Unfallversicherungsträgers, des Arztes und des ärztlichen Gutachters gegeben werden. Wenn gleich viel Argumente für wie gegen einen Kausalzusammenhang zwischen beruflicher Tätigkeit und inkriminierter Krankheit sprechen, so besteht zwar die Möglichkeit, daß eine Berufskrankheit vorliegt, aber nicht die rechtlich erforderliche Wahrscheinlichkeit. Die letztere ist Voraussetzung für die Anerkennung.

Diese Gesichtspunkte sind primär vom Arzt, der Anzeige erstattet, nicht im einzelnen abzuwägen, zumal die meisten Berufskrankheiten keine pathognomonischen bzw. spezifischen Krankheitsbilder bieten. Dem Arzt muß nur im Grunde klar sein, daß ein ursächlicher Zusammenhang bestehen muß

– sowohl zwischen der versicherten Berufstätigkeit und der schädigenden Einwirkung
– wie auch zwischen der schädigenden Einwirkung und der Erkrankung.

Auf eine kurze Formel gebracht: Die krankmachende Exposition oder Einwirkung muß nachweisbar sein, und das klinische Bild der Berufskrankheit muß stimmen.

Nun kann aber auch der berufliche Schadfaktor die wesentliche Teilursache der angeschuldigten Krankheit sein. In diesem Fall ist die letztere ebenfalls eine entschädigungspflichtige Berufskrankheit. Schwierig ist auch der Nachweis oder die Wahrscheinlichmachung der richtunggebenden Verschlimmerung einer bereits vor der beruflichen Schadeinwirkung bestehenden Krankheit. Richtunggebend heißt, daß sich die Erkrankung nicht nur vorübergehend verschlimmert, sondern einen ungünstigen progredienten Verlauf nimmt.

Ein kurzer Hinweis ist zur Differenzierung von Arbeitsunfall und Berufskrankheit erforderlich. Arbeitsunfall bedeutet akute Schadeinwirkung bei der Arbeit bzw. ein plötzliches auf den arbeitenden Menschen von außen einwirkendes Ereignis in der Zeitdauer von Sekunden bis zur Dauer einer Arbeitsschicht mit Setzung einer sofortigen oder sich daran anschließenden Gesundheitsschädigung. Akute Intoxikationen erfüllen logisch die begrifflichen Voraussetzungen eines Arbeitsunfalls. Es gilt aber die Konvention – weil für die Versicherten im Einzelfall günstiger – , daß sie als Berufskrankheit angezeigt, dokumentiert und entschädigt werden, wenn der betreffende Schadfaktor in der Berufskrankheitenliste genannt ist. Es handelt sich dabei um die akuten Vergiftungen durch Metalle, Metalloide, Gase, Lösungsmittel und sonstige chemische Stoffe der Nr. 1101–1313. Beispielsweise ist eine beruflich bedingte akute Kohlenmonoxidvergiftung eine Berufskrankheit.

Der Entschädigungsbeginn stimmt, wie oben dargestellt, mit dem Tag des Erkrankungsbeginns überein. Je nachdem, was für den Versicherten am günstigsten ist, ist das der erste Termin einer notwendigen ärztlichen Behandlung, einer Arbeitsunfähigkeit oder der Feststellung einer Minderung der Erwerbsfähigkeit.

Die Minderung der Erwerbsfähigkeit (MdE) bestimmt die Höhe der für die aus gesundheitlichen Beeinträchtigungen infolge der Berufskrankheit zu zahlenden Rente. Die Erwerbsfähigkeit bezieht sich nicht auf die zur Berufskrankheit geführt habende Tätigkeit, sondern auf den allgemeinen Arbeitsmarkt unter Berücksichtigung des Ausbildungsstandes und der zumutbaren Einsatzmöglichkeiten des einzelnen Versicherten. Im allgemeinen wird eine Rente wegen Berufskrankheit erst ab 20% MdE gezahlt. Lediglich bei gleichzeitigem Vorliegen einer weiteren Berufskrankheit oder Folgen aus einem Arbeitsunfall oder einer Wehrdienstbeschädigung können auch 15 oder wenigstens 10% MdE durch die aktuell zu bewertende Berufskrankheit Bedeutung im Sinne der sogenannten Stütz-MdE erlangen. Zwei bzw. mehr Gesundheitsschäden aus den genannten Gründen mit jeweils geringer MdE können dann bei gemeinsamer Bewertung die 20%-Grenze erreichen oder übersteigen. Bei internistischen Krankheiten lassen sich zumeist Prozentsätze unter 20% nicht einigermaßen reliabel bestimmen, z. B. bei Pneumokoniosen. Bei einer Lärmschwerhörigkeit hingegen, bei der mit reproduzierbarer Methodik Hörverluste festgestellt werden können, kommt nicht selten eine Stütz-MdE von 15 oder 10% zum Zuge.

Wenn der Versicherte zum Zeitpunkt einer BK-bedingten MdE bereits infolge eines vorher bestehenden Leidens, welches nicht unfall- oder BK-bedingt ist, völlig erwerbsunfähig ist, kann keine Rente wegen der Berufskrankheitsfolgen gewährt werden. Es gilt der Grundsatz, daß eine bereits bestehende völlige Erwerbsunfähigkeit nicht weiter gemindert werden kann. In einem solchen Fall besteht nur Anspruch auf Krankenbehandlung. Das Bundessozialgericht hat in Urteilen von 1972 und 1973 ausgeführt, daß völlige Erwerbsunfähigkeit bedeutet, daß der Verletzte oder Erkrankte dauernd die Fähigkeit verloren hat, einen irgendwie nennenswerten Verdienst zu erlangen, d. h. er muß aus gesundheitlichen Gründen unfähig sein, sich unter Ausnutzung der Arbeitsgelegenheiten, die sich ihm nach seinen gesamten Kenntnissen sowie körperlichen und geistigen Fähigkeiten im gesamten Bereich des wirtschaftlichen Lebens bieten, noch einen Erwerb zu verschaffen. Wenn der Versicherte in der Lage ist, leichte Arbeit, z. B. als Nachtwächter, Portier, Fahrradwärter usw., auszuführen, kann völlige Erwerbsunfähigkeit nicht angenommen werden. Gelegentliche einzelne Verrichtungen im Haushalt oder in der Landwirtschaft hingegen bedeuten nicht die Fähigkeit, mit der verbliebenen Arbeitskraft noch regelmäßig einen nennenswerten Verdienst auf dem allgemeinen Arbeitsmarkt zu erlangen.

Bei Tod durch die Berufskrankheit haben die Hinterbliebenen Anspruch auf Leistungen wie Sterbegeld und Hinterbliebenenrente. Der ursächliche Zusammenhang zwischen Berufskrankheit und Tod muß gesichert sein. Sehr häufig ist hierzu die Autopsie erforderlich. Eine Ausnahme von diesem Grundsatz machen die durch fibrogene Stäube verursachten Krankheiten, die Silikosen und Asbestosen, sofern die MdE durch die anerkannte Berufskrankheit mindestens 50% betrug. In diesen Fällen ist keine durch Autopsie gestützte Beweisführung erforderlich. Eine Berufskrankheit Pneumokoniose darf als Todesursache aber auch bei einer MdE ab 50% nicht anerkannt werden, wenn es zweifelsfrei offenkundig ist, daß der Tod nicht durch die Pneumokoniose verursacht wurde. Weiteres hierzu siehe bei den betreffenden BK-Nummern.

Verordnung zur Änderung der Siebenten Berufskrankheiten-Verordnung vom 8. Dezember 1976 (BGBl I, S. 3329)

Diese Verordnung gilt für die Bundesrepublik Deutschland und das Land Berlin mit Wirkung vom 1. Januar 1977. Sie hat folgenden Wortlaut:

§ 1

Berufskrankheiten sind die in der Anlage 1 bezeichneten Krankheiten, die ein Versicherter bei einer der in den §§ 539, 540 und 543 bis 545 der Reichsversicherungsordnung genannten Tätigkeiten erleidet.

§ 2

In der See-Unfallversicherung erstreckt sich die Versicherung gegen Tropenkrankheiten und Fleckfieber auch auf die Zeit, in welcher der Versicherte in eigener Sache an Land beurlaubt ist.

§ 3

(1) Besteht für einen Versicherten die Gefahr, daß eine Berufskrankheit entsteht, wieder auflebt oder sich verschlimmert, so hat der Träger der Unfallversicherung mit allen geeigneten Mitteln dieser Gefahr entgegenzuwirken. Ist die Gefahr für den Versicherten nicht zu beseitigen, hat der Träger der Unfallversicherung ihn aufzufordern, die gefährdende Tätigkeit zu unterlassen. Der für den medizinischen Arbeitsschutz zuständigen Stelle ist Gelegenheit zur Äußerung zu geben.

(2) Stellt der Versicherte die Tätigkeit ein, weil die Gefahr für ihn nicht zu beseitigen ist, so hat ihm der Träger der Unfallversicherung zum Ausgleich hierdurch verursachter Minderung des Verdienstes oder sonstiger wirtschaftlicher Nachteile eine Übergangsleistung zu gewähren. Als Übergangsleistung wird ein einmaliger Betrag bis zur Höhe der Jahresvollrente oder eine monatlich wiederkehrende Zahlung bis zur Höhe der Vollrente, längstens für die Dauer von fünf Jahren, gewährt.

(3) Die Rente wegen Minderung der Erwerbsfähigkeit ist neben der Übergangsleistung zu gewähren.

§ 4

(1) Die Vorschriften über die Unfallanzeige gelten bei Berufskrankheiten entsprechend.

(2) Die Anzeige durch den Unternehmer ist auf

Vordrucken nach dem Muster der Anlage 2 zu erstatten.

§ 5

(1) Hat ein Arzt oder Zahnarzt den begründeten Verdacht, daß bei einem Versicherten eine Berufskrankheit besteht, so hat er dies dem Träger der Unfallversicherung oder der für den medizinischen Arbeitsschutz zuständigen Stelle unverzüglich anzuzeigen. Für die Anzeige ist ein Vordruck (zweifach) nach dem Muster der Anlage 3 zu verwenden.

(2) Der Träger der Unfallversicherung zahlt dem Arzt oder Zahnarzt für die Anzeige ohne Rücksicht darauf, ob sie ihm oder der für den medizinischen Arbeitsschutz zuständigen Stelle zugegangen ist, eine Gebühr von acht Deutsche Mark. Die Verbände der Träger der Unfallversicherung und die Kassenärztlichen Bundesvereinigungen können Abweichendes vereinbaren.

§ 6

(1) Die Muster der Anlagen 2 und 3 sind nach Inhalt, Form und Farbe bindend. Die vorangestellten Erläuterungsblätter sind Bestandteile der Muster. Die für das Gewerbeaufsichtsamt oder das Bergamt bestimmte Ausfertigung der Anzeige nach Anlage 2 ist mit dem Aufdruck »Gewerbeaufsichtsamt/Bergamt« zu kennzeichnen.

(2) Legt ein Träger der Unfallversicherung die Vordrucke selbst auf, um sie seinen Mitgliedern zur Verfügung zu stellen, so sollen von dem Muster nach der Anlage 2 je fünf Anzeigen mit einem Erläuterungsblatt und von dem Muster nach der Anlage 3 je drei Anzeigen mit einem Erläuterungsblatt zu einem Satz zusammengefaßt werden; dabei kann an den dafür vorgesehenen Stellen die Anschrift des Trägers eingesetzt werden. Es können auch zusätzliche Felder für die Verschlüsselung von Angaben vorgesehen werden. Ferner können die Beispiele im Erläuterungsblatt durch andere ersetzt und weitere Beispiele aufgenommen werden.

(3) In der landwirtschaftlichen Unfallversicherung können im Vordruck nach dem Muster der Anlage 2 an Stelle der Worte »Gewerbeaufsichtsamt/Bergamt« die Worte »Betriebsgröße in ha« gesetzt werden.

§ 7

(1) Der Träger der Unfallversicherung übersendet der für den medizinischen Arbeitsschutz zuständigen Stelle unverzüglich je eine Ausfertigung der ihm von Unternehmern und Ärzten erstatteten Anzeigen. Ist die Anzeige des Arztes (§ 5 Abs. 1) der für den medizinischen Arbeitsschutz zuständigen Stelle zugegangen, übersendet diese dem Träger der Unfallversicherung unverzüglich eine Ausfertigung der Anzeige.

(2) Die für den medizinischen Arbeitsschutz zuständige Stelle hat den Versicherten, wenn sie es für erforderlich hält, unverzüglich zu untersuchen oder für Rechnung des Trägers der Unfallversicherung ein Gutachten zu erstatten. Sie kann dem Träger der Unfallversicherung ferner vorschlagen, bestimmte Beweise zu erheben. Diesen Vorschlägen muß der Träger der Unfallversicherung stattgeben, wenn er nicht schon selbst eine entsprechende Beweiserhebung eingeleitet hat.

(3) Sobald die für den medizinischen Arbeitsschutz zuständige Stelle nach Absatz 2 Satz 1 tätig wird, teilt sie das dem Träger der Unfallversicherung mit. Der Träger der Unfallversicherung gibt der für den medizinischen Arbeitsschutz zuständigen Stelle Kenntnis von der Einleitung und dem Ergebnis von Ermittlungen, die er zur Feststellung einer Berufskrankheit anstellt.

§ 8

(1) Die Träger der Unfallversicherung, mit Ausnahme des Bundes und der Länder, zahlen für die Ärzte, die in den für den medizinischen Arbeitsschutz zuständigen Stellen der Länder tätig sind, eine Gebühr. Für jeden Arzt sind monatlich 300,- Deutsche Mark zu zahlen.

(2) Der Hauptverband der gewerblichen Berufsgenossenschaften e. V. entrichtet die Gebühr. Die nach Landesrecht zuständigen Behörden teilen dem Hauptverband der gewerblichen Berufsgenossenschaften e. V. mit, an wen die Gebühr zu überweisen ist. Die nach Absatz 1 verpflichteten Träger der Unfallversicherung betei-

ligen sich an der Gebühr im Verhältnis der Zahl der bei ihnen angezeigten Berufskrankheiten.

§ 9

(1) Leidet ein Versicherter beim Inkrafttreten dieser Verordnung an einer Krankheit nach Nummer 2301 der Anlage 1, so hat er auf Antrag Anspruch auf Entschädigung, wenn der Versicherungsfall nach dem 31. Dezember 1951 eingetreten ist. Bindende Bescheide und rechtskräftige Entscheidungen stehen nicht entgegen. Die Entschädigung wird frühestens vom Inkrafttreten dieser Verordnung an gewährt.

(2) Leidet ein Versicherter an einer Krankheit, die aufgrund des § 2 der Sechsten Berufskrankheiten-Verordnung vom 28. April 1961 (Bundesgesetzblatt I S. 505) als Berufskrankheit gilt, so ist ihm Entschädigung zu gewähren, solange die Voraussetzungen dafür beim Weitergelten des bis zum 6. Mai 1961 im Saarland geltenden Rechts bestehen würden. Satz 1 ist für Hinterbliebene eines Versicherten, der an einer solchen Krankheit gestorben ist, entsprechend anzuwenden.

(3) Bezieht ein Versicherter beim Inkrafttreten dieser Verordnung seit mehr als fünf Jahren eine monatlich wiederkehrende Übergangsleistung nach den bisher geltenden Vorschriften, so ist sie ihm weiterzugewähren, solange und soweit die Voraussetzungen dafür nach diesen Vorschriften fortbestehen.

Anlage 1

Nr.	Krankheiten
1	Durch chemische Einwirkungen verursachte Krankheiten
11	Metalle und Metalloide
11 01	Erkrankungen durch Blei oder seine Verbindungen
11 02	Erkrankungen durch Quecksilber oder seine Verbindungen
11 03	Erkrankungen durch Chrom oder seine Verbindungen
11 04	Erkrankungen durch Cadmium oder seine Verbindungen
11 05	Erkrankungen durch Mangan oder seine Verbindungen
11 06	Erkrankungen durch Thallium oder seine Verbindungen
11 07	Erkrankungen durch Vanadium oder seine Verbindungen
11 08	Erkrankungen durch Arsen oder seine Verbindungen
11 09	Erkrankungen durch Phosphor oder seine anorganischen Verbindungen
11 10	Erkrankungen durch Beryllium oder seine Verbindungen
12	Erstickungsgase
12 01	Erkrankungen durch Kohlenmonoxid
12 02	Erkrankungen durch Schwefelwasserstoff
13	Lösemittel, Schädlingsbekämpfungsmittel (Pestizide) und sonstige chemische Stoffe
13 01	Schleimhautveränderungen, Krebs oder andere Neubildungen der Harnwege durch aromatische Amine
13 02	Erkrankungen durch Halogenkohlenwasserstoffe
13 03	Erkrankungen durch Benzol oder seine Homologe
13 04	Erkrankungen durch Nitro- oder Aminoverbindungen des Benzols oder seiner Homologe oder ihrer Abkömmlinge
13 05	Erkrankungen durch Schwefelkohlenstoff
13 06	Erkrankungen durch Methylalkohol (Methanol)
13 07	Erkrankungen durch organische Phosphorverbindungen
13 08	Erkrankungen durch Fluor oder seine Verbindungen
13 09	Erkrankungen durch Salpetersäureester
13 10	Erkrankungen durch halogenierte Alkyl-, Aryl- oder Alkylaryloxide
13 11	Erkrankungen durch halogenierte Alkyl-, Aryl- oder Alkylarylsulfide
13 12	Erkrankungen der Zähne durch Säuren
13 13	Hornhautschäden des Auges durch Benzochinon.

Liste der Berufskrankheiten

Zu den Nummern 11 01 bis 11 10, 12 01 und 12 02, 13 03 bis 13 09: Ausgenommen sind Hauterkrankungen. Diese gelten als Krankheiten im Sinne dieser Anlage nur insoweit, als sie Erscheinungen einer Allgemeinerkrankung sind, die durch Aufnahme der schädigenden Stoffe in den Körper verursacht werden, oder gemäß Nummer 51 01 zu entschädigen sind.

2	Durch physikalische Einwirkungen verursachte Krankheiten
21	Mechanische Einwirkungen
21 01	Erkrankungen der Sehnenscheiden oder des Sehnengleitgewebes sowie der Sehnen- oder Muskelansätze, die zur Unterlassung aller Tätigkeiten gezwungen haben, die für die Entstehung, die Verschlimmerung oder das Wiederaufleben der Krankheit ursächlich waren oder sein können
21 02	Meniskusschäden nach mindestens dreijähriger regelmäßiger Tätigkeit unter Tage
21 03	Erkrankungen durch Erschütterung bei Arbeit mit Druckluftwerkzeugen oder gleichartig wirkenden Werkzeugen oder Maschinen
21 04	Vibrationsbedingte Durchblutungsstörungen an den Händen, die zur Unterlassung aller Tätigkeiten gezwungen haben, die für die Entstehung, die Verschlimmerung oder das Wiederaufleben der Krankheit ursächlich waren oder sein können
21 05	Chronische Erkrankungen der Schleimbeutel durch ständigen Druck
21 06	Drucklähmungen der Nerven
21 07	Abrißbrüche der Wirbelfortsätze
22	Druckluft
22 01	Erkrankungen durch Arbeit in Druckluft
23	Lärm
23 01	Lärmschwerhörigkeit
24	Strahlen
24 01	Grauer Star durch Wärmestrahlung
24 02	Erkrankungen durch ionisierende Strahlen
3	Durch Infektionserreger oder Parasiten verursachte Krankheiten sowie Tropenkrankheiten
31 01	Infektionskrankheiten, wenn der Versicherte im Gesundheitsdienst, in der Wohlfahrtspflege oder in einem Laboratorium tätig oder durch eine andere Tätigkeit der Infektionsgefahr in ähnlichem Maße besonders ausgesetzt war
31 02	Von Tieren auf Menschen übertragbare Krankheiten
31 03	Wurmkrankheit der Bergleute, verursacht durch Ankylostoma duodenale oder Strongyloides stercoralis
31 04	Tropenkrankheiten, Fleckfieber
4	Erkrankungen der Atemwege und der Lungen, des Rippenfells und Bauchfells
41	Erkrankungen durch anorganische Stäube
41 01	Quarzstaublungenerkrankung (Silikose)
41 02	Quarzstaublungenerkrankung in Verbindung mit aktiver Lungentuberkulose (Siliko-Tuberkulose)
41 03	Asbeststaublungenerkrankung (Asbestose)
41 04	Asbeststaublungenerkrankung (Asbestose) in Verbindung mit Lungenkrebs
41 05	Durch Asbest verursachtes Mesotheliom des Rippenfells und des Bauchfells
41 06	Erkrankungen der tieferen Atemwege und der Lungen durch Aluminium oder seine Verbindungen
41 07	Erkrankungen an Lungenfibrose durch Metallstäube bei der Herstellung oder Verarbeitung von Hartmetallen
41 08	Erkrankungen der tieferen Atemwege und der Lungen durch Thomasmehl (Thomasphosphat)
42	Erkrankungen durch organische Stäube
42 01	Farmer-(Drescher-)Lunge
42 02	Erkrankungen der tieferen Atemwege und der Lungen durch Rohbaumwoll- oder Flachsstaub (Byssinose)

43	Obstruktive Atemwegserkrankungen	5	Hautkrankheiten
43 02	Durch allergisierende Stoffe verursachte obstruktive Atemwegserkrankungen, die zur Unterlassung aller Tätigkeiten gezwungen haben, die für die Entstehung, die Verschlimmerung oder das Wiederaufleben der Krankheit ursächlich waren oder sein können	51 01	Schwere oder wiederholt rückfällige Hauterkrankungen, die zur Unterlassung aller Tätigkeiten gezwungen haben, die für die Entstehung, die Verschlimmerung oder das Wiederaufleben der Krankheit ursächlich waren oder sein können
43 02	Durch chemisch-irritativ oder toxisch wirkende Stoffe verursachte obstruktive Atemwegserkrankungen, die zur Unterlassung aller Tätigkeiten gezwungen haben, die für die Entstehung, die Verschlimmerung oder das Wiederaufleben der Krankheit ursächlich waren oder sein können	51 02	Hautkrebs oder zur Krebsbildung neigende Hautveränderungen durch Ruß, Rohparaffin, Teer, Anthrazen, Pech oder ähnliche Stoffe
		6	Krankheiten sonstiger Ursache
		61 01	Augenzittern der Bergleute

Anlage 3 (Abb. 2)

Allgemeine Erläuterungen zum Formblatt »Ärztliche Anzeige über eine Berufskrankheit«

Die vorschriftsmäßige und rechtzeitige Anzeige einer Berufskrankheit liegt im Interesse des Versicherten: Je schneller der Träger der Unfallversicherung von der Berufskrankheit Kenntnis erhält, desto eher kann er mit der Gewährung der Leistungen (Heilbehandlung, Berufshilfe, Leistungen in Geld) an den Versicherten oder seine Angehörigen beginnen. Sorgfältige Ausfüllung erspart zeitraubende Nachfragen.

Wann ist eine Anzeige zu erstatten?

Die Anzeige ist zu erstatten, wenn der begründete Verdacht besteht, daß eine Berufskrankheit im Sinne der Berufskrankheiten-Verordnung vorliegt.

In welcher Anzahl ist die Anzeige zu erstatten, und wohin sind die Formblätter zu senden?

Die Anzeige ist in zweifacher Ausfertigung entweder dem Träger der Unfallversicherung oder der für den Beschäftigungsort des Versicherten zuständigen Stelle des medizinischen Arbeitsschutzes unverzüglich zu erstatten.

Eine dritte Ausfertigung ist für die Unterlagen des Arztes vorgesehen.

Was ist bei Todesfällen, besonders schweren Berufskrankheiten und Massenerkrankungen zu beachten?

Todesfälle, besonders schwere Berufskrankheiten und Massenerkrankungen sind außerdem sofort fernmündlich oder telegraphisch dem zuständigen Versicherungsträger (oder dessen zuständiger Bezirksverwaltung) und bei gewerblichen Betrieben dem Gewerbeaufsichtsamt zu melden.

Absender (Stempel)

Ärztliche Anzeige über eine Berufskrankheit

Die mit ○ gekennzeichneten Fragen sind im Vorblatt erläutert.

1 Mitgliedsnummer

2 Gewerbeaufsichtsamt/Bergamt

3 Betriebsnummer des Arbeitsamtes

4 Anschriftfeld für den Empfänger der Anzeige

Unfallart 7

Meldeart | Meldejahr

Versicherungsträger

Gefahrtarif

Aktenzeichen

Angaben zum Versicherten

5 Name, Vorname | ⑥ Versicherungsnummer oder Geburtsdatum (Tag, Monat, Jahr)

7 Straße | PLZ | Ort | zu 7

⑨ Geschlecht: ☐ männlich ☐ weiblich | 10 Staatsangehörigkeit | zu 9 | zu 10

11 In welchem Unternehmen ist der Versicherte zur Zeit ständig tätig?

⑫ Als was ist der Versicherte regelmäßig eingesetzt? | 13 Seit wann bei dieser Tätigkeit?

18 Krankenkasse des Versicherten (Name, Ort)

19 Hat der Versicherte die Arbeit eingestellt? ☐ nein ☐ ja am (Tag, Monat) | 20 Hat der Versicherte die Arbeit wieder aufgenommen? ☐ nein ☐ ja am (Tag, Monat)

Angaben zum Gesundheitszustand des Versicherten

22 Welche Beschwerden äußerte der Versicherte? | 23 Wann traten sie erstmals auf?

24 Auf welche beruflichen Einwirkungen führt der Versicherte die Beschwerden zurück?

25 Welche Berufskrankheit liegt vor oder wird angenommen? | zu 25

㉖ Ergebnis der Untersuchung mit DIAGNOSE (Unterlagen bitte beifügen)

㉗ Vorerkrankungen

28 Welcher Arzt (Anschrift) hat den Versicherten wegen seiner Beschwerden zuerst behandelt, wann? | 29 Welcher Arzt (Anschrift) behandelt den Versicherten zur Zeit?

30 Wo befindet sich der Versicherte zur Zeit (zu Hause, Krankenhaus, Sanatorium)? | 31 Welche Behandlungsmaßnahmen wurden eingeleitet und wann? ☐ keine

32 Ist der Versicherte tot? ☐ nein ☐ ja | 33 Zeitpunkt des Todes (Tag, Monat, Jahr, Stunde, Minute) | zu 33

34 Fand eine Leichenöffnung statt? ☐ nein ☐ ja | Wenn ja, wann und durch wen?

Angaben zur beruflichen Tätigkeit des Versicherten

35 Name und Art des Unternehmens, in dem die Ursache der Erkrankung vermutet wird | PLZ | Ort, Straße

36 Welche Tätigkeiten übte der Versicherte bisher aus?

37 Welche Tätigkeit wird für die Entstehung der Berufskrankheit als ursächlich angesehen? | 38 Wann wurde diese Tätigkeit verrichtet und wie lange?

39 Wurden arbeitsmedizinische Vorsorgeuntersuchungen durchgeführt? Wenn ja, durch wen und mit welchem Ergebnis?

㊵ Welche weiteren Angaben können gemacht werden?

(Ort) ____________, den ____________ 19____ | ____________ (Unterschrift des Arztes)

Anschrift: ____________

Bank- / Postgiro- Konto: ____________ (Bankleitzahl) | Beidruck des Namenstempels oder Wiederholung des Namens in Schreibmaschine erforderlich

Gedruckt und zu beziehen von: L. Düringshofen, 1000 Berlin 31 ☎ (0 30) 8 91 20 05

Abb. 2. Formblatt »Ärztliche Anzeige über eine Berufskrankheit«.

Erläuterungen zu den mit einem Kreis gekennzeichneten Fragen der Anzeige (Felder, die gerastert sind, bitte freihalten)

Zu 6: Gemeint ist die Versicherungsnummer der gesetzlichen Rentenversicherung. Falls dem Versicherten keine Versicherungsnummer zugeteilt ist, bitte das Geburtsdatum angeben. Das Geburtsdatum eines z. B. am 1. Februar 1934 geborenen Versicherten ist wie folgt einzusetzen:
Tag Monat Jahr
01 02 34

Zu 9: Nummer 8 und weitere Nummern wurden aus technischen Gründen ausgespart.

Zu 12: Hier nicht »Arbeiter« oder »Angestellter« einsetzen, sondern z. B. »Betriebsschlosser«, »Kraftfahrer«, »Lohnbuchhalter«, »Lehrhauer«, »Steinmetz«.

Zu 26: Hier sind ein kurzer Untersuchungsbefund mit kennzeichnenden Krankheitsmerkmalen (Angabe »Ekzem« genügt nicht) und soweit erforderlich, auch Untersuchungsergebnisse z. B. des Urins, des Blutes, von Hauttestungen, Röntgenuntersuchungen, Audiogramme und ähnliches anzugeben. Der Untersuchungsbefund kann auf einem Beiblatt fortgesetzt werden. Sonstige Unterlagen sind beizufügen.

Zu 27: Es wird insbesondere um Angaben zu gleichen oder ähnlichen früheren Erkrankungen gebeten.

Zu 40: Hier können z. B. Angaben über gefährdende Stoffe und Einwirkungen, technische Kontrollen (Messungen) am Arbeitsplatz des Versicherten, Zeugen, frühere Meldungen von Berufskrankheiten, gleichartige Erkrankungen von Arbeitskollegen gemacht werden.

Bei verschiedenen Positionen ist als einschränkende Voraussetzung die Unterlassung von Tätigkeiten gefordert, die für das Entstehen, die Verschlimmerung oder das Wiederaufleben der Krankheit ursächlich waren oder sein können. Damit soll einerseits der Notwendigkeit vorgebeugt werden, sich mit Bagatellfällen zu befassen, andererseits resultieren daraus Verpflichtungen der Unfallversicherungsträger und der Ärzte im Sinne der beruflichen Rehabilitation.

Bei einigen Positionen gibt es Einschränkungen im Hinblick auf die berufliche Ätiologie. So werden bestimmte Wurmkrankheiten, Augenzittern und Meniskusschäden nur bei Bergleuten anerkannt. Meniskusschäden auch nur im Falle mindestens 3jähriger Tätigkeit, Infektionskrankheiten nur bei Tätigkeiten im Gesundheitsdienst, in der Wohlfahrtspflege oder in einem Laboratorium oder in einer anderen Tätigkeit mit ähnlicher Infektionsgefährdung. Bei den einzelnen BK-Nummern wird im Speziellen Teil auf diese Punkte eingegangen.

Berufskrankheitengeschehen

Die zahlenmäßige Entwicklung der Berufskrankheiten hängt von mannigfachen Faktoren ab. Zu den wichtigsten gehören die Arbeitsbedingungen mit der Einwirkung gesundheitsschädigender Einflüsse, die Wirksamkeit des Arbeitsschutzes, die Gesetzgebung einschl. der versicherungsrechtlichen Praxis, die Qualität der arbeitsmedizinischen Vorsorgeuntersuchungen und nicht zuletzt die Verbreitung der Kenntnisse über die klinische Arbeitsmedizin und das Berufskrankheitenrecht unter den Ärzten.

Die Entwicklung der Berufskrankheiten seit 1950 zeigt Tabelle 1. Der Übersichtlichkeit halber sind die Berufskrankheiten, abgesehen von Lärmschwerhörigkeit und Hautkrankheiten, zu Gruppen zusammengefaßt und nur die Eckjahrgänge berücksichtigt. Zu beachten ist, daß wegen der oft erforderlichen länger dauernden Abklärung und Begutachtung hinsichtlich der angezeigten und der erstmals entschädigten Fälle Zeitverschiebungen bestehen. Die erstmals entschädigten sind also keine Davon-Zahlen der

BK-Entwicklung 1950–1982

Tabelle 1: Berufskrankheitengeschehen 1950–1982, angezeigte und erstmals entschädigte Fälle.

BK-Nummern	/	1950	1960	1970	1980	1982
Chemische Einwirkungen*)	ang.	2.513	2.897	1.631	1.007	935
1101–1313	e.e.	204	248	88	65	47
Mechanische Einwirkungen	ang.	2.636	9.006	4.696	3.775	3.134
2101–2107	e.e.	1.210	2.063	1.163	668	602
Lärmschwerhörigkeit	ang.	50	110	2.006	15.594	10.209
2301	e.e.	15	23	567	2.581	2.007
Infektions- und Tropenkrank-	ang.	1.677	1.349	1.584	2.061	1.756
heiten 3101–3104	e.e.	455	282	389	457	343
Fibrogene Stäube	ang.	23.936	7.354	5.865	4.534	4.128
4101–4105	e.e.	7.550	4.269	1.588	1.281	1.331
Hautkrankheiten	ang.	3.212	6.208	6.313	10.931	9.778
5101	e.e.	150	532	539	397	447
Sonstige	ang.	1.238	4.578	1.065	2.964	3.197
	e.e.	38	28	160	164	174
Insgesamt	ang.	35.262	31.502	23.160	40.866	33.137
	e.e.	9.622	7.445	4.494	5.613	4.951

/) ang. = angezeigt, e.e. = erstmals entschädigt
*) ohne Zahnerkrankung durch Säuren

Tabelle 2: BK-Anerkennungsquote 1950–1982, Prozentanteil der erstmals entschädigten von den angezeigten Fällen.

BK-Nummern	1950	1960	1970	1980	1982
Chemische Einwirkungen*) 1101–1313	8,1	8,6	5,4	6,5	5,0
Mechanische Einwirkungen 2101–2107	45,9	22,9	24,8	17,7	19,2
Lärmschwerhörigkeit 2301	30,0	20,9	28,3	16,6	19,7
Infektions- und Tropenkrankheiten 3101–3104	27,1	20,9	24,6	22,2	19,5
Fibrogene Stäube 4101–4105	31,5	58,1	27,1	28,3	32,2
Hautkrankheiten 5101	4,7	8,6	8,5	3,6	4,6
Insgesamt	27,3	23,6	19,4	13,7	14,9

*) ohne Zahnerkrankung durch Säuren

Tabelle 3: BK-Anerkennungsquote 1980 einschließlich „dem Grunde nach".

BK-Nummern	Angezeigte Fälle	BK dem Grunde nach	Erstmals entschädigte	Anteil 2 + 3 von 1 in %
	1	2	3	4
Chemische Einwirkungen*) 1101–1313	1.007	264	65	32,7
Mechanische Einwirkungen 2101–2107	3.775	203	668	23,1
Lärmschwerhörigkeit 2301	15.594	3.803	2.581	40,9
Infektions- und Tropenkrankheiten 3101–3104	2.061	965	457	69,0
Fibrogene Stäube 4101–4105	4.534	126	1.281	31,0
Obstruktive Atemwegskrankheiten 4301, 4302	1.621	237	142	23,4
Hautkrankheiten 5101	10.931	449	397	7,7
Insgesamt	40.866	6.433	5.613	29,5

*) ohne Zahnerkrankung durch Säuren

angezeigten Fälle. Der informative Gehalt der allgemeinen Übersicht wird dadurch aber kaum beeinträchtigt. Wir erkennen Jahre mit großem Nachholbedarf wie 1950 für Erkrankungen durch fibrogene Stäube oder Jahre mit rapiden Anstiegen wegen veränderter gesetzlicher Voraussetzungen der Anerkennung wie 1970 für die Lärmschwerhörigkeit.

Insgesamt zeichnet sich seit 1960 eine rückläufige Tendenz bei den zur Entschädigung kommenden Fällen bei etwa gleichbleibender Tendenz der angezeigten Fälle ab. Auf Tabelle 2 wird die insgesamt abnehmende Tendenz der Anerkennungsquote bei relativ hoher Zahl der Anzeigen mit recht unterschiedlichen Quoten in den einzelnen Gruppen der Schadeinwirkungen deutlich. Die zunehmende Differenz zwischen den angezeigten und den entschädigten Fällen beruht auf der Zunahme der Fälle, die dem Grunde nach anerkannt und prophylaktischen Maßnahmen gemäß § 3 BKVO zugeführt werden, aber keine oder noch keine Minderung der Erwerbsfähigkeit aufweisen. Diese interessanten Fälle mit anerkannter Berufsbedingtheit machen einen erheblichen Teil der Quote der nicht als entschädigt Bewerteten aus. Sie werden seit 1978 in der Statistik der Berufskrankheiten berücksichtigt. Als statistisch verfügbares Beispiel sind in Tabelle 3 die entsprechenden Zahlen des Jahres 1980 aufgeführt. Die Varianz zwischen den Erkrankungsgruppen reduziert sich im Vergleich mit der Tabelle 2, abgesehen von den Infektionskrankheiten.

Die Treffsicherheit der Anzeigen mit etwa 30% ist sehr befriedigend, denn der Spielraum zwischen dem Anteil der als berufsbedingt verifizierten und den nicht berufsbedingten Fällen dokumentiert mit 70% der angezeigten Fälle die für die Bekämpfung der Berufskrankheiten erforderliche Sensibilität der Ärzte bei der Erfassung von Berufskrankheiten. Dessenungeachtet gibt es aber eine Reihe von Berufskrankheiten-Nummern, bei denen wahrscheinlich eine größere Dunkelziffer nicht identifizierter

Fälle anzunehmen ist. Bei den einzelnen Gruppen und BK-Nummern kommen wir auf diese Problematik zurück.

Im Jahr 1983 ging die Zahl der erstmals entschädigten Fälle auf 4.229 und 1984 auf 3.805 zurück. Diese Entwicklung ist das Ergebnis der komplexen präventiven Betreuung, die vorrangig durch die Berufsgenossenschaften gesteuert wird. Doch darf dieser erfreuliche Verlauf nicht die großen Aktivitäten vergessen lassen, die in der Erfassung und Betreuung jener berufsbedingt erkrankten Personen stecken, die eine Minderung der Erwerbsfähigkeit unter 20% aufweisen oder sich in prämorbiden Phasen befinden und einen erheblichen Aufwand bei Arbeitsplatzwechsel und präventiver Rehabilitation erfordern.

Exposition und Belastungs-Beanspruchungskonzept

Zielstrebiges Handeln auf der Grundlage klarer Begriffskategorien ist die Voraussetzung für die wirksame ärztliche Leistung auf dem Gebiet der Arbeitsmedizin.

Der wertfreie Terminus der Exposition, des Ausgesetztseins, bildet an sich ein Begriffspaar mit der Disposition, der Bereitschaft zu etwas. So kann die Berufskrankheit als Ergebnis von beruflicher Exposition und individueller Disposition erklärt werden, wobei die individuelle Disposition von ererbten, angeborenen und erworbenen Reaktionseigentümlichkeiten (Konstitution, Training, Kondition, Defektzuständen aus vorangegangenen Gesundheitsschäden u. a.) auf molekularbiologischer, zellulärer, Organ-, Funktionsbereichsebene sowie auf der integrierten Ebene des Gesamtorganismus geprägt wird. In Abbildung 3 wird modellartig versucht, die möglichen Beziehungen zwischen Disposition und Exposition unter Andeutung weiterer (nichtberuflicher) exogener Faktoren in drei gleichartigen und gleich stark ausgeprägten Krankheitsfällen darzustellen. Im Fall A 1 beträgt der Anteil der beruflichen Verursachung ca. 10%, der der exogenen Verursachung 20% und der Anteil der Disposition 70%. In einem derartigen Fall dürfte es sehr schwer sein, die wesentliche Teilursache des beruflichen Faktors zu belegen. Im Krankheitsfall A 2 betragen die genannten Anteile 50%, 10% und 40%. Im Krankheitsfall A 3 ist die berufliche Einwirkung sehr stark, so daß die individuelle Disposition nur eine geringe und die Zusatzfaktoren eine absolut zu vernachlässigende Rolle spielen.

Im Rahmen des Belastungs-Beanspruchungs-Konzepts (s. u.) ist die Exposition unter dem Begriff der Belastung subsumiert. Exposition im engeren Sinne wurde nach Vereinbarung unter den Arbeitsmedizinern, die aber nicht rechtsverbindlich war, im Rahmen der Begriffstrias Umgang – Exposition – Einwirkung über mehrere Jahre angewendet [85]. Da dieser Differenzierung von Exposition und Einwirkung Willkürliches anhaftet, hat sie sich nicht bewährt und wird mit der 1984 in der Diskussion befindlichen umfassenden gesetzlichen Gefahrstoffverordnung wieder aufgegeben. Exposition und Einwirkung sind also frei nutzbare Begriffe, unabhängig von der Überschreitung zulässiger Grenzwerte.

Das Belastungs-Beanspruchungs-Konzept [83] ist für die arbeitsmedizinische Forschung bei

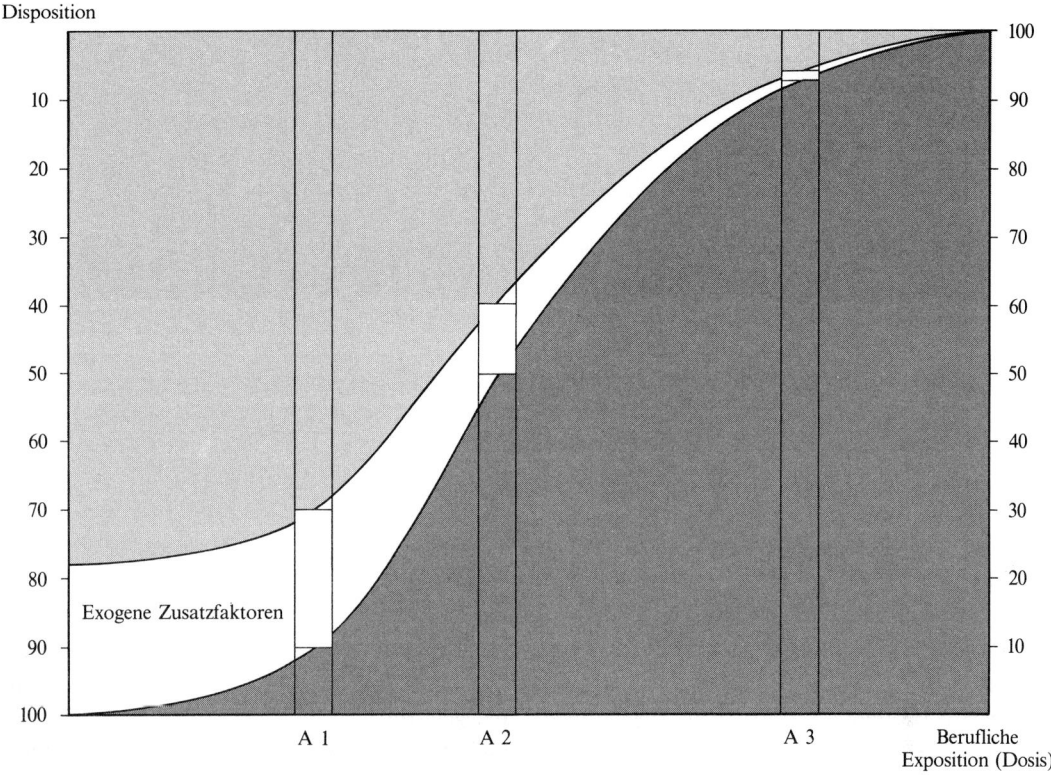

Abb. 3. Relevanz von Disposition, Exposition und weiteren exogenen Zusatzfaktoren (siehe Text).

■ = Berufliche Exposition

▨ = Disposition

☐ = Exogene Zusatzfaktoren

der Aufklärung ätiopathogenetischer Probleme eine sehr zweckmäßige Konstruktion. Sie setzt methodisch unbedingt epidemiologische Ansätze voraus. Dennoch kommen diese Begriffe der Belastung und Beanspruchung dem Verständnis des nicht arbeitsmedizinisch tätigen Arztes nicht sehr entgegen, wobei der zur Erläuterung angezogene Vergleich – für den psychischen Bereich – mit stress und strain zwar gut stimmig, aber ebenfalls nicht sehr griffig ist. Aus Verständigungsgründen soll hier eine Definition in starker Verkürzung gegeben werden.

Belastung faßt alle objektiven Gegebenheiten der beruflichen Arbeit und des Arbeitsplatzes und seiner Bedingungen einschließlich der Anforderungen zusammen. Die Belastung ist also objektiv allgemeinverbindlich und unabhängig von der individuellen Reaktion verschiedener Menschen auf sie, sozusagen in einem Professiogramm, beschreibbar.

Die Beanspruchung hingegen beschreibt das gesundheitliche Verhalten des der Belastung unterworfenen resp. sich ihr stellenden Menschen. Dieses Verhalten ist in Abhängigkeit von den körperlichen und psychischen Eigenschaften der belasteten Personen sehr variabel. Dennoch ergeben sich, falls negative gesundheitsrelevante Belastungsfaktoren vorhanden sind, in einem definierten statistischen Kollektiv einer beruflichen Population Besonderheiten einer Überschuß-Morbidität oder gegebenenfalls auch einer Überschuß-Mortalität; Überschuß im Vergleich mit einer alters- und geschlechtsgleichen Vergleichs- oder Standardpopulation. Alle Probleme, die nun hier aufgrund der Polyätiologie der meisten Krankheiten, aufgrund der zahlreichen moderierenden Variablen der Lebensweise (Ernährung, Medikamente, Alkoholgenuß, Zigarettenrauchen usw.) und aufgrund zahlreicher ökologisch, genetisch und anderweitig bestimmter Einflußfaktoren involviert sind, werden bei der sogenannten Belastungs-Beanspruchungs-Konzeption berücksichtigt.

Wirkungen

Wir haben Kurzzeitwirkungen, Langzeitwirkungen und Spätwirkungen zu unterscheiden. Dabei handelt es sich a priori um recht klare Begriffe, wenn man »Wirkungen« mit den englischen »effects« assoziiert und von dem deutschen Begriff der Einwirkungen, den wir oben erklärt haben, weit abrückt. Die kurze Definition ist dennoch notwendig, um zur logischen Anwendung bei praktisch wichtigen Überlegungen beizutragen.

Die *Kurzzeitwirkungen* bezeichnen die Gesundheitsstörungen und krankhaften Folgen nach einer kurzzeitigen Belastung bzw. Einwirkung bis zur Dauer maximal einer Arbeitsschicht von 8 Stunden. Das Korrelat bei der Einwirkung chemischer Schadfaktoren ist die akute Intoxikation oder – auf einer anderen Begriffsebene – der Arbeitsunfall. Die Ursache-Wirkungsbeziehung liegt überwiegend klar auf der Hand.

Langzeitwirkungen im Sinne von krankhaften Erscheinungen und deren Folgen entstehen aus einer langzeitig über Wochen, Monate bis Jahre und Jahrzehnte einwirkenden Belastung. Die Erkrankung entsteht aus der langfristigen beruflichen Belastung heraus im allgemeinen schleichend und progredient über eine sogenannte prämorbide Phase bis zur apparenten Erkrankung. So entstehen z. B. die Lärmschwerhörigkeit, die Verschleißerkrankungen an Bändern, Sehnen, Gelenken und Knochen, die Silikosen und Asbestosen sowie die chronischen Intoxikationen. Diese chronischen Krankheiten sind zum großen Teil nicht professionell pathognomonisch. Die Ursache-Wirkungsbeziehung unterliegt im Prinzip einer nicht-stochastischen Dosis-Wirkungsbeziehung. Das heißt, in einem statistischen Kollektiv nehmen die pathologischen Erscheinungen an Zahl und Stärke in Abhängigkeit von der steigenden Dosis zu. Hierbei ist die Dosis als Produkt von Konzentration (eines chemischen Schadstoffes) bzw. Intensität (eines physikalischen oder sonstigen Schadfaktors) und Zeitdauer zu kennzeichnen.

Die *Spätwirkungen* können grundsätzlich als Folge auch kurzzeitiger Belastungen entstehen. In der Regel setzen sie aber eine längerdauernde Belastung voraus. Typisch für sie ist, daß sich die pathologischen Vorgänge lange Zeit auf der subzellulären molekularbiologischen Ebene abspielen, über Jahre und Jahrzehnte klinisch latent verlaufen, um dann mehr oder weniger plötzlich als maligner Tumor oder Leukämie in Erscheinung zu treten. Derartige Spätwirkungen hat man zunächst aufgrund des gehäuften Vorkommens bei bestimmten Einwirkungen vermutet. Im allgemeinen hat man dann erst im nachhinein Vorstellungen der Pathogenese entwickelt und entsprechende Hypothesen formuliert, die durch Tierversuche gestützt wurden. Die Tatsache der Spätwirkungen konnte aber erst durch vergleichende epidemiologische Studien (Längsschnitt- und retrospektive Fall-Kontrollstudien) gesichert werden. Zu den Spätwirkungen gehören nicht nur die Mutation der »somatischen« Zellen des Individuums mit der Induktion einer Krebserkrankung, sondern auch die gewissermaßen überindividuelle Keimzellschädigung der Frau, aber auch des Mannes, mit dem Ergebnis von Aborten und Mißbildungen, die Tumor- und Leukämieerkrankungen der Kinder sowie Genmutationen der folgenden Generationen. Mit den auf die Chromosomen gerichteten Schädigungen haben wir den Bereich der die Arbeitnehmer betreffenden Berufskrankheiten überschritten. Dennoch war dieses Gebiet anzudeuten, weil es in der Zukunft, speziell auch in Verbindung mit ökologischen Belastungen, wahrscheinlich eine große Rolle spielen dürfte und eine Bearbeitung von Fall zu Fall mit Regreßansprüchen nicht ausgeschlossen erscheint.

Derartige delayed effects sind bekannt nach Einwirkung ionisierender Strahlen und von Schadstoffen wie z. B. Asbest und Benzol. Typisch für die Spätwirkungen ist ihre stochastische und nicht den klassischen Kausalitätsregeln im Sinne der Dosis-Wirkungsrelation gehorchende Entstehungsweise. Daher besteht hier ein weithin unerforschtes Gebiet, und man kann wegen der fehlenden Dosis-Wirkungsbeziehungen keinen empirisch erarbeiteten zulässigen Grenzwert festlegen.

Zulässige Grenzwerte, MAK, TRK, BAT

Zum Zwecke der Prävention von Berufskrankheiten durch chemische Einwirkungen und durch Stäube sind Grenzwerte festgelegt, die an den Arbeitsplätzen nicht überschritten werden dürfen. Der MAK-Wert (Maximal zulässige Arbeitsplatz-Konzentration) bezeichnet die Konzentration eines Arbeitsstoffes als Gas, Dampf oder Schwebstoff in der Luft am Arbeitsplatz, die bei Einhaltung einer 40- bis 42stündigen wöchentlichen Arbeitszeit innerhalb eines etwa 40jährigen Arbeitslebens im allgemeinen die Gesundheit der Beschäftigten nicht beeinträchtigt. In der Regel ist der MAK-Wert ein zeitgewichteter über eine Arbeitsschicht integrierter Mittelwert. In der industriellen Praxis schwankt die aktuelle Konzentration der Arbeitsstoffe in der Atemluft erheblich und kann zeitweilig hohe Spitzen erreichen. Da die Gesundheitsrelevanz solcher kurzzeitiger Expositionsspitzen vom besonderen Wirkungscharakter der Stoffe abhängt, wurde ein System der Arbeitsstoffe geschaffen, das in Abhängigkeit vom Wirkungspotential die zulässige Höhe (2–10 MAK), Dauer (schwankend zwischen 5 und 60 Minuten) und Häufigkeit pro Schicht (1–8 mal) der Kurzzeitüberschreitungen des MAK-Wertes festlegt.

Bezugsobjekt für die MAK-Werte sind gesunde Personen beiderlei Geschlechts im arbeitsfähigen Alter. Die MAK-Werte gelten nicht für kranke Personen und auch nicht für das ungeborene Leben. Soweit ausreichende epidemiologische Forschungsergebnisse über Teratogenität anfallen, sind entsprechende Vorgaben in der Zukunft zu erwarten.

Den permanenten Prozeß der Festlegung und ständigen Kontrolle der Zuverlässigkeit der MAK-Werte steuert die über 30köpfige Senatskommission für gesundheitsschädliche Arbeitsstoffe der Deutschen Forschungsgemeinschaft. Sie gibt jährlich eine Liste im Bundesarbeitsblatt heraus, die zugleich im »Zentralblatt für Arbeitsmedizin« und in der Zeitschrift »Arbeitsmedizin – Sozialmedizin – Präventivmedizin« veröffentlicht wird. In der Liste werden auch die Sensibilisierungsfähigkeit und die Hautresorptionsmöglichkeit der Stoffe gekennzeichnet. Eine aktuelle querschnittsmäßige Allgemeininformation bringt die Mitteilung XXI des Jahres 1985 [142].

Die genannte Kommission befaßt sich des weiteren mit der Festlegung von Technischen Richtkonzentrationen (TRK). Diese betreffen krebserzeugende und mutagene Arbeitsstoffe. Krebse und Mutationen manifestieren sich als Spätwirkungen erst nach Jahren und Jahrzehnten, unter Umständen erst in künftigen Generationen. Tierversuche und bisherige epidemiologische Studien sind nicht ausreichend, um unbedenkliche Toleranzwerte abzuleiten. Da aber bestimmte krebserzeugende Stoffe technisch unvermeidlich sind und Einwirkungen nicht absolut auszuschließen sind, benötigt die Praxis des Arbeitsschutzes Richtwerte für die meßtechnische Überwachung und zu treffende Schutzmaßnahmen. Die Einhaltung der TRK soll das Risiko einer Gesundheitsschädigung vermindern, vermag dieses jedoch nicht vollständig auszuschließen.

Für den Arzt ist, soweit er mit Arbeitsmedizinern, Betriebsleitungen und Trägern der Unfallversicherung zusammenarbeitet, der Grundsatz von Bedeutung, daß die nachgewiesene Einhaltung der MAK- und TRK-Werte das Vorliegen einer Berufskrankheit nicht wahrscheinlich macht, aber doch keineswegs ausschließt. Abgesehen von den Möglichkeiten der zusätzlichen und durch die Raumluftmessung nicht erfaßbaren Hautresorption, der individuell besonders hohen Disposition im Fall von speziellen konstitutionellen Merkmalen und gesundheitlichen Vorschäden gibt es verschiedene moderierende Randbedingungen, z. B. Induktion durch Alkohol oder Medikamente, die in jedem Einzelfall eine komplexe individuelle Beurteilung erfordern. Wenn also der Arzt ein typisches Krankheitsbild vorfindet, das den Verdacht auf eine Berufskrankheit nahelegt, sollte er bei Raumluftwerten auch unterhalb des MAK-Wertes sich von der Anzeige nicht abhalten lassen. Es gilt: im Zweifelsfall für die Anzeige!

Andererseits bedeutet Überschreitung der MAK-Werte nicht in jedem Fall, daß eine Berufskrankheit vorliegt. Im Fall einer chronisch obstruktiven Bronchitis beispielsweise wäre es unsinnig, diese als Bleivergiftung zu deuten, nur weil eine erhöhte Bleieinwirkung am Arbeitsplatz nachzuweisen ist. Hier läge kein Zweifelsfall vor, und eine Anzeige wegen Verdachts auf Berufskrankheit wäre verfehlt.

Die weltweit angewandten MAK-Werte, die sich im übrigen in ihrer Höhe international zum Teil erheblich unterscheiden, haben sich zur Prävention von Berufskrankheiten bestens bewährt und sind unverzichtbar. Dennoch haftet ihnen der Mangel an, daß die auf sie bezogene Raumluftmessung die bei zahlreichen Schadstoffen mögliche Hautresorption und/oder orale Aufnahme außer acht läßt. Außerdem handelt es sich bei den Raumluftmessungen um kollektiv auf eine Reihe von Arbeitsplätzen zu beziehende Werte, die zudem die Aufnahme in den Organismus in Abhängigkeit vom Atemminutenvolumen, zum Beispiel gesteigert bei starker körperlicher Arbeit, nicht berücksichtigen.

Für verschiedene berufliche Schadstoffe, die in den Organismus aufgenommen werden, besteht nun die Möglichkeit, in biologischen Materialien des exponierten Individuums den Schadstoff oder dessen Metaboliten nachzuweisen. Zu diesen Schadstoffen gehören Metalle, verschiedene Lösungsmittel und Kohlenmonoxid. Das Untersuchungsmaterial können Blut, Urin, Stuhl, Haare, Nägel und Ausatmungsluft sein. Praktisch handelt es sich um Blut und Urin und bei wenigen Stoffen um die Ausatmungsluft. Untersuchungsgegenstand sind der Schadstoff selbst oder seine Metaboliten.

Auf der Grundlage der Kenntnisse über den Metabolismus, die zeitbezogene Toxikokinetik (Aufnahme, Verteilung und Speicherung im Organismus, Elimination) sowie die gesundheitlichen Effekte entsprechender biologischer Werte lassen sich **B**iologische **A**rbeitsstoff-**T**oleranz-Werte (BAT)[+)] festlegen.

Der *BAT-Wert* ist die höchstzulässige Quantität eines Arbeitsstoffes oder seiner Metaboliten oder die dadurch verursachte Normabweichung eines biologischen Indikators, die die Gesundheit des Beschäftigten auch dann nicht beeinträchtigt, wenn sie durch Einflüsse des Arbeitsplatzes regelhaft erzielt wird. Hierbei ist eine Arbeitsbelastung von täglich 8 Stunden und wöchentlich 40 Stunden zugrunde gelegt. BAT-Werte sind als Höchstwerte für gesunde Einzelpersonen konzipiert. Als Beispiel der Beziehungen zwischen äußerer und innerer Belastung siehe [1].

Eine spezielle ständige Arbeitsgruppe der für die MAK-Werte verantwortlichen Senatskommission der Deutschen Forschungsgemeinschaft bearbeitet diese BAT-Werte, die ebenfalls jährlich publiziert werden [142]. Im speziellen Teil werden bei den einschlägigen BK-Nummern entsprechende Hinweise gegeben.

Analog zu den MAK- und BAT-Werten gibt es auch für physikalische Einwirkungen höchstzulässige Grenzwerte, wie für radioaktive Strahlung [148] und Lärm.

Arbeitsmedizinische Vorsorge

Den Berufsgenossenschaften und den sonstigen Trägern der gesetzlichen Unfallversicherung ist gemäß § 708 Abs. 1 RVO aufgegeben, Vorschriften zu erlassen über ärztliche Untersuchungen von Versicherten, die vor der Beschäftigung mit Arbeiten durchzuführen sind, deren Verrichtung mit außergewöhnlichen Unfall-oder Gesundheitsgefahren für sie oder Dritte verbunden ist. In Ablösung einer alten Unfallverhütungsvorschrift (UVV) »Allgemeine Vorschriften« von 1934 ist seit 1. Oktober 1984 eine den arbeitsmedizinischen Belangen gerecht werdende UVV »Arbeitsmedizinische Vorsorge« gültig [127].

In Verbindung mit gesetzlichen Rechtsvorgaben publizieren die Berufsgenossenschaften seit 1971 eine ständig aktualisierte Loseblattsammlung »Berufsgenossenschaftliche Grundsätze für arbeitsmedizinische Vorsorgeuntersuchungen« [126]. Hier sind die wesentlichen Rechtsgrundlagen, Definitionen und Hinweise zu den Untersuchungsformen, Organisation, Durchführung und Dokumentation sowie Hinweise zur Ermächtigung der Ärzte usw. zusammengefaßt. Für die einzelnen Gefährdungsarten durch physikalische, chemische und biologische Schadfaktoren und für andere besondere Tätigkeiten werden Richtlinien zu Untersuchungsprogramm, -methodik und -terminen gegeben. Dabei wird unterschieden zwischen Erstuntersuchung vor oder bei Aufnahme der gefährdenden Tätigkeit, Nachuntersuchung zur Kontrolle des Gesundheitszustands in zeitlichen Intervallen zwischen 3 Monaten bis zu 5 Jahren und Nachgehender Untersuchung in 5jährlichen Abständen auch nach Ausscheiden aus der gefährdenden Tätigkeit. In den Grundsätzen (Kurzbezeichnung: G) werden des weiteren ergänzende Hinweise zu physikalisch-chemischen Eigenschaften der Schadfaktoren, Vorkommen und Gefahrenquellen, Wirkungsweise, Krankheitsbild, zur Analytik und auf einschlägige Literaturquellen gegeben.

Die arbeitsmedizinischen Vorsorgeuntersuchungen, in welche die Ärzte mit Gebietsbezeichnung »Arbeitsmedizin«, Zusatzbezeichnung »Betriebsmedizin« oder anderweitig ermächtigte Ärzte einbezogen sind, stellen eine

---

[+)] in der umfassenden Gefahrstoffverordnung auch BST = **B**iologischer **S**toff-**T**oleranzwert genannt

wichtige Säule der sekundären Prävention von Berufskrankheiten einschließlich deren Früherfassung dar. Die sekundäre Prävention ist vom Arbeitsinhalt her Aufgabe des Gesundheitswesens, sofern die technischen, organisatorischen, betrieblichen und Arbeitsschutzmaßnahmen der primären Prävention zum Ausschluß gefährdender Expositionen und Belastungen nicht ausreichen.

In der Arbeitsstoffverordnung vom 29. 7. 80 (BGBl I S. 1071) werden im Vierten Abschnitt die rechtlichen Grundlagen der arbeitsmedizinischen Vorsorgeuntersuchungen dargelegt. Sie werden durch WEINMANN und THOMAS kommentiert [110]. – Demnächst wird die Arbeitsstoffverordnung durch eine Gefahrstoffverordnung abgelöst, die aber dem Sinne nach zu der vorliegenden Thematik keine wesentlichen Änderungen erwarten läßt. – Eine absolute Rechtspflicht zur Teilnahme und Duldung der arbeitsmedizinischen Vorsorgeuntersuchung besteht im Gegensatz zu den Untersuchungen nach der Strahlenschutzverordnung nicht. Im gegebenen Falle würde allerdings, wenn dem Arbeitnehmer im Betrieb keine andere Arbeit ohne Vorsorgeuntersuchungspflicht angeboten werden kann, rein arbeitsrechtlich die Kündigung unvermeidbar sein. Im übrigen siehe zu den formalrechtlichen Fragen bei [110] und [126].

Voraussetzung für die Ermächtigung eines Arztes zur Durchführung arbeitsmedizinischer Vorsorgeuntersuchungen sind seine fachliche Qualifikation und das Vorhandensein einer den medizinischen Untersuchungsanforderungen entsprechenden räumlichen, apparativen und instrumentellen Ausrüstung. Die Ermächtigung wird durch den regional zuständigen Landesverband der gewerblichen Berufsgenossenschaften in Abstimmung mit dem zuständigen Staatlichen Gewerbearzt erteilt:

Landesverband Rheinland-Westfalen der gewerblichen Berufsgenossenschaften, Hoffnungstraße 2, Postfach 10 24 32, 4300 Essen 1; Tel.: (02 01) 17 06-1

Landesverband Nordwestdeutschland der gewerblichen Berufsgenossenschaften, Hildesheimer Straße 309, 3000 Hannover 81, Postanschrift: Postfach 37 40, 3000 Hannover 1; Tel.: (05 11) 83 80-1

Landesverband Berlin der gewerblichen Berufsgenossenschaften, Fregestraße 44, 1000 Berlin 41; Tel.: (0 30) 8 51 10 44

Landesverband Hessen-Mittelrhein der gewerblichen Berufsgenossenschaften, Wilhelm-Theodor-Römheld-Straße 15, 6500 Mainz-Weisenau; Tel.: (0 61 31) 8 02-2 27

Landesverband Südwestdeutschland der gewerblichen Berufsgenossenschaften, Gaisbergstraße 11, 6900 Heidelberg 1; Tel.: (0 62 21) 5 23-0

Landesverband Bayern der gewerblichen Berufsgenossenschaften, Am Knie 6, 8000 München 60; Tel.: (0 89) 88 97-1

Die rechtliche Verantwortung für die Organisation und Durchführung der Vorsorgeuntersuchungen trägt der Arbeitgeber. Er ist auch für die Umsetzung der Schlußfolgerungen aus den Untersuchungsergebnissen verantwortlich. Optimale Ergebnisse, insbesondere in schwierigen und den sozialen Bereich tangierenden Fällen, sind nicht selten erst durch das Zusammenwirken von Arzt, Berufsgenossenschaft, Arbeitgeber, Betriebsrat und Staatlichen Gewerbearzt zu erreichen. Der betroffene Arbeitnehmer ist hierbei als gleichrangiger Partner einzubeziehen.

Der ermächtigte Arzt hat die Untersuchungen im Prinzip nach den berufsgenossenschaftlichen Grundsätzen durchzuführen, die entsprechende Dokumentation vorzunehmen, der Aufbewahrungspflicht bezüglich der Untersuchungsergebnisse zu genügen und, soweit Vordrucke für die Dokumentation vorgegeben sind, diese zu verwenden. Die Aufbewahrungsfrist für die dokumentierten Ergebnisse beträgt 30 Jahre. Es wird auch erwartet, daß der Arzt dem Landesverband statistische Angaben über seine Untersuchungen liefert. Zu den besonderen Befund- und Berichtsbögen für Quarz- und Asbeststäube, Lärm usw. siehe [126].

Die wesentlichen Aufgaben des ermächtigten Arztes im Rahmen der Vorsorgeuntersuchungen sind stichwortartig wie folgt zu umreißen.

Für die individuelle Beurteilung der Tauglichkeit ist die Kenntnis des Arbeitsplatzes und der Arbeitsbelastungen Voraussetzung. Die Beurteilung kann grundsätzlich wie folgt lauten:

- keine gesundheitlichen Bedenken,
- keine gesundheitlichen Bedenken unter bestimmten Voraussetzungen oder Bedingungen (z. B. ärztliche Behandlung, Anwendung individueller Körperschutzmittel, Änderung der Arbeitsbedingungen),
- befristete gesundheitliche Bedenken (Vergabe eines vorzeitigen Kontrolluntersuchungstermins),
- dauernde gesundheitliche Bedenken.

Dauernde gesundheitliche Bedenken, d. h. Untauglichkeit für die aktuell arbeitsrechtlich ausgeübte Tätigkeit, sind nur auszusprechen, wenn sowohl von Seiten des untersuchten Arbeitnehmers durch Behandlung, Körperschutzmittel, Belehrung, Training wie von Seiten des Arbeitgebers das Gesundheitsrisiko durch Arbeitsgestaltung und Arbeitsorganisation nicht auf ein noch vertretbares Niveau gesenkt werden kann. Die Entstehung einer Berufskrankheit oder gar ein erhöhtes Risiko für Sicherheit und Gesundheit der Arbeitskollegen, aber auch ein zu hohes Risiko für hohe Produktionswerte sollten niemals in Kauf genommen werden. Andererseits ist natürlich das persönliche Interesse des Untersuchten im Hinblick auf soziale Folgen zu berücksichtigen.

Außerdem hat der ermächtigte Arzt im gegebenen Falle *Vorschläge für den weiteren Arbeitseinsatz* zu machen. Es sind zu unterscheiden:

- vorübergehender Arbeitsplatzwechsel bei befristeten gesundheitlichen Bedenken mit Angabe des Zeitraumes, der zu meidenden und der besonders geeigneten Tätigkeitselemente wie des Kontrolluntersuchungstermins,
- dauerhafter Arbeitsplatzwechsel unter Berücksichtigung der besonderen körperlichen oder organbezogenen Einschränkungen und der besonderen Interessenlage und Motivation des Untersuchten.

Sofern der ermächtigte Arzt nicht zugleich der Betriebsarzt ist, wird er mit diesem und dem Arbeitnehmer sowie den anderen Beteiligten die erforderlichen Schritte veranlassen und bei einem langwierigen Krankheitsverlauf den Prozeß der Wiedereingliederung steuern helfen. Die Berufsgenossenschaften und die übrigen Unfallversicherungsträger verfügen über zahlreiche Einrichtungen, die der medizinischen Rehabilitation dienen, sowie über Einrichtungen, die der Umschulung oder Ausbildung im Sinne der beruflichen Rehabilitation dienen.

Unabhängig vom Arbeitseinsatz und wenn § 3 BKVO mit Leistungen seitens der Berufsgenossenschaften nicht oder nicht mehr in Betracht kommen, hat der ermächtigte Arzt bei entsprechender Indikation Rehabilitationsmaßnahmen über den Hausarzt (Kassenarzt) zu veranlassen. Eine gute Übersicht über „Die Rehabilitation Behinderter" unter Berücksichtigung von Gesetzen, Grundsätzen, Einrichtungen und der verschiedenen Organerkrankungen gibt ein von der Bundesarbeitsgemeinschaft für Rehabilitation zusammengestellter Wegweiser [146].

Nicht zuletzt ist es eine ebenfalls noch auf das Individuum bezogene Aufgabe des ermächtigten Arztes, frühe Symptome einer sich möglicherweise entwickelnden Berufskrankheit zu erkennen oder eine bereits manifeste Berufskrankheit zu diagnostizieren. Im Falle der Aufdeckung prämorbider Zustände ergeben sich Maßnahmen der sekundären Prävention mit Arbeitsplatzwechsel und/oder engmaschiger weiterer Überwachung. Eine bereits manifeste oder verdächtige Berufskrankheit ist anzuzeigen und/oder zu behandeln, wie es im Speziellen Teil des Buches ausgeführt ist.

Mit der Aufdeckung von Symptomen der Langzeitwirkung beruflicher Schadfaktoren betritt der ermächtigte Arzt den Bereich der Ableitung *allgemeiner Aktivitäten*. Jeder Fall von verdächtigen Langzeitwirkungen beruflicher Schadfaktoren erfordert das Zusammenwirken von ermächtigtem Arzt (als Aufdecker und Auslöser) mit der Berufsgenossenschaft und dem Staatlichen Gewerbearzt. So können die adäquaten Schlußfolgerungen für die Bearbeitung des einzelnen Falles und die Sanierung des Arbeitsplatzes, evtl. sogar bestimmter Technologien gezogen werden. Darüber hinaus resultiert daraus im Laufe der Zeit ein Erkenntnisgewinn über arbeitsmedizinische Ursache-Wirkungsbeziehungen.

Einen konzentrierten Überblick über die Berufsgenossenschaftlichen Grundsätze gibt die Tabelle 4. Im allgemeinen sollte sich der ermächtigte Arzt an die Vorgaben der Grundsätze halten. Er ist aber in freier ärztlicher Verantwortung verpflichtet, wenn im Einzelfall diagnostische Probleme oder besondere klinische Befunde vorliegen, weitere Untersuchungen durchzuführen oder zu veranlassen, um eine Untauglichkeit auszuschließen. Er wird sich dabei in vertretbarem Rahmen bewegen und sich bezüglich der Kostenerstattung mit der Berufsgenossenschaft in Verbindung setzen. Bei erheblichen berufsunabhängigen Befunden und Krankheiten kann eine stationäre Abklärung mit Kostenübernahme durch den Krankenversicherungsträger erforderlich sein. Sie dient dem Versicherten und zugleich dem ermächtigten Arzt für seine Tauglichkeitsbeurteilung.

In der Tabelle sind die Erstuntersuchungen nicht aufgeführt. Sie sind stets vor der Aufnahme von Tätigkeiten mit spezieller Gefährdung vorzunehmen, auch bei Wechsel des Arbeitsplatzes innerhalb des Betriebes. Bei Neueinstellung im Betrieb haben sie zugleich den Charakter einer Einstellungsuntersuchung, welche die primäre Eignung feststellt und zugleich die gesundheitliche Ausgangslage fixiert. Die ärztliche Allgemeinuntersuchung ist stets durchzuführen; einzige Ausnahme bei lfd. Nr. 41 (G 22).

Tabelle 4: Termine und Untersuchungsprogramm der arbeitsmedizinischen Vorsorgeuntersuchungen; gemäß Berufsgenossenschaftlichen Grundsätzen [126].

Lfd. Nr.	Kurzbezeichnung		Erforderliche Untersuchungen	Erwünschte Untersuchungen oder bei Problemfällen
1	**Absturzgefahr** NU bis 25 LJ: 3 J. 26–50 LJ: 2–3 J. ab 51 LJ: 12–15 Mon.	G 41	Romberg/Unterberger EKG mit Belastung Sehtest Hörtest	Cranio-Corpo-Graphie fachneurologische Untersuchung psychologische Untersuchung Elektronystagmographie Blutzucker Blutstatus
2	**Aromatische Nitro- oder Aminoverbindungen** Erste NU: 6 Mon. Weitere NU: 1 J. Nachg. U: 1 J. (nach Ausscheiden aus ≥ 1 Jahr Exposition 4-Amidodiphenyl, Benzidin oder Naphthylamin)	G 33	Blutstatus GOT, GPT, GGT Bei Karzinogenen: monatlich Urinstatus (Eiweiß, Erythrozyten) und alle 6–12 Monate zytologische Urinuntersuchung nach Papanicolaou	Glukose-6-Phosphatdehydrogenase Hb F (Thalassämiefaktor) Hb S (Sichelzellfaktor)

Arbeitsmedizinische Vorsorgeuntersuchungen

Lfd. Nr.	Kurzbezeichnung		Erforderliche Untersuchungen	Erwünschte Untersuchungen oder bei Problemfällen
3	**Arsen oder Verbindungen** Erste NU: 6 Mon. Weitere NU: 1 J.	G 16 *	Thorax-Rö. (10 × 10 cm oder Großformat) Nasenspiegelung BSG GGT Hautinspektion	Arsen in Haaren, Nägeln, Urin
4	**Asbesthaltiger Staub** NU: 3 J. Nachg. U: 5 J. (nach Ausscheiden aus ≧ 3 J. Exposition)	G 1.2 * **	Thorax-Rö. (nur Großformat, Hartstrahl) VK/AST	EKG
5	**Atemschutzgeräte** NU: 1–3 J. (in Abhängigkeit von Gerätetyp und Lebensalter)	G 26	Thorax-Rö. (10 × 10 cm oder Großformat) VK/AST EKG mit Belastung	
6	**Benzol** Erste NU: 2 Mon.* Weitere NU: 6 Mon. Nachg. U: 5 J.	G 8	Blutstatus Thrombozyten	Phenol im Urin Chromosomenanalyse
7	**Benzolhomologe** (Toluol, Xylol) Erste NU: 1–1½ J. Weitere NU: 2–4 J.	G 29	Blutstatus	bei Toluol: Toluol im Blut Hippursäure im Urin bei Xylol: Methylhippursäure im Urin oder Xylol im Blut
8	**Bildschirmarbeit** Erste NU: 5 J. Weitere NU: 5 J. ab 46 LJ: 3 J.	G 37	Sehprüfung	
9	**Blei oder Bleiverbindungen** Erste NU: 1–2 Mon. Weitere NU: 3–12 Mon.	G 2 *	Blustatus ALA im Urin oder Blei im Blut (Photometrie, AAS)	
10	**Bleialkyle** Erste NU: 3–6 Mon. Weitere NU: 1–2 J.	G 3	Blutstatus	Blei im Blut (Photometrie, AAS)
11	**Cadmium** Erste NU: 1–1,5 J. Weitere NU: 1–2 J.	G 32	Nasenspiegelung Zahninspektion BSR, GPT Thorax-Rö. (10 × 10 cm oder Großformat) VK/AST	Cadmium in Blut, Urin (AAS) β_2-Mikroglobuline im Urin

Arbeitsmedizinische Vorsorgeuntersuchungen

Lfd. Nr.	Kurzbezeichnung		Erforderliche Untersuchungen	Erwünschte Untersuchungen oder bei Problemfällen
12	**Chrom-VI-Verbindungen** Erste NU: 6–9 Mon. Weitere NU: 1–2 J. Nachg. U: 1 J.	G 15 *	Nasenspiegelung Hautinspektion Thorax-Rö. (10 × 10 cm oder Großformat) BSR VK/AST Chrom im Urin (AAS) (bei Dichromat herstellenden Betrieben alle 6 Mon.)	Blutstatus
13	**Fahr-, Steuer- und Überwachungstätigkeiten** NU bis 50 LJ: 5 J. ab 51 LJ: 3 J.	G 25	Sehtest Hörprüfung	Psychologische Tests
14	**Fluor und anorganische Verbindungen** Erste NU: 1 J. Weitere NU: 1 J.	G 34 *	Thorax-Rö. (10 × 10 cm oder Großformat) VK/AST Fluorid im Urin (alle 6 Mon.)	Rö.-Skelett (nur bei besonderen Beschwerden)
15	**Hautbelastungen** (nicht Hautkarzinogene) NU: 1 J. und länger (nach Ermessen)	G 24	Hautinspektion (beachte Hyperhidrosis, Akrozyanose, seborrhoischer/sebostatischer Typ)	Hauttestungen ggf. Hautarztverfahren
16	**Hautkarzinogene** NU: 2–3 J. Nachg. U: 5 J.	G 4 *	Hautinspektion	Thorax-Rö. (10 × 10 cm oder Großformat)
17	**Hitze** NU bis 50 LJ: 5 J. ab 51 LJ: 2 J.	G 30	Thorax-Rö. (10 × 10 cm oder Großformat) Kreislaufbelastungstest, ggf. mit EKG	
18	**Isocyanate** Erste NU: 3–6 Mon. Weitere NU: 1–2 J.	G 27	Thorax-Rö. (10 × 10 cm oder Großformat)	Blutstatus, GPT, GGT
19	**Kältearbeiten** Erste NU: −25° bis −45°: 6 Mon. unter −45°: 3 Mon. Weitere NU: −25° bis −45°: 12 Mon. unter −45°: 6 Mon.	G 21 **		

Arbeitsmedizinische Vorsorgeuntersuchungen

Lfd. Nr.	Kurzbezeichnung		Erforderliche Untersuchungen	Erwünschte Untersuchungen oder bei Problemfällen
20	**Kohlenmonoxid** NU nur nach akuter CO-Intoxikation, bei Verdacht auf chronische CO-Intoxikation und bei interkurrenten Erkrankungen wie Koronar- und Zerebralsklerose, Hyperthyreose, Anämie, Störungen des ZNS.	G 7	Blutstatus EKG mit Belastung	CO-Hb mittels Ausatemluft
21	**Krebserzeugende Arbeitsstoffe** Erste NU: 5 J. Weitere NU: 2–5 J. Nachg. U: 2–5 J.	G 40 *	Thorax-Rö. (10 × 10 cm oder Großformat) BSR Blutstatus, Thrombozyten GOT, GPT, GGT Suchtest Blut im Stuhl	
22	**Lärm** Erste NU: 1 J. Weitere NU: 3 J.	G 20 **	Inspektion äußeres Ohr Hörtest Luftleitung (1–6 kHz) ggf. Otoskopie, Weber-Test und Hörtest Luft- und Knochenleitung (0,5–8 kHz)	SISI-Test, HNO-ärztliche Untersuchung, weiterführende audiometrische Untersuchungen
23	**Methanol** Erste NU: 1–1,5 J. Weitere NU: 1–2 J.	G 10	Sehtest (Farbensinn, ggf. Gesichtsfeld) GPT	Augenhintergrund fachneurologische Untersuchung, EEG Methanol im Urin
24	**Monochlormethan** (Methylchlorid) Erste NU: 3–6 Mon. Weitere NU: 1–1,5 J.	G 28	GOT, GPT, GGT	Elektrophorese erweiterte Leberdiagnostik fachneurologische Untersuchung, EEG
25	**Nickel** NU: 3–5 J. bei elektrolyt. Nickelgewinnung: 1–2 J. Nachg. U: 3–5 J. (nach Ausscheiden aus ≧ 5 J. Nickelexposition)	G 38	Nasenspiegelung Thorax-Rö. (10 × 10 cm oder Großformat), bei Nickelcarbonyl und elektrolytischer Nickelgewinnung BSR VK/AST	Nickel im Urin NNH-Rö., Hautarzt
26	**Nitroglyzerin oder Nitroglykol** Erste NU: 3–6 Mon. Weitere NU: 0,5–1,5 J.	G 5 **	Blutstatus EKG mit Belastung	
27	**Obstruktive Atemwegserkrankung** NU: 0,5–2 J. (nur bei Bedenken oder nach Ermessen)	G 23	Thorax-Rö. (10 × 10 cm oder Großformat) oszill. Atemwiderstandsmessung (oder VK/AST)	Bodyplethysmographie Expositionstest Azetylcholintest

Arbeitsmedizinische Vorsorgeuntersuchungen

Lfd. Nr.	Kurzbezeichnung		Erforderliche Untersuchungen	Erwünschte Untersuchungen oder bei Problemfällen
28	Phosphor (weißer) Erste NU: 6–9 Mon. Weitere NU: 1–1,5 J.	G 12	Zahninspektion GOT, GPT, GGT	Elektrophorese Leberdiagnostik
29	Quecksilber oder Verbindungen NU: 6–12 Mon.	G 9	Quecksilber im Urin oder Blut (AAS)	Eiweiß im Urin (quantitativ)
30	Schwefel- kohlenstoff Erste NU: 3–6 Mon. Weitere NU: 0,5–1,5 J.	G 6	EKG mit Belastung GOT, GPT, GGT VK/AST Augenhintergrund	fachneuropsychologische Untersuchung, EEG
31	Schwefel- wasserstoff Erste NU: 6–12 Mon. Weitere NU: 1–2 J.	G 11	EKG mit Belastung	
32	Silikogener Staub NU: 3 J.	G 1.1 * **	Thorax-Rö. (nur Großformat) VK/AST	
33	Schweißrauche NU: 5 J.	G 39	Thorax-Rö. (Großformat, Hartstrahl) VK/AST	Bodyplethysmographie
34	Trichlorethylen NU: 1–2 J.	G 14	GOT, GPT, GGT	EKG mit Belastung Audiogramm Sehtest fachneurologische Untersuchung, EEG Tri-Metaboliten im Urin Leberdiagnostik
35	Tetrachlor- ethylen NU: 1–2 J.	G 17	GOT, GPT, GGT	EKG mit Belastung Leberdiagnostik fachneurol. U./EEG Tetrachlorethylen in Blut oder Alveolarluft
36	Tetra- oder Pentachlormethan NU: 6 Mon.	G 18 *	GOT, GPT, GGT	Leberdiagnostik fachneurologische Untersuchung, EEG
37	Tetrachlormethan (Tetrachlor- kohlenstoff) NU: 6 Mon.	G 13 *	GOT, GPT, GGT	weitere Leberdiagnostik Kreatinin im Serum Nierendiagnostik fachneurologische Untersuchung, EEG
38	Tropen- aufenthalt NU: 2–3 J. Rückkehr U: innerhalb von 8 Wochen	G 35	Thorax-Rö. (10 × 10 cm oder Großformat) BSR Blutstatus GOT, GPT, GGT	EKG mit Belastung Blutzucker Kreatinin/Harnsäure weitere Leberdiagnostik gynäkol. Untersuchung

Unfallverhütungsvorschriften

Lfd. Nr.	Kurzbezeichnung		Erforderliche Untersuchungen	Erwünschte Untersuchungen oder bei Problemfällen
39	Überdruck NU: 1 J. (Thorax-Rö. nur 3 J.)	G 31 **	Thorax-Rö. (10 × 10 cm oder Großformat) Blutstatus BSR Blutdruck mit Belastung EKG mit Belastung VK/AST Inspektion Gehörgänge und Trommelfelle	Probeschleusung auf 100 kPa (1 bar) Überdruck
40	Vinylchlorid Erste NU: 6–12 Mon. Weitere NU: 1–2 J.	G 36 *	BSR Blutstatus, Thrombozyten GOT, GPT, GGT, AP	Rö. beider Hände weitere Leberdiagnostik
41	Zähne, Säureschäden Erste NU: 6 Mon. Weitere NU: 1 J. oder nach Ermessen	G 22	Gebißstatus (Allgemeinuntersuchung entfällt)	

* Korrespondierende besondere sicherheitstechnisch orientierte Richtlinien unter Bezug auf § 12 der Arbeitsstoffverordnung:

Arbeitsstoffverordnung Anhang II	Berufsgenossenschaftliche Grundsätze
Nr. 1 Krebserzeugende Arbeitsstoffe	1.2 Asbest, 4 Hautkarzinogene, 8 Benzol, 15 Chromate, 16 Arsen, 36 Vinylchlorid, 40 Krebserzeugende Arbeitsstoffe
Nr. 2 Tetrachlorkohlenstoff, Tetrachlorethan, Pentachlorethan	13 Tetrachlormethan, 18 Tetra- oder Pentachlorethan
Nr. 3 Strahlmittel	1.1 Silikogener Staub
Nr. 5 Blei	2 Blei oder Verbindungen
Nr. 6 Fluor	34 Fluor oder anorganische Verbindungen
Nr. 8 Silikogener Staub	1.1 Silikogener Staub

** Korrespondierende Unfallverhütungsvorschriften (UVV)

UVV	Berufsgenossenschaftliche Grundsätze
„Schutz gegen gesundheitsgefährlichen mineralischen Staub" (VBG 119)	G 1.1 Silikogener Staub G 1.2 Asbesthaltiger Staub
„Lärm" (VBG 121)	G 20 Lärm
„Kälteanlagen" (VBG 20)	G 21 Kältearbeiten
„Herstellung von Nitroglyzerin und Nitratsprengstoffen" (VBG 55f)	G 5 Nitroglyzerin oder Nitroglykol
„Taucherarbeiten" (VBG 39)	G 31 Überdruck

Jugendarbeitsschutz

Für die gesundheitliche Betreuung Jugendlicher im Arbeitsprozeß ist das Gesetz zum Schutz der arbeitenden Jugend (sogenanntes Jugendarbeitsschutzgesetz) vom 12. April 1976 in der Fassung des Ersten Gesetzes zur Änderung des Jugendarbeitsschutzgesetzes vom 15. Oktober 1984 (BGBl. I S. 1277) maßgebend. Ausführliche Kommentare gibt [21]. Das Jugendarbeitsschutzgesetz gilt für Jugendliche, die über 14, aber noch nicht 18 Jahre alt sind.

Grundsätzlich haben alle für den Jugendarbeitsschutz Verantwortlichen, also vor allem die Eltern bzw. Sorgeberechtigten, die Arbeitgeber und die Ärzte, davon auszugehen, daß Jugendliche besondere biologische Eigenschaften aufweisen, die sie vom erwachsenen Arbeitnehmer unterscheiden. Die Knochenentwicklung endet erst zwischen dem 16. und 20. Lebensjahr. Auch der Bandapparat ist noch nicht voll ausgereift und verfestigt. Der Herz-Kreislauf ist noch nicht voll ökonomisiert, ebenso haben die vegetativen Regulationen noch nicht das relativ stabile Niveau des erwachsenen Organismus erreicht. Die maximale Sauerstoffaufnahme nimmt bei männlichen Jugendlichen bis zum 18. Lebensjahr, bei Mädchen bis zum 16. Lebensjahr zu. Zumindest ebenso bedeutungsvoll sind die noch nicht voll erlangte geistige Reife, noch unzureichendes emotionales Training und die noch nicht abgeschlossene Einstellung im Sinne der Ausgeglichenheit, der Übersicht über Risikofaktoren und der Ausdauer.

Der Arzt bzw. Arbeitsmediziner kann allenfalls nur partiell zur Erreichung des fiktiven Zieles der vollen Entsprechung von individuellen Voraussetzungen/Neigungen und dem gewählten/erlangten Beruf beitragen. Schon die Arbeitsmarktsituation mit ihren strukturellen und örtlichen Bedingtheiten steht dem oft entgegen. Dazu kommt die mit einer ärztlichen Untersuchung nicht zu überbrückende Unkenntnis der Persönlichkeit des einzelnen Jugendlichen. Außerdem befindet sich das Gebiet der Professiographie, jedenfalls im Hinblick auf die arbeitsmedizinische Tauglichkeitsbeurteilung, nicht auf dem wünschenswerten Niveau. Als Hilfsmittel können empfohlen werden die Klassifizierung der Berufe (Kohlhammer, Stuttgart 1970) und die in der Zeitschrift „Arbeitsmedizin, Sozialmedizin, Präventivmedizin" seit 1967 regelmäßig zum Abdruck kommenden arbeitsmedizinischen Berufsbilder. An dieser Stelle müssen wir uns darauf beschränken, durch Aufzählung der wichtigsten Tätigkeitsverbote zur Verhütung von beruflichen Gesundheitsschäden bei Jugendlichen beizutragen.

Jugendliche dürfen nicht mehr als 8 Stunden täglich, nicht mehr als 40 Stunden wöchentlich und nur an 5 Tagen der Woche beschäftigt werden. Dabei ist die Berufsschulzeit auf die Arbeitszeit anzurechnen. Jugendliche dürfen nur in der Zeit von 6 bis 20 Uhr beschäftigt werden. Ausnahmen hiervon gelten für Jugendliche über 16 Jahre für Gaststätten- und Schaustellergewerbe, mehrschichtige Betriebe, Landwirtschaft sowie Bäckereien und Konditoreien. Hier dürfen die Jugendlichen bis 21 oder 22 oder 23 Uhr und/oder ab 5 Uhr beschäftigt werden. Jugendliche über 17 Jahre dürfen in Bäckereien schon ab 4 Uhr eingesetzt werden.

Im allgemeinen dürfen Jugendliche nicht mit Arbeit mit Unfallrisiko, außergewöhnlicher Einwirkung von Hitze, Kälte, Nässe, mit schädlicher Einwirkung von Lärm, Erschütterungen, Strahlen, giftigen, ätzenden oder reizenden Stoffen oder unter Tage beschäftigt werden. Ausnahmen sind möglich über 16 Jahre, wenn der Einsatz zur Erreichung des Ausbildungszieles nötig ist, eine fachkundige Person Schutzaufsicht gewährleistet und betriebsärztliche oder sicherheitstechnische Betreuung sichergestellt ist.

In den Paragraphen 32–46 des Gesetzes sind die Untersuchungen im Rahmen der gesundheitlichen Betreuung bezeichnet. Sie können durch Betriebs-, niedergelassene oder in medizinischen Einrichtungen tätige (nicht speziell ermächtigte) Ärzte durchgeführt werden. *Obligatorisch* sind die Erstuntersuchung bei Eintritt in das Berufsleben (Befunde bis 14 Monate vorher sind gültig) sowie die erste Nachuntersuchung 1 Jahr nach Aufnahme der ersten Beschäftigung

(Befunde bis 3 Monate vorher sind gültig). Nach Ablauf jedes weiteren Jahres *kann* sich der Jugendliche erneut nachuntersuchen lassen.
– Der untersuchende Arzt soll eine außerordentliche Nachuntersuchung anordnen, wenn er Auffälligkeiten im Entwicklungs- und Gesundheitszustand feststellt. Er kann auch eine Ergänzungsuntersuchung durch einen anderen Arzt oder Zahnarzt veranlassen. Die Indikation hierzu ist schriftlich zu begründen.

Der untersuchende Arzt hat dem Arbeitgeber eine Untersuchungsbescheinigung auszustellen und im gegebenen Falle die Arbeiten zu vermerken, die für die Gesundheit oder Entwicklung des Jugendlichen eine Gefährdung darstellen. Dem Personensorgeberechtigten hat er außerdem gesondert das wesentliche Untersuchungsergebnis und ggf. der Gesundheit dienende Maßnahmen und die Anordnung einer außerordentlichen Nachuntersuchung mitzuteilen.

Das Ziel der Erstuntersuchung ist Prüfung des Gesundheits- und Entwicklungszustandes im Hinblick auf die zu leistende Berufsarbeit. Bei den Nachuntersuchungen sind außerdem mögliche Auswirkungen der Arbeit auf die Gesundheit und Entwicklung des Jugendlichen zu erfassen.

Der Arzt hat schriftlich zu dokumentieren:

– den Untersuchungsbefund,
– die Arbeiten, durch deren Ausführung er Gesundheit und Entwicklung des Jugendlichen für gefährdet hält,
– die besonderen der Gesundheit dienenden Maßnahmen und
– die Anordnung einer außerordentlichen Nachuntersuchung.

Als Aufsichtsbehörden (§ 51) fungieren die Staatlichen Gewerbeaufsichtsämter oder die Bergämter.

Gesundheitsschutz Schwangerer im Arbeitsprozeß

Schwangere bedürfen eines besonderen Schutzes im Arbeitsleben, weil sie biologisch durch statische und hormonale Umstellungen sowie einen erhöhten Vitamin- und Mineralverbrauch eine erhöhte Disposition zu exogenen Gesundheitsschäden haben. Insbesondere bedarf aber die Leibesfrucht eines besonderen Schutzes, weil sie aufgrund ihres eminent gesteigerten Zellwachstums und -stoffwechsels gegenüber allen möglichen mikrobiologischen (speziell Viren), chemischen und physikalischen Einwirkungsfaktoren anfällig ist.

Es ist zu berücksichtigen, daß grundsätzlich nahezu alle im Arbeitsleben systemisch auf den Menschen einwirkenden Chemikalien, aber auch Medikamente, die Plazentarschranke überwinden. Diese Aussage gilt aber nur prinzipiell, denn das maternal-embryonale bzw. maternal-fetale Gefälle des „Gift"-Spiegels (s. S. 36 ff) variiert von Substanz zu Substanz. Ihr Effekt ist zudem eine Funktion des Zeitpunktes der Einwirkung auf die Leibesfrucht (Gestationsalter) sowie der auf die Mutter einwirkenden Dosis. Für Cadmium kann man z. B. sagen: je jünger die Schwangerschaft, umso niedriger der Fetalspiegel, der im übrigen niemals den der Mutter erreicht. Beim Menschen ist die volle Plazentarfunktion mit Blutversorgung des Feten erst etwa ab 70. Tag erreicht. Vorher werden das befruchtete Ei und der frühe Embryo durch Gewebsdiffusion aus Sekreten der Uterusschleimhaut und Dottersack ernährt. Doch auch derartige Aussagen sind nur z. T. relevant, denn eine Reihe von Substanzen wie DDT, Barbitursäure und Metabolite des Nikotins finden sich in den Sekreten der Uterusschleimhaut. Im übrigen sei auf das Kapitel „Reproduktion" verwiesen.

Das ungeborene Leben wird aber nicht nur durch bestimmte chemische Einwirkungen, sondern auch durch andere den mütterlichen Organismus belastende Faktoren gefährdet. Wesentliche Grundlagen für die berufliche Beschäftigung Schwangerer sind das Mutterschutzgesetz in der Neufassung vom 18. 4. 68, BGBl Teil I, S. 315 ff., die Verordnung über gefährliche Arbeitsstoffe [136], die Strahlenschutzverordnung vom 13. 10. 76 [148] und die Unfallverhütungsvorschrift „Gesundheitsdienst" der Berufsgenossenschaft für Gesundheitsdienst und Wohlfahrtspflege, Stand Oktober 1982 (VBG

103). Grundsätzlich ist festgesetzt, daß werdende Mütter nicht beschäftigt werden dürfen, soweit nach ärztlichem Zeugnis Leben oder Gesundheit von Mutter oder Kind bei Fortdauer der Beschäftigung gefährdet sind. Die präventive Zielstellung erstreckt sich auf die Schwangere und die stillende Mutter.

Die Beschäftigung werdender oder stillender Mütter ist verboten

- mit regelmäßigem Bewegen von Lasten von mehr als 5 kg Gewicht oder gelegentlichem Bewegen von Lasten von mehr als 10 kg Gewicht,
- mit ständigem Stehen über 4 Stunden täglich (nach Ablauf des 5. Schwangerschaftsmonats),
- mit Nachtarbeit,
- mit Arbeiten im Kontrollbereich von ionisierenden Strahlen und Röntgenstrahlen sowie Umgang mit offenen radioaktiven Substanzen,
- mit Umgang mit infektiösen Patienten oder infektiösem Material (z.B. Infektionsstationen, Dialyseabteilungen, Laboratorien, Blutabnahme),
- mit Akkordarbeit oder Fließarbeit (Ausnahmen bei Fließarbeit mit Genehmigung der Aufsichtsbehörde möglich, wenn keine Beeinträchtigung von Mutter und Kind durch Art und Tempo der Arbeit zu befürchten ist),
- mit Mehrfachbelastung (z. B. in Operationsabteilungen und Intensivstationen),
- bei Umgang mit Stoffen, für die ein teratogenes Risiko nachgewiesen oder wahrscheinlich ist; Gruppe A oder Gruppe B entsprechend Veröffentlichung der Senatskommission der Deutschen Forschungsgemeinschaft zur Prüfung gesundheitsschädlicher Arbeitsstoffe [142],
- bei Umgang mit krebserzeugenden Arbeitsstoffen,
- bei Umgang mit sehr giftigen oder minder giftigen Arbeitsstoffen.

Unter den Infektionserregern bzw. Infektionskrankheiten spielen vor allem eine Rolle als Teratogene: Röteln, Zytomegalie-Viren, Enteroviren, Toxoplasmose. Die infektiöse Hepatitis B verursacht keine Mißbildungen, aber kann während der Geburt auf das Neugeborene übertragen werden. Für die Hepatitis A und Hepatitis NANB liegen keine sicheren Kenntnisse über eine teratogene Potenz vor. Im übrigen gilt, daß jede schwere Infektionskrankheit eine Fehlgeburt, Frühgeburt oder die Entbindung eines untergewichtigen Neugeborenen bewirken kann.

Im Hinblick auf die Hepatitis B folgt aus dem Gesagten, daß von all den aktiv zu impfenden Arbeitnehmern mit erhöhtem Infektionsrisiko die Frauen im gebärfähigen Alter in erster Linie geimpft werden sollten. Falls noch nicht geschehen, sollten Schwangere mit erhöhtem Infektionsrisiko sofort geimpft werden. Um sicher zu gehen, empfiehlt es sich, das Schwangerenblut innerhalb der letzten Wochen vor dem Geburtstermin auf Hepatitis-B-Marker zu untersuchen, um im positiven Falle das Neugeborene innerhalb der ersten Lebensstunden simultan aktiv und passiv zu immunisieren.

Zur Herausnahme von Schwangeren aus Tätigkeiten mit Umgang mit mehr oder weniger giftigen Stoffen ist anzumerken, daß Grenzwerte für den schadfreien Umgang Schwangerer nicht bestehen. Die Einhaltung der MAK-Werte garantiert also für die meisten Chemikalien nicht das Freibleiben von teratogenen Effekten. Die oben zitierte Senatskommission hat sich mit diesem weltweiten Problem, dessen sachgerechte Bewältigung sich allenfalls erst in einigen Ansätzen erkennen läßt, befaßt und für die Bundesrepublik eine erste Feststellung mit Kennzeichnung des teratogenen Risikos durch Arbeitsstoffe getroffen [142].

Laut Gesetz ist die Leibesfrucht einer versicherten Frau dem Schutz der gesetzlichen Unfallversicherung unterstellt.
Im § 555 a RVO heißt es:

„Wer als Leibesfrucht durch einen Arbeitsunfall der Mutter während der Schwangerschaft geschädigt worden ist, steht einem Versicherten gleich, der einen Arbeitsunfall erlitten hat. Bei Anwendung des § 551 braucht die Mutter weder krank im Sinne der Krankenversicherung noch in ihrer Erwerbsfähigkeit gemindert gewesen zu sein."

Für Arbeitsunfall kann vollgültig Berufskrankheit eingesetzt werden. Wesentlich ist der aktuellen Rechtsprechung zufolge, daß die pathotrope Einwirkung der Berufstätigkeit oder Berufskrankheit auf die Leibesfrucht *während* der Schwangerschaft erfolgt sein muß. – In einem durch mehrere gerichtliche Instanzen gelaufenen Verfahren wurde schließlich vom Bundessozialgericht geurteilt, daß eine unter der Geburt erworbene B-Hepatitis des Kindes nicht als entschädigungspflichtig anzuerkennen sei. Die nicht ausgeheilte Berufskrankheit B-Hepatitis der Mutter habe zwar das Kind beim Geburtsakt infiziert, habe aber vor der Zeugung bestanden. Nur eine Berufskrankheit während der Schwangerschaft könne als Ursache einer Schädigung der Leibesfrucht bzw. des Kindes gemäß § 555 a RVO anerkannt werden [88]. Gegen dieses Urteil des Bundessozialgerichts vom 30. 4. 1985 – 2 RU 44/84 – ist Bundesverfassungsbeschwerde eingelegt worden.

Krebserzeugende Arbeitsstoffe

Im Abschnitt über die Quasi-Berufskrankheiten finden sich einige Hinweise auf Karzinome, die wie eine Berufskrankheit anerkannt worden sind. Unter ihnen hat sich der Wissensstand über die Karzinome der Atemwege bei Ofenblockarbeiten derartig verfestigt, u. a. [68], daß die Sektion Arbeitsmedizin des Ärztlichen Sachverständigenbeirats beim Bundesministerium für Arbeit und Sozialordnung dem Bundesarbeitsminister empfohlen hat, bösartige Tumoren der Atemwege nach intensiver langjähriger Exposition gegenüber Kokereigasen in die nächste Fassung der Anlage 1 der BKVO aufzunehmen. Falls eine derartige konkrete Bezeichnung der Berufsgruppe unter einer neuen Nummer erfolgt, wobei „intensiv" und „langjährig" noch des Kommentars bedürfen, müßten Fälle bei anderen Tätigkeiten mit Gefährdung durch polychlorierte aromatische Kohlenwasserstoffe nach dem Analogieprinzip weiterhin als Quasi-Berufskrankheit gemeldet und anerkannt werden.

Die primäre Eingrenzung der anspruchsberechtigten Exponierten erscheint derzeitig notwendig, da Bronchialkarzinome zu den häufigsten Malignomen bei Männern gehören. Zu beachten dabei ist auch, daß heute etwa 20–25% der Menschen an bösartigen Tumoren sterben. Eine echte Häufigkeitszunahme dieser „Volkskrankheit" im Laufe der letzten Jahrzehnte ist allerdings nicht gesichert, denn etwa vier Fünftel aller bösartigen Neubildungen führen erst nach dem 60. Lebensjahr zum Tode, in einem Lebensalter also, das früher nicht in der jetzigen statistischen Breite erreicht wurde.

Eine realistische praxisgerechte Bewertung der karzinogenen Potenz von Arbeitsstoffen bringt die Liste der karzinogenen Arbeitsstoffe in Anhang 1. In Anbetracht des relativen Unwissens über die Ätiopathogenese der bösartigen Neubildungen ist es nicht verwunderlich, daß die Liste der A 1 – Stoffe (Arbeitsstoffe, die beim Menschen erfahrungsgemäß bösartige Geschwülste auszulösen vermögen) das historische Ergebnis gehäufter Einzelbeobachtungen ist, die erst in weiteren Schritten mit epidemiologischen Untersuchungen und Tierversuchen verifiziert wurden. In diesem Zusammenhang sei an die erstaunliche Tatsache – allerdings nicht aus dem Bereich der Arbeitsmedizin – erinnert, daß man erst nach jahrhundertelangem Tabakrauchen (und viele Jahrzehnte langem Zigarettenrauchen) darauf kam, daß Rauchen Bronchialkrebs verursacht. Zur Illustration des empirischen Weges sei erinnert an den Skrotalkrebs der Schornsteinfeger, die Lungen- und Pleurakrebse der Asbestarbeiter, die Benzolleukämien, die Nasennebenhöhlenkrebse der Holzarbeiter, die Leberkrebse der Arbeiter mit Vinylchlorideinwirkung.

Die oben gewählte Formulierung „relatives Unwissen" bedeutet die außerordentlich knappe Verkürzung einer zusammenfassenden Einschätzung. Denn man hat ja zu bedenken, daß weltweit ungeheuer große Forschungsinstitutionen bereits zahlreiche Wissens-„Bausteine" zur Ätiopathogenese des Krebses, aber eben noch kein befriedigendes Karzinogenese-Konzept im Sinne einer „Architektur" geliefert haben.

Die chemische Krebserzeugung setzt die sogenannte Initiierung von Zellen durch elektrophile Substanzen voraus, die eine Neigung haben, mit der Desoxyribonukleinsäure (DNS) der Zellkerne zu reagieren und die genetische Information der weiteren Zellvermehrung zu stören oder eine Fehlinformation einzuführen. Sofern diese Zellen nicht absterben oder durch molekularbiologische Reparaturmechanismen nicht in Ordnung gebracht werden, vermehren sie sich in der initiierten Zellinie weiter. Allein bedeuten sie noch keine bösartige Neubildung. Eine solche entwickelt sich erst, wenn sogenannte Promotoren (andere chemische Substanzen oder sonstige Faktoren) auf sie einwirken und über die Bildung pathologischer Zellklone zum eigentlichen Tumor führen. Störungen des hormonalen Gleichgewichts, Ernährungsfaktoren, Viren und vor allem genetische Faktoren des Individuums (im Sinne der Suszeptibilität) entscheiden über die Entstehung eines Malignoms. Ganz grob kann man die bisherigen Vorstellungen in der Formel

$$I = \frac{EAPMT}{R}$$

darstellen [58]. Dabei steht I für Krebsinzidenz, E für elektrophile Initiatoren, A für Aktivatoren, P für Potentiatoren (einschließlich Promotoren), M für Modifikatoren und T für Toxikanten (toxische Stoffe, die die Suszeptibilität steigern). R bedeutet die biologische Resistenz. Viele chemische Stoffe sind nur initiierende Präkursoren, d. h. sie werden erst durch Metabolisierung im Organismus durch Epoxidbildung (z. B. beim Benzol oder beim Benzo(a)pyren) zum Initiator. Hier wird die Rolle der genetisch determinierten Ausstattung des Organismus mit den Monooxygenasen des Cytochrom P 450 deutlich. Ionisierende Strahlen besitzen gleichzeitig Wirkungen im Sinne eines Initiators und Promotors. In jeder der hier kursorisch erwähnten Aussagen sind zahlreiche weitere Probleme enthalten.

In jedem Fall läßt sich trotz Anerkennung eines hohen exogenen Potentials der Karzinogenese sagen, daß die genetische Disposition gleichwertig neben der kanzerogenen Exposition das individuelle Krebsrisiko bestimmt [84].

Im Zusammenhang damit haben sich Tierversuche als sehr problematisch hinsichtlich der Übertragbarkeit auf den Menschen erwiesen. Nicht nur von Spezies zu Spezies, sondern auch von Stamm zu Stamm einer Spezies ist die genetisch bestimmte Disposition zur spontanen und exogenen Karzinogenese außerordentlich unterschiedlich.–

Da auch Mutagenitätstests recht problematisch sind bezüglich der Voraussage humankarzinogener Effekte von chemischen Stoffen, ist derzeitig die Epidemiologie eine wichtige Methode zur Erlangung neuer Kenntnisse über karzinogene Wirkungen von Arbeitsstoffen nach Dosis, Häufigkeit, Geschlecht, Alter, Organwahl und unter Berücksichtigung synkarzinogener und sonstiger Einflußfaktoren. Die deskriptive Epidemiologie erlaubt durch zahlenmäßige Häufungen die Gewinnung von Hypothesen, die durch spezielle epidemiologische Analysen mittels Kohortenstudien im zeitlichen Längsschnitt oder retrospektiv orientierte Fall-Kontrollstudien zu bestätigen (verifizieren) oder zu falsifizieren (abzulehnen) sind. Selbstverständlich gibt die Epidemiologie keine Einblicke in die inneren Zusammenhänge der karzinogenen Vorgänge. Hierfür sind die verschiedensten biologischen und biochemischen Methoden unentbehrlich.

In anderen Ländern, speziell in den nordischen Ländern Dänemark, Schweden und Finnland, haben sich *Krebsregister* als Mittel der deskriptiven Epidemiologie gut bewährt und zur Festmachung von Karzinogenen beigetragen [108]. So sind entsprechende Gesetze in den Bundesländern sehr zu begrüßen, so z. B. das Krebsregistergesetz des Landes Nordrhein-Westfalen vom 12. Februar 1985; Gesetz- und Verordnungsblatt für das Land Nordrhein-Westfalen 39 (1985) Nr. 10, S. 125–127. In diesem Register wird nach den verschiedenen relevanten biologischen Daten zur Person und zur Tumorerkrankung sowie nach der Tätigkeitsanamnese gefragt, die vom Arzt auszufüllen sind. Dort heißt es „Art und Dauer der hauptsächlich sowie der am längsten ausgeübten und der derzeitigen Berufstätigkeit". Da der arbeitsmedizinisch nicht ausgebildete Arzt hier überfordert ist, wäre ein begleitendes Merkblatt sehr nützlich, welches dem Arzt zur Befragung verschiedene konkrete Tätigkeiten und Schadstoffe vorgibt, um das Register auf lange Sicht wirksamer nutzen zu können. Kompatible (gleichartige oder vergleichbare) Ansätze in den verschiedenen Bundesländern sind erwünscht, ebenso ein Datenverbund mit den Vorsorgeuntersuchungen nach G 40 der Berufsgenossenschaftlichen Grundsätze. Das Anliegen für die Gesellschaft ist so gravierend, daß der im übrigen voll zu gewährleistende individuelle Datenschutz dahinter zurücktritt. Über die Abschätzung und Regulierung arbeitsbedingter kanzerogener Risiken in der Forschung und im politischen Raum siehe [51].

An dieser Stelle muß darauf hingewiesen werden, daß überzogene Vorstellungen ohne exakte wissenschaftliche Grundlage der Bewältigung der Probleme nicht dienlich sind. Sie sind im Gegenteil geeignet, Massenneurosen und Vergeudung ökonomischer Ressourcen auszulösen.

Reproduktion und Arbeitseinflüsse

Reproduktivität bedeutet in der Biologie die Fähigkeit belebter Organismen, sich durch Erzeugung gleicher Organismen zu vermehren, d. h. sich im Ablauf der Zeit fortzupflanzen. Die Reproduktion ist das reale Ergebnis der Fortpflanzung. Die Reproduktion der menschlichen Spezies ist ein komplexes in gewisser Hinsicht politisches Phänomen, an welchem eine große Zahl von sozialen, biologischen, ökologischen, arbeitsbezogenen und anderen Faktoren zusammenwirkt. Das Problem beginnt hinsichtlich der männlichen und weiblichen Fruchtbarkeit bereits vor der Bildung konzeptionsfähiger Samen- und Eizellen.

Doch hier interessieren uns die Fragen der durch die Berufsarbeit bedingten Störungen der menschlichen Fruchtbarkeit und der Entwicklung menschlichen Lebens. Der Wissensstand auf diesem Gebiet ist äußerst lückenhaft. Wesentlich besser sind die Effekte von Medikamenten erforscht, was in der langjährigen pharmakologischen Tradition begründet ist und durch die Katastrophe der schwer mißgebildeten Kinder durch das Thalidomid, die Wirksubstanz des Contergans, gefördert wurde.

Die beruflich bedingten Schäden des hormonalen Systems mit Unterfunktion der weiblichen oder männlichen Keimdrüse seien hier

Teratogene

Ovar

Eisprung

Konzeption

Einnistung

Embryonalperiode

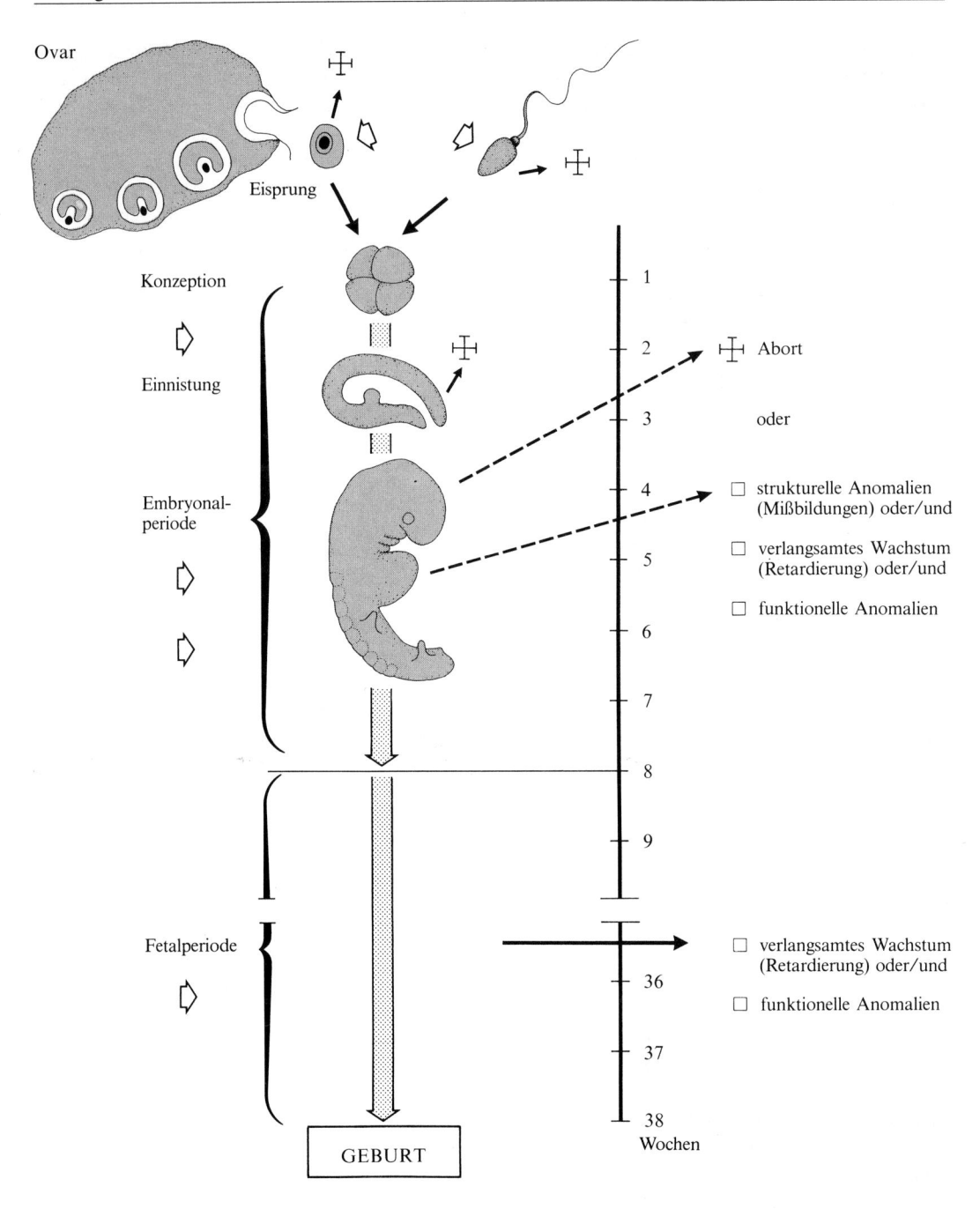

Fetalperiode

GEBURT

1
2 ⊢┼┤ Abort
3 oder
4 ☐ strukturelle Anomalien (Mißbildungen) oder/und
5 ☐ verlangsamtes Wachstum (Retardierung) oder/und
6 ☐ funktionelle Anomalien
7
8
9
36 ☐ verlangsamtes Wachstum (Retardierung) oder/und
37 ☐ funktionelle Anomalien
38 Wochen

Abb. 4. Teratogene Effekte (siehe Text).
Oben links: Ovar. ⊢┼┤ = letaler Ausgang vor, bei oder nach der Konzeption. ⇨ Einwirkung toxischer Substanzen.

nicht erörtert, zumal da hierzu relativ wenig gesicherte Erkenntnisse vorliegen. Zahlreiche denkbare weitere Einflüsse von beruflichen Faktoren entziehen sich der Erfassung, weil sie nicht manifest werden. Das Ovum oder die männliche Samenzelle können direkt geschädigt sein, so daß sie nicht konzeptionsfähig und dem Untergang verfallen sind (Abb. 4). Durch Einwirkung eines chemischen Agens kann das befruchtete Ei so geschädigt werden, daß es bereits vor oder kurz nach der Einnistung in die Uterusschleimhaut abstirbt (sogenannter Letalfaktor). Aber auch die Uterusschleimhaut kann geschädigt und unfähig zur Aufnahme des Eies sein. Einwirkungen während der Embryonalphase von 2 bis 8 Wochen erzeugen Störungen der Organbildung (Organogenese), die mit dem Leben unvereinbar sind und zum Spontanabort führen, oder grobstrukturelle Anomalien (Mißbildungen). Die Zeit der Organogenese ist die gegenüber chemischen Arbeitsstoffen empfindlichste Phase in der Entwicklung der Leibesfrucht.

Sowohl in der Embryonalperiode wie in der nach Abschluß der Organbildung beginnenden und bis zur Geburt dauernden Fetalperiode (Abb. 4) können Effekte gesetzt werden, die sich in retardiertem Wachstum oder in funktionellen Abweichungen der Frucht, und später des Neugeborenen, äußern. Die funktionellen Abweichungen können das hormonale System des Neugeborenen betreffen, sein Immunsystem, seine Gehirnfunktion oder andere Organfunktionen.

Der Zeitpunkt der Einwirkung exogener Agenzien und deren Dosis bestimmt die Wirkung, vorausgesetzt daß das Agens überhaupt ein die Reproduktion tangierendes Potential hat. Man spricht von embryo- oder fetotoxischen Effekten. Als Teratogene im engeren Sinne bezeichnet man jene Stoffe, die Mißbildungen während der Embryonalphase hevorrufen. Die Anlage der meisten Organe beginnt bereits in der 3. bis 4. Woche nach der Befruchtung. Es gibt gewissermaßen einen festen Fahrplan, nach dem sich in der Leibesfrucht die Organe entwickeln. Die Gliedmaßen z. B. werden in der Zeit zwischen dem 28. und 40. Entwicklungstag des Embryo gebildet. Die Einnahme von Thalidomid um den 28. Tag bewirkt die Amelie, das Fehlen von Gliedmaßen oder Gliedmaßenteilen.

Die experimentelle Reproduktionstoxikologie prüft grundsätzlich in einem ersten Schritt die Einwirkung des Stoffes auf die Fertilität bei männlichen und weiblichen Ratten vor der Konzeption, in einem zweiten Schritt bei verschiedenen Spezies die Embryotoxizität durch Behandlung der schwangeren Tiere in der Phase der Organogenese und in einem dritten Schritt den Effekt der Behandlung im letzten Drittel der Schwangerschaft und während der Stillzeit der Jungtiere.

Aus dem außerberuflichen Bereich sind teratogene Effekte beim Menschen gesichert u. a. durch Alkohol, Diphenylhydantoine (Antikrampfmittel), Folsäureantagonisten und Zytostatika, anorganische Jodverbindungen, Lithium, Geschlechtshormone, Streptomycin, Tetrazykline, Thalidomid.

Die Senatskommission der Deutschen Forschungsgemeinschaft zur Prüfung gesundheitsschädlicher Arbeitsstoffe hat in einer kritischen Übersicht zur Thematik „MAK-Werte und Schwangerschaft" den aktuellen Stand im Jahre 1983 dargestellt [44]. Sie zitiert eine 1981 in den USA verfaßte repräsentative Studie, die es aufgrund des Wissensstandes als unklar ansieht, inwieweit die verschiedensten exogenen Faktoren wie Ernährung, Streß, Infektionen, Qualität der medizinischen Versorgung, Strahlung, Arzneimittel, Pflanzenschutzmittel, Rauchen, Alkohol, Drogen und allgemeine Luftverschmutzung allein oder in Kombination eine Rolle spielen. Eine im Auftrag der britischen Regierung angefertigte Studie faßte 1982 die derzeitigen Erkenntnisse über 48 Arbeitsstoffe aufgrund tierexperimenteller und Befunde an Menschen zusammen [5a].

Die Senatskommission hebt hervor, daß die Einhaltung der MAK-Werte nicht in jedem Fall das Freibleiben von teratogenen Effekten bedeutet. Sie definiert als teratogene Effekte im weitesten Sinne alle Schäden, die prä- oder postnatal zum Tode oder zu bleibenden morphologischen oder funktionellen Schäden der Leibesfrucht führen. Unter kritischer Würdigung des Wissensstandes hat sie verschiedene Gruppen teratogener Arbeitsstoffe in Relation zu den MAK-Werten bezeichnet. Dabei läßt sie die krebserzeugenden Stoffe der A-Kategorien unberücksichtigt, weil es für diese keine MAK-Werte gibt. Der vergleichbare Angriffspunkt an der DNS der Zellen legt aber einen starken Verdacht nahe, daß die Karzinogene zugleich auch teratogen sind. Ferner ist darauf hinzuweisen, daß es zahlreiche weitere Stoffe gibt, die mangels entsprechender Kenntnisse noch nicht in der Kategorie D aufgeführt sind. Den neuesten Stand (1985) kennzeichnet die nachfolgende Tabelle 5.

Tierversuche sind von großer Bedeutung zur Erforschung des teratogenen Potentials von Arbeitsstoffen und deshalb leider unentbehrlich.

Tabelle 5: Arbeitsstoffe mit teratogenem Risiko in bezug auf MAK-Werte [142].

Gruppe A

Ein teratogenes Risiko ist sicher nachgewiesen. Bei Exposition Schwangerer kann auch bei Einhaltung der MAK-Werte eine Schädigung der Leibesfrucht auftreten.

Methylquecksilber

Gruppe B

Nach dem vorliegenden Informationsmaterial muß ein teratogenes Risiko als wahrscheinlich unterstellt werden. Bei Exposition Schwangerer kann eine Schädigung der Leibesfrucht auch bei Einhaltung der MAK-Werte nicht mit Sicherheit ausgeschlossen werden.

Blei
Chlorierte Biphenyle
2-Ethoxyethanol
2-Ethoxyethylacetat

Kohlendisulfid (Schwefelkohlenstoff)
Kohlenmonoxid
2-Methoxyethanol
2-Methoxyethylacetat

Gruppe C

Ein teratogenes Risiko braucht bei Einhaltung der MAK-Werte nicht befürchtet zu werden.

2-Butoxyethanol
Chlorbenzol
Chlorwasserstoff
Diazinon
1,2-Dichlorbenzol
1,4-Dichlorbenzol
Dichlordifluormethan
1,2-Dichlorethan
1,1-Dichlorethen

Dichlorvos
Dimethylformamid
Malathion
Methylmethacrylat
Parathion
Tetrachlorethen
1,1,1-Trichlorethan
Trichlorethen

Gruppe D

Es liegen Befunde vor, die eine Diskussion erfordern. Für eine Zuordnung zu einer der Gruppen A–C ist noch keine ausreichende Grundlage gegeben.

n-Butylacrylat
Carbaryl
Chloroform
Di-sec-octylphthalat
N,N-Dimethylacetamid
Distickstoffmonoxid
Halothan
Methoxychlor

Methylamin
Molybdänverbindungen
Ozon
Selenverbindungen
Tellurverbindungen
Thiram
Toluol
Xylol

Dessenungeachtet bestehen bezüglich der zutreffenden Voraussage verschiedene Einschränkungen, die wie folgt zu kennzeichnen sind:

- Die Empfindlichkeit der Tiere gegenüber Teratogenen ist von Substanz zu Substanz dosisabhängig und von Spezies zu Spezies unterschiedlich. Insgesamt kann man sagen, daß der menschliche Embryo mindestens so sensibel ist wie die Embryonen der üblichen Labortiere. Das liegt u. a. an der wesentlich früher einsetzenden und stärker ausgeprägten Bildung der Cytochrom-P 450-abhängigen Monoxygenasen im menschlichen Embryo. Diese können die Umwandlung von Präkursoren in die eigentlichen teratogenen Wirkstoffe verstärken.
- Beim Tier handelt es sich fast immer um eine relative Kurzzeiteinwirkung, die im Effekt durchaus nicht den z. T. kumulativen Langzeiteinwirkungen von Arbeitsstoffen beim Menschen entsprechen muß.
- Oft muß bei Tieren ein Applikationsweg gewählt werden, der nicht den arbeitsbedingten Verhältnissen beim Menschen entspricht.
- Wie bei den Karzinogenen entscheidet der genetische Background bei den Spezies und Stämmen über die teratogenen Effekte. Dieser Hintergrund betrifft die unterschiedliche Spontanrate von Mißbildungen, den unterschiedlichen Metabolismus und die unterschiedliche Toxikokinetik von Fremdstoffen (Zielorgane, Tempo des Abbaues und der Ausscheidung).

Aus diesen Gründen bedarf dieses weite Problemgebiet dringend weiterer Forschungsarbeiten, bei denen epidemiologische Studien einen wichtigen Platz einnehmen. Neben gezielten Ansätzen, ausgehend von rationellen Hypothesen, kommt der Einrichtung von Mißbildungsregistern ein hoher Stellenwert zu.

Trotz des insgesamt dürftigen Kenntnisstandes über arbeitsbedingte Teratogenität sind aber schon jetzt wichtige praktische Schlußfolgerungen für die Prävention zu ziehen:

1. Teratogene Substanzen sollten aus dem Arbeitsleben eliminiert werden. Soweit das nicht möglich ist, sind sicheres Verhalten am Arbeitsplatz und Benutzung von individuellen Körperschutzmitteln geboten. Dazu gehört auch die Einhaltung allgemeiner arbeitshygienischer Maßnahmen wie Eß-, Trink- und Rauchverbot am Arbeitsplatz, gegebenenfalls des Schwarz-Weiß-Prinzips mit getrennter Aufbewahrung von Arbeits- und Privatkleidung.

2. Mindestens einmal jährlich sollten exponierte Arbeitnehmer über das Schädigungsrisiko und die erforderlichen Maßnahmen unterwiesen werden, insbesondere über die schnellstmögliche Unterrichtung von Arzt oder Betriebsarzt und des für den Gesundheitsschutz im Betrieb Verantwortlichen bei Eintritt einer Schwangerschaft. Frauen im gebärfähigen Alter, insbesondere wenn sie keine Kontrazeptiva nutzen, müssen sich, wenn sie der potentiellen Einwirkung von Stoffen der Gruppen A oder B unterliegen, bei Ausbleiben der Monatsblutung so rasch wie möglich mittels Urintests Klarheit über das Vorliegen einer Schwangerschaft verschaffen und nicht etwa weiter zuwarten. Frauen an Arbeitsplätzen mit potentiellem teratogenem Risiko müssen voll darüber aufgeklärt sein, daß die ersten 3–4 Wochen der Schwangerschaft die gefährlichste Zeit für die Induktion von Mißbildungen des werdenden Kindes sind. Nach eingetretener Schwangerschaft ist in jedem Fall der Umgang mit toxischen Substanzen überhaupt und speziell mit potentiell teratogen wirkenden Stoffen verboten (s. S. 39). Ärztliche Überwachung der Schwangerschaft ist erforderlich. Mit Alkoholgenuß und Zigarettenrauchen ist Zurückhaltung angezeigt.

3. Ob Frauen im gebärfähigen Alter mit Kinderwunsch an Arbeitsplätzen mit sicherer Einhaltung der MAK-Werte von Stoffen mit potentieller Teratogenität eingesetzt werden, ist von Fall zu Fall zu entscheiden. Soziale Situation, Bindung an den Arbeitsplatz, Einstellung zum Risiko und zur Gesundheit sowie vor allem das Risiko von gelegentlichen MAK-Wert-Überschreitungen sowie die Art des Ar-

beitsstoffes sind zu beachten. Zu beachten sind ferner die Realisierung der Gleichberechtigung der Frau im Arbeitsleben, allerdings unter Abwägung möglichen Schadens, des weiteren die Tatsache, daß junge Frauen oft eine Schwangerschaft über eine Reihe von Jahren aufschieben und auf diese Weise möglicherweise aus Umwelt und durch Arbeitseinflüsse erhöhte Mengen von biochemisch relevanten Stoffen aufnehmen.

Arbeitsgesundheit und Umwelt

In einem Leitfaden über Berufskrankheiten, der nicht nur Ärzte, sondern auch weitere Kreise des Gesundheits- und Arbeitsschutzes anspricht, will sich der Autor einer kurzen Stellungnahme zur Umweltthematik nicht entziehen. Vor unseren Augen stellt sich derzeitig ein gewaltiges Mißverhältnis dar zwischen vielen kraftvollen Pressestimmen mit zahlreichen engagierten Gruppen von Bürger- und Elterninitiativen einerseits und dem realen spärlichen Wissensstand über die Bedeutung der Umweltverschmutzung für die menschliche Gesundheit andererseits.

Der Behauptung, daß die Umwelt „krank" ist, kann man in Anbetracht z. B. des Waldsterbens und des Rückgangs der Anzahl der Arten nicht widersprechen, und die seit der ersten Publikation des Club of Rome 1972 gestellten und seither mehrfach bekräftigten schlechten Prognosen für die menschliche Biosphäre haben wir sehr ernst zu nehmen. Auch die in Verbindung mit Betriebshavarien auftretenden Umgebungsverseuchungen vom Charakter der Seveso-Katastrophe mit relevanten Gesundheitsfolgen bei der Bevölkerung sind eine Tatsache. Unbezweifelbar sind auch die kausalen Zusammenhänge zwischen Luftverschmutzungen durch Stickoxide und Schwefeldioxid mit gehäuften Bronchitiden, suspekt die plötzlichen Todesfälle von Kleinstkindern sowie die Vor-(Über-?)Sterblichkeit älterer und chronisch atemwegskranker Personen unter Smog-Bedingungen. Höchste Aufmerksamkeit verlangen uns auch die topographisch registrierten Überschuß-Morbiditäten und -Mortalitäten durch Krebse in bestimmten Bereichen mit hochindustrialisierter Umgebung ab.

Dennoch treffen warnende Bücher wie „Seveso ist überall", (E. R. Koch, F. Vahrenholt, Fischer Taschenbuchverlag, Frankfurt am Main 1980) oder „Ein Land erstickt, kranke Umwelt, kranke Menschen" (B. Dost, Kösel, München 1985) die Wahrheit nicht. Zahlreiche Fakten, reale Umweltdaten, laienhafte Einzelbeobachtungen von Gesundheitsstörungen, nicht übertragbare Ergebnisse aus Tierexperimenten werden ohne ausreichende Kritik und ohne Darstellung der entgegenstehenden Fakten und Meinungen, d. h. ohne die wissenschaftlich gebotene Abwägung des Für und Wider, schriftstellerisch brillant, bei DOST allerdings häufig überzogen, zusammengestellt.

Engagement und Zielstellung der gesamten Medien, Gruppen und Autoren sind im höchsten Maße anerkennenswert. *Trotz* ihrer Überziehungen (wohl nicht *wegen*) haben sie bereits heute Wesentliches bewirkt, und sie induzieren ständig positive Handlungen der Wirtschaft und Politik, die auf Dauer zu guten Resultaten für Schutz und Restitution der menschlichen Umwelt und der Natur führen.

Hier können nur in aller Kürze und ohne auf Teilfragen einzugehen einige Feststellungen aus ganz persönlicher Sicht getroffen werden, wobei monokausale Intoxikationen durch massive Umweltverschmutzung (der Nahrungsmittel, des Wassers, der Luft) außerhalb der Betrachtung bleiben.

1. Es gibt keine fundierte Umweltmedizin, die etwa wie die langsam in vielen Jahrzehnten gewachsenen Fächer wie die Pharmakologie, Toxikologie und Arbeitsmedizin über einen wissenschaftlich gesicherten Kenntnisstand verfügt. Das bedeutet nicht etwa, daß Umweltfaktoren nicht die menschliche Gesundheit prägen und ständig beeinflussen. Im Gegenteil, was der Mensch ißt und trinkt, was er einatmet, was er sich über Schleimhaut- und Hautkontakt einverleibt, was er mit seinen Sinnesorganen aufnimmt und mit seiner Psyche, zu der auch der geistige Bereich gehört, verarbeitet, all das sind – im Gegenteil sogar – entscheidende Stellgrößen für seine Gesundheit.

2. Umweltbelastungen erzeugen keine spezifischen Krankheitsbilder. Ob sie zumindest typisch konstellierte Krankheitsbilder, wie bei Berufskrankheiten, erzeugen, steht dahin. Hier geht es also nicht, um nochmals auf die einleitende Einschränkung hinzuweisen, um so eindeutige Folgeerscheinungen, wie z. B. Nervenschädigungen nach Genuß von quecksilberverseuchten Fischen oder toxisch kontaminierten Mehlen oder Ölen. – Die wichtigsten in Betracht kommenden Krankheiten durch Umweltbelastungen sind:

– Pathosklerose mit zerebrovaskulärer Insuffizienz, Koronarsklerose und arterielle Verschlußkrankheiten
– chronische Bronchitis, Emphysem
– Allergosen
– Polyneuropathien
– psychorganische Syndrome
– vegetative Regulationsstörungen
– Fertilitätsstörungen
– Hepatopathien
– Blutbildungsstörungen
– Leukämien
– Karzinome

Über diese Krankheitsbilder hat die Medizin zum großen Teil recht komplexe ätiopathogenetische Vorstellungen. Verschiedene Teilgruppen aus ihnen gehören zu den Berufskrankheiten, verschiedene andere zu den potentiell arbeitsbedingten Krankheiten, die man bei dem derzeitigen Wissensstand noch nicht aus dem jeweiligen nosologischen Sammeltopf herausheben kann. – Die genannten Krankheiten können im Einzelfall maßgeblich monokausal verursacht sein, in der Regel sind sie plurikausal und pathogenetisch recht unterschiedlich bedingt. Nahezu an allen wirken außer den in Frage stehenden Umweltfaktoren weitere exogene Faktoren wie Alkoholkonsum, Zigarettenrauchen, Medikamente, Altersfaktoren, Ernährungsfaktoren, Streß und psychische Einflüsse, soziale Einflüsse, mikrobielle Einflüsse, durchgemachte Vorerkrankungen mit. Ererbte oder angeborene endogene Prädispositionen und Konditionsfaktoren (Trainingszustand, Körpergewicht u. a.) sind wichtige Stellgrößen für Auftreten und Ausprägungsgrad.

3. Nur epidemiologische Forschungen können in der Zukunft darüber entscheiden, welche Krankheiten grundsätzlich und belegbar Umweltkrankheiten des Menschen sein können. Ein gewisser Unterschied in der Prävalenz bzw. Inzidenz der anvisierten Zielgröße zugunsten von Umwelteinflüssen, auch wenn er statistisch signifikant ist, mag allenfalls im Grundsatz belegen, daß ein Umweltfaktor oder mehrere mitwirken im Ursachenbündel der betreffenden Krankheit.

4. Es wird dann darauf ankommen, die Bedingungen und Kriterien herauszuarbeiten, um im Einzelfall eine Erkrankung als umweltbedingt zu identifizieren. Nur wenn diese Vorarbeit im Sinne einer Umweltmedizin geleistet ist, kann man dem Vorschlag von Valentin [105] folgen und ein Meldesystem für Umweltgesundheitsschäden analog dem der Berufskrankheiten einführen. Anderenfalls wäre jeder Arzt bei der Meldung und jeder Gutachter bei der Zusammenhangsbeurteilung überfordert, und es

würde Gruppenneurotisierungen Vorschub geleistet.

5. Die epidemiologischen Forschungsansätze müssen sehr komplex sein und neben den Expositionsmessungen den angeschuldigten Stoff (um beim Beispiel einer chemischen Einwirkung zu bleiben) oder seine Metaboliten im entsprechenden biologischen Material (Blut, Urin, Haare) und die angenommenen körperlichen und biochemischen Wirkungsparameter nach Maß und Zahl bestimmen. Die wichtigsten Befindlichkeitsstörungen sind mit standardisierten Verfahren am besten skaliert zu erfassen. Validierte psychodiagnostische Methoden sind sicher zweckmäßig. Alle denkbaren relevanten Störfaktoren müssen miterfaßt werden. Gleichgroße Vergleichsgruppen mit vergleichbaren psychischen, sozialen und arbeitsmäßigen Bedingungen sind sowohl bei Querschnitts-, Longitudinal- wie bei Fall-Kontroll-Studien unabdingbar. Im Vorfeld solcher vergleichender Studien läuft derzeitig (1985) eine empirische Erkundungsstudie des Bundesgesundheitsamtes, in die bundesweit 8000 Personen (je 40 Personen in 200 zufällig ausgewählten Gemeinden/Stadtteilen) einbezogen sind.

6. Der Arbeitsmedizin kommt auf diesem schwierigen Entwicklungsgebiet eine wichtige Rolle zu. Denn die Einwirkungen der allgemeinen Umwelt kommen bei den Arbeitnehmern zu denen der Arbeitsumwelt noch hinzu. Durch diese Addition sind Arbeiterpopulationen über 8 Stunden täglich während ihres Arbeitslebens im allgemeinen etwas höheren Einwirkungspegeln ausgesetzt, außerdem lebenslang und 24 Stunden täglich den etwas niedrigeren (gegebenenfalls aber in gleiche Wirkung gerichteten) Immissionen. Die chemotoxische Belastung ist bei ihnen also am höchsten, und die arbeitsmedizinische Epidemiologie wird hier befragt. Die maximal zulässigen Immissionskonzentrationen (MIK) sind natürlich viel niedriger als die MAK-Werte, da sie das Freisein von einer Gesundheitsschädigung auch für Säuglinge, Greise, Kranke und Schwangere und bei lebenslanger ständiger Einwirkung garantieren sollen.

7. In Anbetracht fehlender epidemiologischer Daten ist es nicht verwunderlich, daß MIK-Werte nur für ganz wenige Stoffe festgesetzt sind. Sie finden sich – neben der umfangreichen Liste der zulässigen Emissionen aus Industrieanlagen – in der gültigen Änderung der Ersten Allgemeinen Verwaltungsvorschrift zum Bundes-Immissionsschutzgesetz (Technische Anleitung zur Reinhaltung der Luft – TA Luft) vom 23. 2. 1983, GMBl 1983, S. 94ff. Sie betreffen (für Langzeiteinwirkung) lediglich Schwebstaub 0,15 mg/m^3, Blei 2,0 µg/m^3, Cadmium 0,04 µg/m^3, Chlor 0,10 mg/m^3, Kohlenmonoxid 10 mg/m^3, Schwefeldioxid 0,14 mg/m^3 und Stickstoffdioxid 0,08 mg/m^3. – Die TA Luft befindet sich nach Verabschiedung durch das Bundeskabinett derzeitig in der Phase der Novellierung. Die TA Luft 1985 erfaßt praktisch den gesamten Industriebereich, insbesondere Hochöfen, Stahlwerke, Zementwerke, Glashütten, Kokereien, Chemieanlagen, Raffinerien, Massentierhaltungen sowie die noch nicht durch die Großfeuerungsanlagen-Verordnung geregelten kleineren Feuerungsanlagen. Die derzeitigen Emissionswerte werden an den neuesten Stand der Technik angepaßt. Dabei ergeben sich zum Teil drastische Verschärfungen. So werden beispielsweise die Emissionswerte für Benzol auf $^1/_4$, für Arsen auf $^1/_{20}$ und für Cadmium auf $^1/_{100}$ gegenüber den Werten von 1974 gesenkt. Kernstück der TA-Luft 1985 ist die Sanierung von Altanlagen. Hier liegt das weitaus größte Emissionsminderungspotential.

8. Die schwierigen Probleme des Gesundheitsschutzes durch Umweltschutz kann man nur durch Versachlichung der Diskussion lösen [111]. Als positives Beispiel sei eine Informationstagung über Arbeits- und Umweltschutz bei der BASF AG Ludwigshafen genannt [128].

Mehrfach wird das Tabakrauchen, speziell das *Zigarettenrauchen*, als krankmachendes Potential oder als ursächlicher Teilfaktor von Berufskrankheiten angesprochen. Aufgrund weltweiter umfangreicher epidemiologischer Erfahrungen ist gesichert, daß die Risikorate für Lungenkrebs in Abhängigkeit von der Zahl der täglich gerauchten Zigaretten, der Zahl der Raucherjahre und dem Beginn des Rauchens bis zum etwa 10fachen und mehr gegenüber Nichtrauchern erhöht ist. Auch an der wesentlichen kausalen Bedeutung des Zigarettenrauchens für die Morbidität der Koronarerkrankungen und der chronischen Bronchitis mit ihren Dauerfolgen besteht kein Zweifel.

In den letzten Jahren verdichten sich nun Befürchtungen fast zur Gewißheit, daß auch die *Passivraucher* durch das Zigarettenrauchen ihrer Nachbarn am Arbeitsplatz oder in der Familie einem erhöhten Krebsrisiko unterliegen [143] [81]. Die Umweltschutzbehörde der USA mißt dem Passivrauch unter den vielen Einflußfaktoren, die für die Entwicklung menschlicher Tumoren verantwortlich sind, größere Bedeutung bei als der Luftverunreinigung infolge von Industrie-Immissionen [81]. Das wird auch aus Tabelle 6 deutlich.

Die Anzahl der Kanzerogene im Zigarettenrauch ist aber wesentlich größer als in Tabelle 6 angegeben. Der entscheidende Punkt in diesem Zusammenhang ist die Tatsache, daß der verbrennende Tabak während der Zugpausen ein 4fach größeres Volumen an Nebenstromrauch produziert, als der Raucher im Hauptstromrauch inhaliert. Im Nebenstromrauch sind flüchtige Inhaltsstoffe in bis zu 100mal höheren Konzentrationen vorhanden als im Hauptstromrauch, so daß ein Passivraucher – bei erheblicher Verdünnung in der Raumluft – von den leicht flüchtigen Verbindungen Mengen einatmet, die sich nicht wesentlich von denjenigen unterscheiden, welche der Raucher inhaliert [143].

Bisher vorliegende epidemiologische Studien sprechen überwiegend für einen Kausalzusammenhang zwischen Passivrauchen und Lungenkrebs. Wegen verschiedener Probleme und Schwierigkeiten bei den Studienansätzen sind sie noch nicht schlüssig und erlauben insbesondere keine quantitativen Aussagen [81, 143]. Man muß aber derzeitig grundsätzlich von der erhöhten Krebsgefährdung von Passivrauchern ausgehen. Abschließend heißt es bei [143]: „Mit

Tabelle 6: Schadstoffe, Kanzerogene und Cokanzerogene in der Luft (nach [81]).

		Erholungs-gebiete	Industrie-reviere	Restaurants, Büros mit Rauchern
		Schadstoffe		
Staub	$\mu g/m^3$	28–76	142–186	100–600
SO_2	$\mu g/m^3$	3–25	134–184	20–200
NO_x	$\mu g/m^3$	4–10	43–55	100–500
CO	mg/m^3	0,02–1	1–5	1–12
		Kanzerogene		
Benzpyren	ng/m^3	0,4–2	10–90	1–20
Dimethyl-nitrosamin	ng/m^3		<3	10–100
		Cokanzerogene		
Formaldehyd	$\mu g/m^3$	—	—	500
Akrolein	$\mu g/m^3$	—	—	20–100

einer gewissen Krebsgefährdung durch Passivrauchen ist daher auch an bestimmten Arbeitsplätzen zu rechnen. Über das Ausmaß der Gefährdung ist derzeitig keine verläßliche Aussage möglich. Dies trifft jedoch auch für die meisten anderen am Arbeitsplatz vorkommenden krebserzeugenden Stoffe zu. Eine additive, eventuell auch potenzierende Wirkung von Passivrauchen mit bekannten krebserzeugenden Arbeitsstoffen ist in Betracht zu ziehen. Die Kommission rät bei diesem Sachstand zu geeigneten Präventivmaßnahmen an stark durch Tabakrauch kontaminierten Arbeitsplätzen."

Bei dem derzeitigen arbeitsmedizinischen Kenntnisstand ist es nicht möglich, einen Lungenkrebs durch langjährig passiv am Arbeitsplatz inhalierten Zigarettenrauch wie eine Berufskrankheit im Sinne des § 551, Abs. 2 RVO zu entschädigen.

Aus aktuellem Anlaß sollen einige Anmerkungen zum zeitweilig gehäuften Vorkommen von *Diethylenglykol* in Weinen (1984/85) gemacht werden. Der Diethylenglykol wird nicht als Kühlerantifrostmittel angewandt, wie oft fälschlich behauptet wird. Hierzu dient vielmehr Ethylenglykol, auch Monoethylenglykol genannt. Die toxischen Wirkungen sind aber vergleichbar.

Akute Vergiftungen kommen durch versehentliches Trinken vor in der Annahme, daß es sich um Äthylalkohol handele. In den USA sterben jährlich 40–60 Personen auf diese Weise. Die Letaldosis für Erwachsene liegt bei etwa 100 g. Im Vordergrund der Erscheinungen stehen Magen-Darmkrämpfe, Durchfall, Verwirrtheit, Schläfrigkeit. Bei Überstehen des ersten Tages entwickelt sich eine Nierenschädigung, zunächst mit Hämat- und Proteinurie, schließlich Anurie und Urämie.

Arbeitsmedizinisch kommen akute Intoxikationen nicht vor, und auch chronische Intoxikationen wurden durch berufliche Einwirkungen nicht beobachtet. – Bei häufigem Trinken von diethylenglykolhaltigem Wein schätzt das Bundesgesundheitsamt in einem Merkblatt für Vergiftungszentralen, Kliniken und Ärzte die biologische Wirkdosis im Sinne von Langzeiteffekten auf 50–100 mg/kg Körpergewicht pro Tag ein. Bei täglichem Genuß von 1 Liter Wein, der 0,5–0,8 g/100 ml Diethylenglykol enthält, können Disponierte in den Wirkbereich chronischer Gesundheitsstörungen wie Kopfschmerzen, Vergeßlichkeit, Schlafstörungen, Tremor, möglicherweise mit Nierensymptomen kommen. MOESCHLIN zitiert außerdem aplastische Knochenmarkseffekte, die der chronischen Benzolwirkung entsprechen [70].

Spezieller Teil

BK-Nr. 1101
Erkrankungen durch Blei oder seine Verbindungen

Allgemeines

Erkrankungen durch Blei oder seine Verbindungen wurden in der Bundesrepublik in der Zeit 1952-1960 im Mittel jährlich in etwa 100 Fällen erstmals entschädigt. In den 60er Jahren konnte die jährliche Inzidenz auf etwa 50, in den 70er Jahren auf 10 und in den 80er Jahren auf durchschnittlich 5 gesenkt werden. Es handelt sich dabei um chronische Intoxikationen durch Langzeiteinwirkung von Bleidämpfen, Bleistäuben oder Bleisalzen.

Ungeachtet dieses auch international zu beobachtenden Rückgangs der bleibedingten Berufskrankheiten sind in den letzten 10 Jahren subklinische Störungen der Hirnfunktion und der motorischen Nervenleitgeschwindigkeit evident. Außerdem haben potentielle teratogene Effekte zu gesonderten Empfehlungen für die Akzeptanz der biologischen Grenzwerte geführt.

Unter den bleiorganischen Verbindungen spielen die Alkyle Bleitetraethyl und Bleitetramethyl eine Rolle, die dem Benzin als Antiklopfmittel zugesetzt werden. Durch die Verbrennung in den Automotoren zu anorganischen Bleiverbindungen tragen sie zur zunehmenden Grundbelastung der Bevölkerung in den ökologischen Bereichen von Luft, Nahrung und Wasser bei. Als Berufsgifte mit ihren typischen neurotoxischen Effekten nach Kurzzeitexposition haben sie keine Bedeutung und sollen deshalb hier nicht abgehandelt werden.

Vorkommen, Gefährdung

Blei wird durch Verhüttung von Erzen gewonnen. In Staub- oder Dampfform oxidiert es in der Luft zu kolloidalem Bleioxid. Bleirauch besteht aus Bleioxidteilchen. Durch Verdampfung beim Erhitzen entstehen toxisch relevante Bleikonzentrationen in der Luft bei Temperaturen oberhalb 550° C; es ist also nicht unbedingt jeder Umgang mit geschmolzenem Blei als mögliche Gesundheitsgefährdung zu werten. Exponierte Arbeitsplätze betreffen Schneidbrennen und Schweißen von Metallteilen, die bleihaltige Rostschutzfarbenanstriche tragen, die Akkumulatorenherstellung, die Verwendung von Bleispachteln und Bleikitten, die Verwendung von Bleistearaten in der Kunststoffproduktion, die Aufbereitung von Gemengen für Glasuren und Emails in der Ofenkachel- und Steingutindustrie, die Produktion von Kabelummantelungen. Gering dagegen ist die Gefahr beim Schriftgießen in Druckereien. Bleisalze wie Bleisulfat und Bleichromate bilden die Grundlage vieler Farben und Pigmente. Bleiarsenate werden als Insektizid angewandt.

Pathogenese

Anorganisches Blei wird vorrangig durch die Atmung aufgenommen, bei schlechter persönlicher Hygiene (Frühstücken ohne ausreichende Hautreinigung, Zigarettenrauchen am Arbeitsplatz) auch über den Magen-Darmkanal. Bleistearate können wie die Bleialkyle über die Haut resorbiert werden.

Das Ausmaß der pulmonalen Resorption hängt von der Zahl der Bleipartikel unter 5μm in der Arbeitsluft und dem Atemminutenvolumen (gesteigert bei stärkerer körperlicher Arbeit) ab. Das Blei gelangt mit dem Blutstrom in alle Organe und wird schließlich über die Galle mit dem Stuhl, toxikologisch vorrangig aber über die Niere mit dem Urin ausgeschieden. Es passiert die Plazenta und wird mit der Muttermilch ausgeschieden. Die biologische Halbwertzeit des Bleies (Absinken des Bleigehalts auf die Hälfte des Ausgangswertes bei nicht weiter fortgesetzter Bleiaufnahme) liegt im Blut bei etwa 20 Tagen, in den Geweben und Organen bei etwa 30 Tagen und in den Knochen, wo es als Bleiphosphat eingelagert wird, bei 15–20 Jahren.

Hauptangriffspunkte des Bleies sind die Hämsynthese und die Erythrozytenbildung, ferner das vegetative Nervensystem mit Neigung zu Spasmen der glatten Muskulatur der Gefäße und des Magen-Darm-Traktes. Die Störungen im Bereich der Hämsynthese treten frühzeitig vor Erscheinen klinischer Symptome auf und eignen sich deshalb gut zur Überwachung Exponierter. Es handelt sich um
- Verminderung der δ-Aminolävulinsäure (ALA)-Dehydratase,
- Erhöhung der δ-ALA im Serum und Urin und
- Erhöhung des Koproporphyrins III im Urin.

Durch Störung der Eiseneinlagerung in das Protoporphyrin kommt es zur
- Erhöhung des Protoporphyrins in den Erythrozyten,
- Vermehrung der Sideroblasten im Knochenmark und
- Erhöhung des Eisenspiegels im Serum.

Durch Bleieinwirkung auf die Erythrozytenmembran (etwa 90% des Bleies im Blut liegt in den Erythrozyten vor) kommt es zu einer verkürzten Lebensdauer der Erythrozyten mit konsekutiver blander indirekter Hyperbilirubinämie und Retikulozytenzunahme und infolge der Hämoglobinisierungsstörung in den Erythroblasten zur basophilen Tüpfelung der Erythrozyten. Komplexe Folge dieser sideroachrestischen und leicht hämolytisch geprägten Störung ist eine hypo- bis normochrome Anämie.

Bei erheblichen und langdauernden Bleieinwirkungen, die im Berufsleben heute praktisch auszuschließen sind, waren Enzephalopathien und motorische Lähmungen, speziell des Nervus radialis (Streckerschwäche, Fallhand), zu beobachten. Auch Nephropathien können unter derartigen Bedingungen auftreten. Das Vorkommen von toxischen Leberschäden durch berufliche Bleieinwirkungen ist bisher nicht ausreichend belegt [133].

Die breite Diskussion, die derzeitig international zwischen Arbeitsmedizinern, Neurologen und Psychologen über zentralnervöse Bleiwirkungen bei subklinischen Bleiblutspiegeln von etwa 50–70 μg/dl stattfindet, hat noch keine sicheren, für die Praxis brauchbaren Ergebnisse erbracht. Es handelt sich um Gruppenuntersuchungen Bleiexponierter mit sehr differenzierten und komplizierten psychometrischen Tests, Reaktionszeit- und Koordinationsleistungskontrollen sowie visuell evozierten EEG-Potentialen. – Analoges ist über die verlangsamten Nervenleitgeschwindigkeiten bei Bleiblutspiegeln über 30–40 μg/dl als Vorstufe von klinisch relevanten Polyneuropathien zu sagen.

Wichtig für die klinische Bewertung ist nicht nur die absolute Höhe des in Blut und Geweben nachzuweisenden Bleispiegels, wie überhaupt ein erhöhter Bleigehalt nicht etwa als Intoxikationssymptom gelten kann. Wichtiger als der punktuelle absolute Wert ist die Steilheit des Anstiegsgradienten in der Zeit [106]. So kann es durchaus relevante Intoxikationen schon bei etwa 60 μg/dl Pb im Blut geben.

Krankheitsbild

Die ersten subjektiven Zeichen sind unspezifisch: Müdigkeit, Schlafstörungen, Kopfschmerzen, Appetitlosigkeit, Verstopfung. Objektiv lassen sich bisweilen fahle Blässe – durch Vasokonstriktion in der Haut – und als Expositionszeichen, vor allem bei schlechter Zahnpflege, ein schmaler blaugrauer Bleisaum an den Zahnfleischrändern nachweisen. Der Bleisaum darf nicht mit Schmutzsäumen an den Zahnrändern bei Parodontopathien verwechselt werden.

Bei fortgesetzter Bleieinwirkung verstärkt sich vor allem die abdominelle Symptomatik. Es können kolikartige Schmerzen auftreten, die von der Cholelithiasis oder der akuten Appendizitis differenziert werden müssen. Die hämatologische Untersuchung deckt eine Anämie mit erhöhten Retikulozytenzahlen (etwa 30–50 ‰ und mehr) und, teilweise, leichter indirekter Hyperbilirubinämie sowie basophil getüpfelten Erythrozyten (etwa 5 ‰ und mehr) auf. Der Serumeisenspiegel ist mäßig erhöht. Der Bleiblutspiegel mit zumeist über 70–80 µg/dl und die erhöhte δ-ALA-Ausscheidung im Urin lassen das Krankheitsbild als chronische Bleivergiftung verifizieren.

Bei neurologischen Erscheinungen mit motorischen, seltener sensiblen Störungen sollte unbedingt die Elektroneurographie (ENG), bei zentralen Symptomen das EEG zum Einsatz kommen. Schwere Enzephalopathien mit erheblichen Kopfschmerzen, epileptiformen Krämpfen, Delirium und Koma erfordern in jedem Fall die große Behandlung und Diagnostik in der neurologischen Klinik.

Die leichten Erscheinungsformen bilden sich nach Ende der Bleiexposition in einigen Wochen zurück. Das gilt auch für die Anämie. Motorische Lähmungen und Enzephalopathien erholen sich nur sehr langsam und oft auch nicht vollständig. Sie sind aber, wie gesagt, selten geworden.

Differentialdiagnostisch sind Porphyrien durch die Bleiblutbestimmung auszuschließen, konstitutionelle hämolytische Anämien außerdem durch die fehlenden Abweichungen der Erythrozytenmorphologie, fehlende Hämoglobinopathie und fehlenden Milztumor, Eisenmangelanämien durch den normalen bis erhöhten Serumeisenspiegel. Im Zusammenhang mit hämolytischen Diathesen ist auf die erhöhte Suszeptibilität für Bleiblutschäden bei Personen aus mediterranen und tropischen Ländern mit Hämoglobinopathien oder Mangel an Glukose-6-Phosphatdehydrogenase der Erythrozyten hinzuweisen.

Medizinische Maßnahmen

MAK: 0,1 mg/m^3 Blei
0,075 mg/m^3 Bleialkyle (als Blei berechnet)
BAT: Blei im Blut: 70 µg/dl, bei Frauen unter 45 Jahren: 45 µg/dl
δ-ALA im Urin: 15 mg/l, bei Frauen unter 45 Jahren: 6 mg/l

Die regelmäßige arbeitsmedizinische Überwachung erfolgt gemäß G 2 der Berufsgenossenschaftlichen Grundsätze [126]. Spezifische Ele-

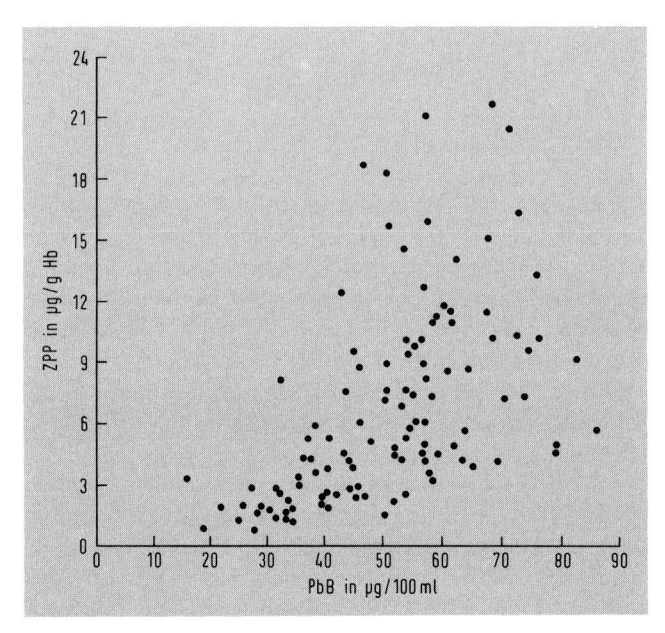

Abb. 5. Expositions-Reaktions-Beziehungen bei Bleischmelzern; nach ZIELHUIS [119].
ZPP = Zinkprotoporphyrin µg/gHb
PbB = Blei im Blut µg/100 ml

mente sind die Bleiblutbestimmung und/oder die Messung der δ-ALA im Urin. Die Hämoglobinbestimmung ist wertvoll, um erste relevante pathologische Bleiwirkungen bzw. eine interkurrente Anämie anderer Genese, die prophylaktische Maßnahmen wegen erhöhter Bleisuszeptibilität erfordert, aufzuspüren. Die Zählung der basophilen Tüpfelzellen und die Koproporphyrinbestimmung im Urin sind als obsolet anzusehen. – Ein vorzüglicher und längere Zeiträume einer Bleiaufnahme extrapolierender Parameter ist das Zink-Protoporphyrin der Erythrozyten. In den letzten Jahren wurde ein automatisch arbeitendes Hämatofluorimeter entwickelt, das den Protoporphyringehalt in 5 Sekunden anzeigt und nur die Entnahme weniger Bluttropfen erfordert [119]. Abbildung 5 zeigt die gute expositionsbezogene positive Korrelation zwischen Bleiblutspiegel und dem Zink-Protoporphyrin.

Abgesehen von der technischen Prävention und den Körperschutzmaßnahmen sind folgende Punkte zu beachten:

– Eß- und Rauchverbot am Arbeitsplatz,
– Arbeitskleidung verbleibt im Betrieb,
– Benutzung von Einwegshandtüchern.

Ungeeignet für Arbeiten mit Bleieinwirkung sind im wesentlichen folgende Personengruppen oder Zustände:

– Jugendliche unter 18 Jahren und Frauen im gebärfähigen Alter,
– nicht kompensierbare Anämien,
– Porphyrien und chronische Leberschäden,
– chronische Erkrankungen des zentralen oder peripheren Nervensystems,
– Alkoholabhängigkeit und andere Suchterkrankungen.

Personen ohne Symptome mit einem Bleiblutspiegel über 70 µg/dl sollten etwa 2–3 Monate eine Bleiexposition vermeiden, bis sich der Wert wieder auf wenigstens 40 µg/dl zurückgebildet hat. Bei ausgeprägter vegetativer Symptomatik sollte auch unterhalb des BAT-Wertes ein zeitweiliger Arbeitsplatzwechsel vorgenommen werden.

Nach einer überstandenen leichten Bleivergiftung mit vegetativer Symptomatik und Anämie kann erneuter Arbeitseinsatz mit Bleiexposition, allerdings unter arbeitshygienischen Maßnahmen wie Körperpflege, Aufklärung, ärztliche Führung und zunächst engmaschigen Kontrollen der biologischen Expositionsparameter, erfolgen. Nach Enzephalopathien und klinisch manifesten Polyneuropathien muß der Arbeitsplatz dauerhaft gewechselt werden. – Von medikamentöser Prophylaxe mit oralen Gaben des Ionenaustauschers EDTA ist wegen der Gefahr von hierdurch verursachten Nierenschäden dringend abzuraten. Intravenöse EDTA-Infusionen zum Zwecke der Bleidekorporation dürfen nur stationär unter bestimmten Kautelen vorgenommen werden.

BK-Nr. 1102
Erkrankungen durch Quecksilber oder seine Verbindungen

Allgemeines

Bereits seit Jahrzehnten gehören die entschädigten Fälle von Vergiftungen durch Quecksilber (Hg) oder seine Verbindungen zu den seltenen Berufskrankheiten. Im Durchschnitt sind es 2 Fälle jährlich bei etwa 10–20 Anzeigen. Akute Intoxikationen sind, abgesehen von Hautverätzungen durch Quecksilberverbindungen, beruflich nahezu ausgeschlossen. Verschlucktes metallisches Quecksilber wird nicht resorbiert und verläßt den Organismus ohne jegliche pathologische Wirkung. Die organischen Hg-Verbindungen sind bei im Prinzip gleicher Wirkungsrichtung toxischer als metallisches Quecksilber. Der prominenteste Vertreter unter den organischen Verbindungen ist das Methylquecksilber, das ökologisch – insbesondere in wässerigen Medien – durch mikrobielle Einflüsse aus Quecksilber entstehen und sich in Fischen anreichern kann.

Vorkommen, Gefährdung

Gesundheitsgefährdung durch metallisches Quecksilber besteht bei Gewinnung und Verarbeitung quecksilberhaltiger Erze, bei der Herstellung von Thermometern, Gasdruckmessern und Quecksilberdampflampen, in der Vakuumtechnik, bei der Herstellung von Glühlampen und Gleichrichterröhren, aber auch in Arbeitsbereichen, wo infolge Beschädigung von Geräten metallisches Quecksilber vagabundiert, sich gern in Ritzen und Fugen verkriecht und schon bei normalen Raumlufttemperaturen verdampfen kann. Sublimat ($HgCl_2$) und die organischen Hg-Verbindungen werden zur Imprägnierung von Hölzern, als Saatgutbeizmittel, als Pestizide, Desinfektions- und Antifaulmittel eingesetzt. – Der zahnmedizinische Umgang mit Hg-Amalgamen und das Tragen von Amalgamplomben bedeuten kein Gesundheitsrisiko, wie Erfahrungen und Raumluftanalysen belegen [52].

Pathogenese

Quecksilber wird in Dampfform mit der Atmung aufgenommen. Bei der beruflich relevanten Langzeitexposition wird es vorrangig in Gehirn, Nieren, Leber, Haut und Haaren gespeichert. Die biologische Halbwertzeit im Gehirn liegt bei etwa einem Jahr, in den übrigen Organen bei etwa 60 Tagen. Es wird über die Galle mit dem Stuhlgang (partielle Rückresorption: enterohepatischer Kreislauf) sowie mit Urin, Speichel und Schweiß ausgeschieden. – Man kann davon ausgehen, daß die pathologischen Wirkungen auf einer Schädigung der Sulfhydril-Gruppen tragenden Fermente und Membranstörungen der intrazellulären Organellen beruhen. Im einzelnen ist der krankmachende Wirkungsmechanismus noch nicht sicher geklärt.

Krankheitsbild

Prämonitorische Zeichen der chronischen Quecksilbervergiftung sind dyspeptische Beschwerden, speziell Appetitlosigkeit, und zeitweiliger feinschlägiger Tremor. Wenn diese Phase übersehen wird, kommt es zu Gingivitis mit verstärktem Speichelfluß. Bei schlechter Mundhygiene kann sich ein bläulicher Quecksilbersaum an den Zahnfleischrändern nachweisen lassen. Seltener findet sich eine Pharyngitis (Kußmaulscher Lackrachen). Starkes

Schwitzen und vegetative Störungen sind auffällig.

Die Symptomatik der ausgeprägten Intoxikation wird von den zentralnervösen Störungen beherrscht. Das ist der zunehmende feinschlägige Fingertremor, der an multiple Sklerose erinnert, aber nicht mit Nystagmus verbunden ist. Er tritt vorwiegend bei psychischer Belastung auf und wird dann grobschlägig. Er kann von den Fingern auf die Arm- und die Gesichtsmuskulatur und die Zunge übergreifen. Er verschwindet im Schlaf. Meist besteht ein hohes Schlafbedürfnis trotz nächtlicher Neigung zu Krämpfen, seltener Schlaflosigkeit. Im Zusammenhang mit dem Tremor stehen die zitterige Schrift und Sprachstörungen mit Stammeln, Stottern und Aphonie. – Des weiteren finden sich psychische Störungen, die unter dem Begriff des Erethismus mit Ängstlichkeit, Introversion und andererseits erhöhter Reizbarkeit und unangemessenen Affektausbrüchen bekannt sind. Gedächtnisstörungen und depressive Phasen stellen sich ein. – Sichere pathologische Befunde an den peripheren Nerven sind bisher nicht verifiziert worden. Bei etwa im BAT-Wertbereich liegenden Quecksilberbelastungen konnten keine relevanten Abweichungen der Nervenleitgeschwindigkeiten nachgewiesen werden [100].

Die Nierenschädigung bei akuter Vergiftung durch lösliche Quecksilberverbindungen wie Sublimat ist gut bekannt. Obwohl die Nieren ein wichtiges Speicher- und Ausscheidungsorgan sind, muß die Nierenschädigung bei Langzeitexposition bezweifelt werden [62]. In jedem Fall sind bei mäßigen bis mehrfachen MAK-Wertüberschreitungen keine Zeichen einer Nierenschädigung nachweisbar [87].

Hinweisend auf die Diagnose ist die Kombination krankhafter Erscheinungen am Intestinaltrakt mit den typischen zentralnervösen Symptomen. Erhöhte Quecksilberwerte im biologischen Material lassen eine multiple Sklerose und einen Parkinsonismus anderer Herkunft ausschließen. Die Suszeptibilität ist interindividuell sehr variabel. So kommen Vergiftungen schon bei relativ niedrigen Hg-Werten in Blut und Urin vor. Andererseits können trotz hoher Hg-Werte krankhafte Folgen völlig vermißt werden.

Medizinische Maßnahmen

MAK: 0,1 mg/m^3 Quecksilber
0,01 mg/m^3 organische Quecksilberverbindungen (als Hg berechnet)
BAT: anorganisches und metallisches Quecksilber im Blut: 5 µg/dl, im Urin: 200 µg/l
organisches Quecksilber im Blut: 10 µg/dl

Die Prognose hängt vom Stadium der Intoxikation ab. Während frühdiagnostisch erfaßte Fälle sich nach Noxenkarenz rasch zurückbilden, benötigen fortgeschrittene Fälle Monate und Jahre für die Rückbildung, und nicht selten bleiben Restschäden zurück. Eine überstandene Quecksilberintoxikation bedingt im allgemeinen einen dauernden Arbeitsplatzwechsel.

Bei ausgeprägten Erkrankungsfällen muß unbedingt stationär eine Quecksilber-Dekorporation mit Chelaten (BAL, Penizillamin u. a.) unter sorgfältigen Kautelen im Hinblick auf akute Nebenwirkungen durchgeführt werden. Gegebenenfalls ist eine Choledochusdrainage erforderlich.

Arbeitsmedizinische Vorsorgeuntersuchungen werden nach G 9 der Berufsgenossenschaftlichen Grundsätze durchgeführt. Auszuschließen von der beruflichen Einwirkung sind vor allem Personen mit chronischen Hauterkrankungen, Magen-Darmerkrankungen, Nierenerkrankungen und chronischen Erkrankungen oder Vorschäden des Nervensystems. Sauberkeit am Arbeitsplatz, Trennung von Arbeits- und Straßenkleidung nach dem Schwarz-Weiß-Prinzip, Rauch- und Frühstücksverbot am Arbeitsplatz müssen beachtet werden.

BK-Nr. 1103
Erkrankungen durch Chrom oder seine Verbindungen

Allgemeines

Im Durchschnitt werden in der Bundesrepublik Deutschland jährlich 5–10 Fälle nach der BK-Nr. 1103 erstmals entschädigt bei etwa 30–40 angezeigten Fällen. Es handelt sich um die Folgen irritativer Einwirkungen auf die oberen Atemwege und Bronchien sowie um Lungenkarzinom. Eine wesentlich größere Zahl von allergischen Hauterkrankungen und von Hautverätzungen durch Chromverbindungen wird nach der Nr. 5101 entschädigt. – Berufspathologische Bedeutung haben praktisch nur die sechswertigen Chromverbindungen wie Chromsäure, Chromtrioxid, Chromate und Dichromate.

Vorkommen, Gefährdung

Chromverbindungen kommen auf zahlreichen Arbeitsplätzen vor, insbesondere bei der Herstellung und Verarbeitung von Edelstählen, beim Eloxieren, in der Holzimprägnierung, in der Textilfärbung, in der Produktion von Farbstoffen, beim Ledergerben, in der graphischen Industrie und – aufgrund der stark oxidierenden Wirkung in saurer Lösung – bei verschiedenen Prozessen der chemischen Industrie. Sie sind häufig in Zementen und technischen Ölen enthalten.

Pathogenese

Chromatverbindungen können im Prinzip, wie die seltenen akuten Vergiftungen zeigen, resorbiert werden, und auch bei Langzeitexposition ist Chrom im Blut und Urin nachweisbar. Dennoch ist eine systemische, biochemisch vermittelte toxische Langzeitwirkung nicht bekannt. Die oberflächenirritative Eigenschaft betrifft Nasenschleimhaut und Bronchien. Lokale Hautschädigungen, zumeist an den Händen, durch schwache Chromsäure oder Alkalichromatlösung setzen Schnittverletzungen oder Rhagaden voraus.

Sechswertiges Chrom dringt in die Haut über die Schweißdrüsen ein und wird im Corium zu dreiwertigem Chrom reduziert. Wahrscheinlich in dieser Form reagiert Chrom als Hapten mit Proteinen und wird so zum Antigen, welches allergische Ekzeme verursacht [7].

Bronchokarzinogene Späteffekte sind für Zinkchromat eindeutig erwiesen (Gruppe A 1) und für Kalziumchromat und Chrom III-chromate auf Grundlage von Tierversuchen wahrscheinlich (Gruppe A 2). Die Daten für Chromtrioxid (Gruppe B) begründen zwar einen Verdacht auf ein krebserzeugendes Potential, bedürfen aber noch der Sicherung. Die Latenzzeit beträgt 10–40 Jahre.

Krankheitsbild

Die umschriebenen Chromulzerationen der Haut an den Händen sind hanfkorn- bis linsengroß, haben einen dunkelfarbigen fibrinösen Belag, der fest haftet, und sind von einem leicht erhabenen derben Wall umgeben (sogenannte Vogelaugen). Sie können bis zum darunterliegenden Knochen vordringen, ohne diesen anzugreifen und heilen unter Narbenbildung ab. Aus ihnen entwickelt sich niemals ein Karzinom.

An der Nasenschleimhaut kommt es durch Inhalieren von Chromatstäuben zu entzündlichen Reaktionen mit Fließschnupfen, später im unteren Bereich der Nasenscheidewand zu

Ulzerationen und durch Abbau des Knorpels zu Septumperforationen.

Bei Umgang mit Chromaten entsteht anfangs an den Kontaktstellen mit der Kleidung an Nacken und Handgelenken eine irritative Dermatitis, die sich bei weiterer Tätigkeit zurückbildet und nicht rezidiviert. Die rezidivierende allergische Kontaktdermatitis kann Ähnlichkeiten mit einem endogenen Ekzem haben und ist mittels Exposition/Karenz-Beobachtung und Hauttests zu sichern.

Die Lungenkrebse durch Chromate unterscheiden sich in Symptomatologie und Verlauf nicht von denen anderer Ätiologie. Die Kausalität kann im Einzelfall nur durch den Nachweis der langjährigen beruflichen Chromatexposition begründet werden.

Medizinische Maßnahmen

Für Chromatverbindungen sind wegen der fehlenden systemischen Wirkung keine MAK-Werte, aber wegen der Karzinogenität TRK vorgegeben.

TRK: Kalziumchromat, Chrom III-chromat, Zinkchromat $\}$ 0,1 mg/m^3

BAT-Vorschlag [78]
Kalziumchromat,
Chrom III-chromat,
Zinkchromat im Urin: 10 µg Chrom/l
Chromtrioxid im Urin: 30 µg Chrom/l

Die arbeitsmedizinischen Vorsorgeuntersuchungen nach G 15 zielen besonders auf Haut und Atmungsorgane. Neben der Anwendung persönlicher Atem- und Hautschutzmittel kommt es darauf an, allergische Hauterkrankungen rechtzeitig zu erkennen und den Arbeitsplatz zu wechseln, ehe sich inveterierte chronische Ekzeme entwickeln.

Zur frühzeitigen Lungenkrebserfassung haben sich zytologische Untersuchungen im Sputum bisher nicht bewährt. So verbleibt nur die periodische Thorax-Röntgenkontrolle, auch als nachgehende Untersuchung nach Ausscheiden aus der Exposition.

BK-Nr. 1104
Erkrankungen durch Cadmium oder seine Verbindungen

Allgemeines

Cadmiumintoxikationen sind in der Bundesrepublik sehr selten als entschädigungspflichtige Berufskrankheit zu verzeichnen. 1980–1982 wurde bei etwa 10 angezeigten Fällen keiner anerkannt. Im Jahre 1983 wurden 29 Fälle angezeigt und 2 erstmals entschädigt. Eine gewisse Dunkelziffer ist in Anbetracht der langen Latenzzeit zwischen möglicherweise nicht identifizierter Einwirkung und den manifesten unspezifischen Krankheiten zu vermuten. Das gilt nicht für die akute Cadmiumintoxikation, die sich bei Inhalation als Reizgasvergiftung unter dem Bild der chemischen Pneumonitis, in schweren Fällen mit Lungenödem darstellt.

Cadmium geht zum Teil in die ökologischen Kreisläufe ein. Mit dem Zigarettenrauch beispielsweise werden geringe Mengen transpulmonal aufgenommen.

Vorkommen, Gefährdung

Cadmium fällt bei der Zinkgewinnung als Nebenprodukt an. Etwa die Hälfte der ständig steigenden Weltproduktion wird für die galvanische Oberflächenbehandlung von Metallen verwendet. Cadmiumverbindungen kommen als Pigmente und Stabilisatoren in der Kunststoffindustrie zum Einsatz. Weitere Expositionsmöglichkeiten bestehen beim Löten, Schweißen, Schneiden von Metallen, in der Fotofilmproduktion und bei der Herstellung von Foto- und Solarzellen. In relativ großem Maße kommt Cadmium bei der Herstellung von Nickelcadmiumbatterien zur Anwendung.

Pathogenese

Hierbei sind die irritativen Oberflächenwirkungen bei kurzzeitiger massiver Inhalation auf Bronchiolen und Alveolen und die – wahrscheinlich ebenfalls nur lokal vermittelte – Langzeitwirkung auf die Lunge mit Entstehung eines Lungenemphysems einerseits und die systemische Wirkung nach Aufnahme des Cadmiums in den Organismus zu unterscheiden. Lungengängige Cadmiumstaubteilchen werden etwa zu 30% resorbiert. Demgegenüber tritt die gastrointestinale Resorption zurück. In der Leber wird das Cadmium an ein niedrig-molekulares Protein, das Metallothionein, gebunden, wodurch der hohen Toxizität freier Cadmiumionen vorgebeugt wird. Von dort gelangt das so gebundene Cadmium in die Niere, sein Hauptzielorgan, wo es nach Glomerulumfiltration von den proximalen Tubuli aufgenommen wird. In diesen findet ein Abbau der Komplexbindung und eine erneute Metallothioneinbindung statt. Eine Nierenstörung tritt erst auf, wenn die Kapazität der Metallothioneinproduktion der Tubuluszellen erschöpft ist und so die freien Cadmiumionen zur Wirkung kommen. Bei langjähriger Einwirkung übertrifft die Konzentration des Metalls in der Niere den Gehalt in der Leber um das 15fache. Die biologische Halbwertzeit des Nierencadmiums beträgt zwischen 7 und 30 Jahren [28].

Die karzinogene Potenz des Cadmiums ist noch nicht gesichert, doch recht suspekt. Es handelt sich um die Entwicklung von Prostata-, möglicherweise auch von Karzinomen des Atemtrakts.

Krankheitsbild

Das Bild der akuten Reizgasvergiftung, oft mit freiem Intervall von mehreren bis 24 Stunden zwischen Inhalation und gravierenden klinischen Erscheinungen, mit Schmerzen hinter dem Brustbein, trockenem Husten, Dyspnoe, Fieber und röntgenologisch nachweisbarer Bronchiolitis obliterans ist gut bekannt. In schweren Fällen, vor allem bei Verabsäumung der hochdosierten Kortikoidtherapie, kann es zum lebensbedrohlichen Lungenödem kommen.

Die langdauernde lokale Einwirkung mit chronischer Bronchitis und Entwicklung eines Lungenemphysems weist keine diagnostischen Besonderheiten auf. Typisch ist die Kombination mit Anosmie aufgrund der Schleimhautschädigung der oberen Atemwege. Dieser pulmonale Langzeiteffekt dürfte im allgemeinen nur bei Überschreitung von 0,1 mg Cd/m^3 Raumluft vorkommen. Als Expositionszeichen läßt sich zuweilen eine typische orange-gelbliche Verfärbung der Zahnhälse nachweisen.

Von besonderem Interesse ist die Langzeiteinwirkung auf die Nieren als kritisches Organ wegen der Akkumulation des Cadmiums in der Nierenrinde. Bei Konzentrationen von 100–300 µg Cd/g Feuchtgewicht Niere wird die Rückresorption durch die Tubuli gestört. So kommt es zur erhöhten Ausscheidung von $ß_2$-Mikroglobulin, ebenso von Aminosäuren, Glukose, Kalzium- und Phosphorsalzen. Hierdurch können sich Steine im Nierenbecken entwickeln und Osteoporosen entstehen. Bei der Entwicklung der cadmiumbedingten Nierenschädigung über mehrere Jahre ist von Bedeutung, daß die geschädigte Niere stark vermehrt Cadmium ausscheidet, so daß bei Nichtfortbestehen der Exposition der Körper- und Nierenbestand an Cadmium stark abfallen kann und schließlich auch die Cadmiumausscheidung mit dem Urin rückläufig ist [82].

Als Grenzkonzentration, bei der eine Nephropathie auch bei jahrzehntelanger Cd-Einwirkung auszuschließen ist, werden 0,01 mg Cd/m^3 Arbeitsraumluft angegeben [28].

Medizinische Maßnahmen

In der Bundesrepublik ist wegen der annehmbaren Karzinogenität kein MAK-Wert für Cadmiumverbindungen festgelegt. Cadmiumchlorid figuriert unter Krebserzeugenden Stoffen A 2, die übrigen Cadmiumverbindungen unter B. – Der Blutspiegel reflektiert die systemische Risikosituation in brauchbarer Weise:

BAT: Cadmium im Blut: 1,5 µg/dl
Cadmium im Urin: 15 µg/l

Die arbeitsmedizinischen Vorsorgeuntersuchungen nach G 32 berücksichtigen vorrangig die Langzeitwirkungen auf Lunge und Niere.

Die akute Intoxikation erfordert sofortige hochdosierte intravenöse Injektion wasserlöslicher Cortisonpräparate und stationäre Einweisung. – Da für die chronische Intoxikation keine spezifische Behandlung zur Verfügung steht, muß die symptomatische Therapie umso sorgfältiger geführt werden. Die Anwendung von Chelaten wie BAL und EDTA ist kontraindiziert, da sie in Verbindung mit Cadmium akut nephrotoxisch wirken. – Die chronischen Intoxikationen haben keine nennenswerte Rückbildungstendenz.

BK Nr. 1105
Erkrankungen durch Mangan oder seine Verbindungen

Allgemeines

Manganintoxikationen sind sehr selten geworden. Mangan ist ein wichtiges Spurenelement, welches der Körper für verschiedene Stoffwechselprozesse benötigt. Die tägliche Aufnahme mit der Nahrung ist mit 3–10 mg zu beziffern.

Vorkommen, Gefährdung

In erster Linie bestehen Gefährdungen durch das Mangandioxid (Braunstein), das in Staubform bei Gewinnung, Transport und Bearbeitung von Manganerzen, speziell in Braunsteinmühlen, anfällt. Weitere Einwirkungsmöglichkeiten sind gegeben bei der Herstellung bzw. Verarbeitung von Manganlegierungen, Mangandioxid, Kaliumpermanganat sowie als Oxidationsmittel in der chemischen Industrie. Beim Elektroschweißen mit manganhaltigen ummantelten Elektroden kann Mangan in Rauchform eingeatmet werden.

Pathogenese

Mangan wird überwiegend durch die Atmung aufgenommen. Bei stärkeren Konzentrationen treten Reizwirkungen mit einer gewissen Neigung zu Pneumonien in Erscheinung. – Das resorbierte Mangan wird teilweise mit dem Urin ausgeschieden, teilweise in Leber, Nieren und endokrinen Drüsen gespeichert. Die biologische Halbwertzeit in diesen Organen liegt bei 30–90 Tagen. Das kritische Zielorgan ist das Gehirn, für welches man eine Halbwertzeit von über einem Jahr vermutet. Es kommt zur Degeneration von Ganglienzellen im Thalamus und pallidostriären System. Es bestehen keine brauchbaren Beziehungen zwischen Mangangehalt in Blut und Urin und den klinischen zentralnervösen Symptomen.

Krankheitsbild

Die Pneumonien tragen keinerlei spezifischen Charakter und sind im Einzelfall nur bei besonderen Konstellationen mit subakuten Einwirkungsphasen auf Mangan zu beziehen. – Nach langjähriger Manganeinwirkung, bisweilen auch noch mehrere Jahre nach Beendigung der Tätigkeit, treten Symptome des Parkinsonismus auf, Müdigkeit, Schwäche, Steifheitsgefühl in den Beinen, Gangstörungen, Fallneigung, Sprach- und Schreibstörungen, Schluckstörungen, unkoordinierte Bewegungsabläufe, Propulsion, Retropulsion, gesteigerte Sehnenreflexe, grobschlägiger Tremor, Maskengesicht. Psychische Störungen kommen vor, im allgemeinen aber keine intellektuelle Beeinträchtigung. Die Differentialdiagnose hat bestimmte Formen der zerebrovaskulären Insuffizienz, die Wilsonsche Krankheit und Zustände nach Enzephalitis zu berücksichtigen.

Medizinische Maßnahmen

MAK: 5 mg/m^3 Mangan
        1 mg/m^3 Trimangantetroxid

Der Entwicklung chronischer Bronchitiden kann bei regelmäßiger Überprüfung der Atemfunktionen im Rahmen der arbeitsmedizinischen Vorsorgeuntersuchungen durch Arbeitsplatzwechsel vorgebeugt werden.

Die Prognose der zerebralen Schädigung ist ungünstig. Es kommt deshalb neben den technisch präventiven und den Maßnahmen des

Atemschutzes vor allem darauf an, daß alle Personen von der Exposition gegenüber Mangan ausgeschlossen werden, die zerebrale Vorschäden oder interkurrent sich einstellende Schäden aufweisen. Auch Alkoholabhängige und Suchtkranke sind ungeeignet.

BK-Nr. 1106
Erkrankungen durch Thallium oder seine Verbindungen

Allgemeines

Thalliumintoxikationen gehören zu den sehr seltenen Berufskrankheiten. Nur Einzelfälle sind als erstmals entschädigte Berufskrankheiten zu verzeichnen. Eher kommen akute Vergiftungen durch Versehen, Suizid oder Mord vor. Die tödliche Dosis wird mit 1 g Thalliumsulfat angegeben.

Vorkommen, Gefährdung

Die berufliche Thalliumintoxikation ist im allgemeinen Folge einer mäßigen Langzeitexposition bei der Aufbereitung von thalliumhaltigen Erzen, bei der Herstellung von Legierungen und Spezialgläsern, Fotozellen, Infrarotdetektoren, bei der Herstellung und Anwendung von Rodentiziden. Die Anwendung als Epilationsmittel gehört der Vergangenheit an.

Pathogenese

Die Aufnahme erfolgt durch Ingestion, Inhalation oder durch Hautabsorption. Die höchsten Konzentrationen findet man in den Nieren, geringere in der Leber, den anderen inneren Organen, Muskeln und Knochen. Ausgeschieden wird Thallium mit dem Urin und den Fäzes. Obwohl die Hauptsymptome am Nervensystem zu finden sind, werden hier die geringsten Konzentrationen festgestellt. Thallium ist ein schweres Enzymgift und dürfte über die Störung der Neurotransmitter wie auch direkt auf die Ganglienzellen wirken.

Krankheitsbild

Die akute Intoxikation nach oraler Aufnahme ist vom ersten Tage an durch Schlaflosigkeit und extreme Schmerzhaftigkeit der Füße und Unterschenkel gekennzeichnet. Die sonst bekannte initiale schwere gastrointestinale Symptomatik kann fehlen. Ab zweiten Tag kommt es zu Reflexverlust und aufsteigender Lähmung, danach zu einer zunehmenden Bewußtseinstrübung. Falls die akute Phase überstanden wird, folgen bronchopneumonische Komplikationen, büschelweiser Haarausfall bis zu nahezu totaler Alopezie, psychische Störungen, Schäden der Hirnnerven und der peripheren Nerven, Myokardschädigung, Nephropathie, Blutdrucksteigerung. An den Fingernägeln treten querverlaufende weiße Streifen auf, die langsam herauswachsen. – Im Gefolge beruflicher Einwirkungen handelt es sich im allgemeinen um eine chronische Intoxikation, die zunächst durch Asthenie, neurovegetative Beschwerden, Stomatitis, Gastritis, starke Bauchschmerzen, Parästhesien (Hyper- und Hypästhesien), Steigerung der Haut- und Sehnenreflexe mit trägen oder fehlenden Pupillenreflexen gekennzeichnet ist. Oft erst nach den distal betonten Polyneuropathien kommt es zum Haarausfall, jedoch nicht in der bei der akuten Vergiftung typischen Massivität.

Medizinische Maßnahmen

MAK: 0,1 mg/m^3 Thallium

BAT (Vorschlag [31]): Thallium im Urin: 300 µg/l

Sofern Thallium nicht ersetzbar ist, muß neben technischen und Körperschutzmaßnahmen (Atemschutz, Hautschutz) strikte Sauberkeit beachtet werden. Die Arbeits- und Straßenkleidung sollten völlig getrennt gehalten werden. Essen, Trinken und Rauchen am Arbeitsplatz sind zu verbieten. Untauglich sind Personen mit Vorschäden an Nervensystem, Niere und mit chronischen Hauterkrankungen.

BK-Nr. 1107
Erkrankungen durch Vanadium oder seine Verbindungen

Allgemeines

Vanadiumvergiftungen sind sehr seltene Berufskrankheiten und sollen deshalb nur der Vollständigkeit halber erwähnt werden.

Vorkommen, Gefährdung

Eine Aufbereitung von Vanadium aus Erzen findet in Deutschland nicht statt. Es wird zur Veredlung in der Stahlindustrie angewandt. Eine reale Gefährdung kann in der chemischen Industrie bei der Herstellung von Schwefelsäure und Phtalsäureanhydrid bestehen. Am bedeutungsvollsten ist aber das Vanadiumpentoxid, das sich in Erdölen findet. Bei Reinigungsarbeiten in entsprechenden Heizanlagen kann es zur Einwirkung von Vanadiumpentoxid kommen.

Pathogenese, Krankheitsbild

Bei stärkerer kurzfristiger Einwirkung treten Reizerscheinungen an den Schleimhäuten der oberen Atemwege auf. Nach protrahiertem Inhalieren kommt es zu chronischen obstruktiven Bronchitiden und Bronchopneumonien sowie Dermatitiden. Vanadium wird resorbiert und mit dem Urin, weniger mit den Fäzes, ausgeschieden. Es besitzt jedoch keine systemischen Effekte.

Medizinische Maßnahmen

MAK: 0,05 mg/m^3 Vanadiumpentoxid

Neben der technischen Prophylaxe und Anwendung von Staubfiltermasken kommt es auf den Ausschluß chronischer Bronchitiskranker und Emphysematiker in Ölfeuerungsanlagen an. Auftretende Erkrankungen werden symptomatisch behandelt.

BK-Nr. 1108
Erkrankungen durch Arsen oder seine Verbindungen

Allgemeines

Bis in die 60er Jahre wurden in der Bundesrepublik ca. 10–20 Fälle pro anno erstmals als Berufskrankheit entschädigt. Durch verbesserte Arbeitsschutzmaßnahmen und sekundärpräventive Maßnahmen sind die Inzidenzen stark zurückgegangen. Historisch ist an die Leberzirrhosen der Weinbauern zu erinnern, die man auf die kombinierte Einwirkung von arsenhaltigen Schädlingsbekämpfungsmitteln und Alkoholgenuß zurückführte. Seit dem Verbot arsenhaltiger Spritzmittel im Weinbau 1942 sind diese Erkrankungen verschwunden. Noch bis in die 50er Jahre wurden Arsenpräparate, z. B. in Gestalt der Fowlerschen Lösung, als Roborans verordnet und haben eine wenn auch unterschwellige Schädigung der roten Blutbildung bewirkt. Akute Intoxikationen spielen in der Arbeitsmedizin keine Rolle, weshalb nachfolgend auf deren Darstellung verzichtet wird. Eine Ausnahme hiervon ist aus praktischen Gründen nur die akute Arsenwasserstoffvergiftung.

Vorkommen, Gefährdung

Reines Arsen ist ungiftig, aber häufig mit dem toxischen Arsentrioxid (Arsenik) verunreinigt. Außerdem gewinnt es durch Oxidation bei Kontakt mit Schweiß oder Speichel toxische Potenz. Außer dem Arsenik gehören noch die arsenige Säure mit ihren verschiedenen Arseniten zu den dreiwertigen Verbindungen. Das fünfwertige Arsen ist in der Arsensäure und deren Salzen, den Arsenaten, enthalten. Organische Arsenverbindungen spielen keine wesentliche arbeitspathologische Rolle. – Die genannten Verbindungen können auftreten in Blei- und Zinkhütten, bei der Herstellung von Arsenik und arsenhaltigen Farben, in der pharmazeutischen, chemischen, keramischen und Glasindustrie, in Gerbereien, in der Schädlingsbekämpfung.

Pathogenese

Arsenverbindungen werden staub-, dampf- oder gasförmig vorwiegend über die Atmungsorgane aufgenommen und mit Urin, Stuhl, Schweiß und Atemluft ausgeschieden. Ein Teil wird in Leber, Niere, Knochen, Haut und deren Anhangsgebilden gespeichert. Der Hauptanteil hat eine biologische Halbwertzeit von zwei Tagen. Kritische Zielorgane sind die Schleimhäute der oberen Atemwege und – nach Resorption – die Haut, das periphere Nervensystem und die kleinen Gefäße. Leberschäden werden eher bei enteraler Aufnahme gesehen. Die toxische Wirkung beruht hauptsächlich auf einer Schädigung enzymatischer Zelleistungen. Über die Mechanismen der Karzinogenität des Arsens können hier keine Betrachtungen angestellt werden.

Der gasförmige Arsenwasserstoff blockiert die Katalase in den Erythrozyten. Durch die überschießende Wasserstoffsuperoxidbildung kommt es zur Hämolyse. Durch Oxidation des zweiwertigen Eisens in die dreiwertige Form im Hämoglobin entsteht Hämiglobin (Methämoglobin).

Krankheitsbild

Die Symptome der langzeitigen Oberflächeneinwirkungen stellen sich dar in Gestalt von
– chronischen Entzündungen der Augenbindehaut, der oberen Atemwege und der

Bronchien sowie von Nasenseptumperforationen,
- Hautentzündungen vom Ekzemtyp mit Papeln und Bläschen oder vom Erythemtyp mit follikulären Pusteln.

Die systemischen Langzeiteffekte sind
- Hyperkeratosen, Warzenbildungen und Melanose vorrangig an Augenlidern, Schläfen, Nacken, Brustwarzen und Axillarfalten (in schweren Fällen auch an Stamm, Abdomen und Skrotum), seltener Leukoderme innerhalb der pigmentierten Areale,
- Mees'sche querverlaufende Linien der Fingernägel (die im übrigen besonders reichlich Arsen enthalten).
- Sensible und motorische Polyneuropathien, Paresen und Reflexausfälle; Störungen der Hirnnerven kommen vor, ferner
- Kapillarlähmungen mit Akrozyanose, Cutis marmorata und
- toxische Leber- und Nierenschäden.

Die Späteffekte äußern sich nach Latenzzeiten von 15–30 Jahren zwischen Expositionsbeginn und klinischer Manifestation als Lungen- oder Hautkarzinome (zumeist aus den Hyperkeratosen hervorgehend).

Die Frage einer bei Exponierten erhöhten Morbidität an Leberangiosarkomen und Magenkrebsen ist noch strittig [60].

Die akute *Arsenwasserstoffvergiftung* ist gekennzeichnet durch Leibschmerzen, Übelkeit, Atemnot, Zyanose, Ikterus, Schmerzen in der Nierengegend, Dunkelfärbung des Urins, später Hypurie bis hin zur Harnsperre (Crush-Syndrom) und Urämie. Objektiv sind festzustellen: Methämoglobinurie, Hämoglobinurie, Proteinurie, Kreatininerhöhung im Blut, später Anämie, Hyperbilirubinämie, Leber- und Milzschwellung. Die Prognose hängt vom raschen Einsatz einer komplexen Therapie ab.

Die chronische Arsenwasserstoffvergiftung beginnt mit allgemeinen vegetativen und dyspeptischen Beschwerden. Die Atemluft riecht nach Knoblauch. Ikterus und Blässe stellen sich ein. Die Symptome entsprechen denen einer protrahierten hämolytischen Anämie mit Retikulozytose und Milztumor. Im Gegensatz zu den kongenitalen hämolytischen Anämien ist aber Methämoglobin im Blut und Urin nachweisbar. Außerdem fehlen deren übrige hämatologischen und biochemischen Kriterien wie Glukose-6-phosphatdehydrogenase-Mangel, Hämoglobinopathie etc. Bei klinisch unterschwelliger Langzeitexposition können sich außerdem die übrigen Arsenwirkungen (s. o.) äußern, so daß neben neurologischen Symptomen auch ein hepatischer Ikterus zum hämolytischen dazutreten kann.

Medizinische Maßnahmen

Bei der chronischen Arsenvergiftung spielt die Therapie mit BAL eine wichtige Rolle. Im übrigen wird symptomatisch behandelt. Arbeitsplatzwechsel ist in Abhängigkeit von der Ausprägung der Intoxikation und der Rezidivneigung geboten.

Vorsorgeuntersuchungen werden nach G 16 durchgeführt. Personen mit chronischen Haut- oder Atemwegserkrankungen, Nerven-, Leber- oder Nierenschäden sowie mit Blutregenerationsstörungen sind nicht für den Umgang mit Arsenverbindungen geeignet. Das gilt auch für Alkoholabhängige. – Akute Intoxikationen jeglicher Ausprägung einschließlich der Arsenwasserstoffvergiftungen gehören in sofortige stationäre Behandlung.

BK-Nr. 1109
Erkrankungen durch Phosphor oder seine anorganischen Verbindungen

Allgemeines

Sowohl akute wie chronische Vergiftungen durch Phosphor oder seine anorganischen Verbindungen sind sehr selten geworden. Im Jahre 1907 wurden die ominösen Phosphorzündhölzchen verboten. Aus dem zweiten Weltkrieg sind den älteren Lesern die deletären Wirkungen von Phosphorbrandbomben in Erinnerung. Aber auch in den 80er Jahren kann noch nicht auf eine wenigstens kurze Darstellung der Phosphorvergiftungen verzichtet werden, da ihr Auftreten nicht völlig auszuschließen ist. – Es handelt sich um den weißen oder gelben Phosphor, während der rote Phosphor wesentlich weniger toxisch ist. Zu den beruflich vorkommenden Phosphorverbindungen gehören Phosphoroxidchlorid, Phosphortrichlorid, Phosphorpentachlorid sowie Phosphorwasserstoff (Phosphin, PH_3).

Phosphathaltige künstliche Düngemittel enthalten anorganische Phosphate, die nicht toxisch sind. Erkrankungen durch Thomasphosphat werden unter BK-Nr. 4108 erfaßt.

Seit 1977 werden die Erkrankungen durch die organischen Phosphorverbindungen gesondert, und zwar unter der BK-Nr. 1307, dokumentiert.

Anmerkung: Phosgen hat mit Phosphor nichts zu tun. Es handelt sich um Chlorkohlenoxid: $COCl_2$, das in der chemischen Industrie als Ausgangsmaterial zur Herstellung von Farben und Kunststoffen genutzt wird oder sich durch thermische Zersetzung von Halogenkohlenwasserstoffen bilden kann. Es ist ein gefährliches akutes Reizgas.

Vorkommen, Gefährdung

Der weiße Phosphor kommt in der chemischen und pharmazeutischen Industrie vor bei der Herstellung von phosphorhaltigen Schädlingsbekämpfungsmitteln, von Phosphorbronze, von Feuerwerkskörpern, Leuchtspur- und Brandmunition, von Rauch- und Nebelstoffen. Phosphin, ein faulig riechendes farbloses Gas, entsteht bei Umgang mit Kalziumkarbid und bei Herstellung und Umgang mit Schädlingsbekämpfungsmitteln auf der Basis von Metallphosphiden und verunreinigtem Azetylen.

Pathogenese, Krankheitsbild

Die Giftwirkung des Phosphors beruht in der Hauptsache auf seinen starken reduzierenden Eigenschaften mit Hemmung der intrazellulären Oxidationsprozesse. Zielorgane sind die Leber und die Endothelien der Knochengefäße.

Nach Hautverbrennungen entstehen tiefe Nekrosen. Durch Resorption oder bei oraler Aufnahme treten starke Bauchschmerzen, Erbrechen, Durchfälle, Schock, Kreislaufversagen auf. Im Falle des Überlebens entwickelt sich in wenigen Tagen ein akutes hepatorenales Syndrom, das tödlich endet oder, im Falle des Überlebens, möglicherweise mit Leberzirrhose.

Bei der chronischen Einwirkung bestehen Allgemeinbeschwerden wie Appetitlosigkeit und Magen-Darmstörungen, die Ausatmungsluft kann knoblauchartig riechen. Osteoporosen und komplizierende Osteomyelitiden an Ober- oder Unterkiefer, ausgehend von kariösen

Zähnen und Parodontopathien, sind typisch, aber sehr selten geworden. – Die Phosphorchlorverbindungen und Phosphorschwefelverbindungen bewirken bei massiver Kurzzeitexposition schwere Reizzustände der Schleimhäute, der Augen und der Atemwege.

Phosphorwasserstoff ist ein schweres Stoffwechselgift und ruft bei akuter Einwirkung Brustschmerzen, Zyanose, Atemnot, Schweißausbrüche, Erregungszustände, schließlich Bewußtlosigkeit hervor. Maßgebend für den tödlichen Verlauf in schweren Fällen ist der Reizgaseffekt mit Lungenödem. Nach Überstehen der Intoxikation können Dauerschäden an Bronchien, Leber und ZNS zurückbleiben. Wohl infolge der überstarken irritativen Wirkung kommen nach dem heutigen Wissensstand chronische Intoxikationen durch Phosphorwasserstoff nicht vor.

Medizinische Maßnahmen

Die akuten Intoxikationen erfordern komplexe Maßnahmen unter stationären intensivmedizinischen Bedingungen. Am Ort sollte der Arzt etwa 300–400 mg wasserlösliches Prednisolon intravenös verabreichen. – Chronische Vergiftungen werden symptomatisch behandelt. Dauerhafter Arbeitsplatzwechsel ist erforderlich.

Die arbeitsmedizinischen Vorsorgeuntersuchungen nach G 12 heben speziell auf die Lebersiebdiagnostik und Gebißsanierung ab. Ungeeignet für Arbeiten mit potentiellen Phosphoreinwirkungen sind Jugendliche, werdende und stillende Mütter, Personen mit Nieren-, Leber- und Nervenschäden.

BK-Nr. 1110
Erkrankungen durch Beryllium oder seine Verbindungen

Allgemeines

Die ersten Erkrankungen durch Beryllium wurden in Deutschland 1928 beobachtet, als eine Versuchsanlage zur Gewinnung von Reinberyllium in Betrieb genommen wurde [4]. – Im internationalen Vergleich traten die meisten Berylliumerkrankungen in den USA auf. Bis 1960 sind dort über 600 Fälle, davon etwa 7% Nachbarschaftsfälle, registriert worden. Seitdem werden in den USA jährlich etwa 10 Fälle neu gemeldet. In Deutschland hat es sich von jeher nur um vereinzelte Erkrankungsfälle gehandelt, nachdem das Beryllium bereits seit 1943 in die Liste der Berufskrankheiten-Verordnung aufgenommen worden war. – Die technischen und Arbeitsschutzmaßnahmen bei einem eminent niedrigen zulässigen Grenzwert haben wohl zu der Beherrschung dieser Berufskrankheit beigetragen.

Vorkommen, Gefährdung

Beryllium wird in Reaktoren und bei der Herstellung künstlicher radioaktiver Elemente eingesetzt. Bestimmte Berylliumverbindungen fluoreszieren stark und spielen eine Rolle in der Produktion von Fluoreszenzlampen und Leuchtröhren. Berylliumoxid ist sehr feuerfest, hat einen hohen elektrischen Widerstand und ist chemisch außerordentlich beständig. Verschiedene Metalle werden durch Legierung mit Beryllium härter, temperaturunempfindlicher und korrosionsbeständiger. Berylliumlegierungen spielen deshalb eine wichtige Rolle bei der Produktion von Flugzeugmotoren, hochwertigen Meßinstrumenten und nicht zuletzt in der Raketenindustrie.

Pathogenese

Berylliumverbindungen haben eine starke Oberflächenwirkung auf die Schleimhäute der Atemwege, aber nach Resorption auch systemische Effekte. Kritische Zielorgane sind die Haut, die sowohl durch die äußere Einwirkung als auch auf hämatogenem Wege reagiert, und die Lunge. In jedem Fall ist Beryllium ein hochpotentes Allergen. Aus diesem Grunde verbietet sich auch jegliche Hauttestung mit Berylliumlösungen, da hierdurch eine Allergisierung oder ein Krankheitsschub bei bestehender Berylliose induziert werden kann. Die Morphologie der Lungenveränderungen und die Erhöhung der Gamma-Globuline bei Langzeiteinwirkung haben eine große Zahl von Studien zur Pathogenese ausgelöst, die aber in letzter Konsequenz – einschließlich der Frage der Effektivität einer Cortisonbehandlung – noch nicht schlüssig sind.

Krankheitsbild

Akute Einwirkungen von löslichen Berylliumsalzen auf die Haut zeitigen Dermatitiden, die innerhalb weniger Wochen abklingen. In die Haut eingedrungene Berylliumpartikel produzieren Ulzerationen, aus denen sich Granulome entwickeln. Konjunktivitiden mit periorbitalem Ödem kommen vor. Bei Inhalation entstehen Nasopharyngitiden mit Hyperämie, Petechien und Fissuren. Nach Noxenkarenz heilen diese Erscheinungen innerhalb 3–6 Wochen ab. Nasenseptumperforationen im Gefolge akuter Einwirkungen wurden beobachtet. In Abhängigkeit von der Expositionsintensität kann sich eine trockene Bronchitis mit retrosternalen

Schmerzen und Kurzatmigkeit entwickeln, die sich bald zurückbildet. Typischer bei stärkerer Exposition ist die sogenannte chemische Pneumonitis mit bindegewebig-entzündlichen Veränderungen der Lunge. Die Rückbildung in derartigen Fällen kann zwischen wenigen Wochen bis zu einem Jahr schwanken. Die Unspezifität dieser Erscheinungen erfordert besondere diagnostische Wachsamkeit.

Die chronische Berylliumkrankheit beginnt mit allgemeiner Schwäche, Ermüdbarkeit und Gewichtsverlust. Erst allmählich bemerkt der Betroffene einen unproduktiven Husten und Kurzatmigkeit bei Anstrengungen. Die Elektrophorese zeigt eine erhöhte γ-Globulinfraktion. Leber und Milz können vergrößert sein. Die Lungenfunktionsprüfung erbringt kaum Abweichungen der Ventilationsgrößen, aber eine Diffusionsstörung der Blutgase. Spontanpneumothorax als Komplikation kommt vor.

Die Thorax-Röntgenaufnahme zeigt ein Bild, welches dem der Sarkoidose, des M. Hamman-Rich und der Pneumokoniosen ähnelt. Neben den beidseitigen zahlreichen knötchenförmigen finden sich oft auch lineare Verschattungen. Perifokales Emphysem kommt öfter vor. Isolierte Hilusvergrößerungen sind nicht typisch für die Berylliose, sondern weisen eher auf die Sarkoidose hin.

Der Krankheitsverlauf einschließlich der röntgenmorphologischen Veränderungen ist von Fall zu Fall wechselnd. Rückbildungen, stationäres Verhalten und progressive Verschlechterungen kommen vor. Bemerkenswert ist die Tatsache, daß die Lungenerscheinungen nicht selten erst 5–10 Jahre und noch länger nach Beendigung der Exposition auftreten können. Die Erfolge der Langzeittherapie mit Steroiden sind umstritten. Wesentliche Wirkungen hat man bisher noch nicht gesehen. Es hat den Anschein, daß spontan langdauernde Remissionen auftreten können und bei einer Reihe von Fällen die Krankheit unter Hinterlassung von organischen und funktionellen Restschäden »ausbrennen« kann [36].

Die Differentialdiagnose gegenüber den Pneumokoniosen ist im wesentlichen aus der Exposition zu entscheiden. Die Abgrenzung einer Sarkoidose, die ebenfalls wechselnde Verläufe zeigen kann, bietet erhebliche Probleme, zumal die Berylliose bei der Lungenbiopsie im histologischen Bild ebenfalls Granulome, interstitielle Rundzellinfiltrate und Epitheloidzellen bietet. Im allgemeinen spricht aber die Sarkoidose, die im übrigen des weiteren an Augen und anderen Organen lokalisiert sein kann, recht gut auf die Kortikoidbehandlung an.

Das Vorkommen von Karzinomen beim Menschen durch Berylliumverbindungen ist trotz mehrfacher epidemiologischer Ansätze, vor allem in den USA, nicht gesichert. Wegen positiver Tierversuche gilt aber Beryllium als potentielles Karzinogen nach Gruppe A 2.

Medizinische Maßnahmen

TRK: für Stäube der Berylliumlegierungen: 0,005 mg/m^3
im übrigen: 0,002 mg/m^3

Schwere akute Intoxikationen erfordern große klinische Therapie mit hohen Prednisongaben und symptomatischen Maßnahmen. – Bei chronischen Berylliumerkrankungen kann Cortisonlangzeitbehandlung unter den üblichen Kautelen versucht werden.

BK-Nr. 1201
Erkrankungen durch Kohlenmonoxid

Allgemeines

Unter den durch chemische Einwirkungen verursachten Berufskrankheiten beanspruchen die durch Kohlenmonoxid (CO) besonderes Interesse, da sie zu den häufiger auftretenden in dieser Gruppe gehören. Bei jährlich etwa 100–200 angezeigten Fällen werden etwa 10–20 pro Jahr erstmals entschädigt. Der Rentenbestand 1982 belief sich auf 144. Des weiteren sind zahlreiche in der Statistik nicht berücksichtigte Fälle zu beachten, die als leichte Intoxikation mit einer Arbeitsunfähigkeit unter 4 Tagen nicht als Berufskrankheit erfaßt werden, aber dennoch, im Falle betrieblicher Häufungen, Hinweise auf die Relevanz des CO als Berufsgift geben. Bei der ubiquitären Verbreitung des Kohlenmonoxids und den unspezifischen Folgeerscheinungen, insbesondere bei langdauernden subklinischen oder bei intermittierenden subakuten Einwirkungen, ist eine relativ hohe, schwer abschätzbare Dunkelziffer von Berufskrankheiten durch CO anzunehmen. Sie könnte das 10fache der heute registrierten Fälle betragen.

Vorkommen, Gefährdung

CO ist ein farbloses, geschmack- und geruchloses, brennbares Gas. Es dringt durch Decken und Wände. Überall, wo Kohlenstoff unter ungenügendem Sauerstoffzutritt verbrennt, tritt CO auf, z. B. durch defekte Heizanlagen, offene Feuerstellen in geschlossenen Räumen, Betreiben von Verbrennungskraftmaschinen in schlecht belüfteten Räumen. Auspuffgase von Automotoren, Hochofengas, Wassergas, Sprenggase enthalten zu erheblichen Anteilen CO. Auch das Haushaltgas enthält noch häufig CO. Alle bei dessen Produktion, Verteilung und bei Reparaturen von Leitungen Beteiligte sind beruflich exponiert. Verkehrspolizisten an Straßenkreuzungen sind zwar ebenfalls CO-exponiert, bei ihnen werden aber, von besonderen Inversionswetterlagen abgesehen, keine relevanten Anreicherungen im Organismus erreicht. Eher besteht – allerdings berufsunabhängig – eine CO-Aufnahme durch Zigarettenrauchen, die bei starken Rauchern zumindest in der Addition mit beruflicher Exposition pathologisch bedeutungsvoll sein kann. In diesem Zusammenhang ist darauf zu verweisen, daß die endogene CO-Bildung im Organismus bei 0,4–0,8% CO Hämoglobin liegt und bei starkem Gebrauch von Schlafmitteln bis 3% COHb und bei hämolytischen Anämien bis zu 6% COHb ansteigen kann [10].

Pathogenese

CO wird im Körper nicht weiter metabolisiert. Die Aufnahme erfolgt durch Inhalation. Die Affinitätskonstante von CO zum Hämoglobin ist 240mal größer als die vom Sauerstoff zum Hämoglobin. Nach Einatmung bildet sich komplexes COHb. Dieses fällt für den lebenswichtigen Sauerstofftransport im Organismus aus. Etwa $1/5$ des aufgenommenen CO wird an das Muskelmyoglobin zum COMb gebunden. Das Myoglobin hat eine etwa 20fach höhere Affinität zum CO als zum Sauerstoff. – Die Ausscheidung des CO aus dem Organismus findet ausschließlich mit der Atmung statt. Die biologische Halbwertzeit beträgt 4–5 Stunden. Dabei nimmt der CO-Gehalt des Blutes logarithmisch ab, wobei die Abnahme je Stunde etwa 15% des jeweiligen Wertes beträgt. Hieraus kann man bei zeitlicher Distanz von der akuten Aufnahme auf den Ausgangswert rückrechnen. Zu beachten ist aber, daß bei O_2-Atmung die Halbwertszeit nur etwa 30 Minuten beträgt.

Die Toxizität ist in erster Linie eine Funktion der COHb-Bildung in Abhängigkeit von
- der Konzentration des CO in der Atemluft,
- dem Atemminutenvolumen,
- der Einwirkungszeit und
- dem Hämoglobinbestand.

Bei gleichzeitiger körperlicher Arbeit wird der gleiche COHb-Spiegel in der Hälfte der Zeit wie unter Ruhebedingungen, bei schwerer körperlicher Arbeit in etwa einem Drittel der Zeit erreicht. – Die Effekte der Kurzzeitexposition differieren interindividuell außerordentlich. So schwankt der Letalitätsbereich zwischen 50 und 80% COHb. Analoges gilt für die initialen Beschwerden, z. B. Kopfschmerzen treten bei manchen Personen bereits bei 10% COHb, bei anderen erst bei 20–30% COHb auf. So hängt auch die pathotrope Valenz des CO von der individuell unterschiedlichen Suszeptibilität ab. Bereits das Alter ist ein bestimmender Faktor für die Sauerstoffmangeltoleranz. Mit zunehmendem Alter wird der erwachsene Organismus gegenüber dem mit der CO-Aufnahme verbundenen Sauerstoffdefizit empfindlicher. In hohem Maße gilt das für in labilem Gleichgewicht befindliche Kreislaufgeschädigte, speziell im Falle von Koronar- und Zerebralsklerosen, die unter normalen Bedingungen kompensiert, aber unter CO-Einwirkung aufs stärkste, auch im Hinblick auf dauerhafte Folgeschäden, gefährdet sind.

Daß es erhebliche Dauerschäden nach akuter CO-Intoxikation gibt, ist unstrittig. Umstritten ist aber die Existenz der chronischen CO-Vergiftung. Die Tatsache, daß das Kohlenmonoxid zahlreiche biochemische Effekte hervorruft, die mit Stickstoffhypoxie nicht zu erzielen sind [70], spricht mehr zugunsten der Existenz der chronischen Intoxikation. Die meisten Autoren interpretieren die chronischen zentralnervösen Störungen als Ergebnis gehäufter subakuter und subklinischer »Angiftungen«. Für die in der Praxis tätigen Ärzte ist diese Diskussion müßig, weil es ihnen nur darauf ankommt, die CO-bedingten chronischen Krankheitszustände zu erfassen, sie zur Anzeige zu bringen und die Beendigung der gesundheitsgefährdenden Exposition durch dauerhaften Arbeitsplatzwechsel zu veranlassen.

Krankheitsbild

Die akute Vergiftung beginnt mit Kopfschmerzen, Schwindel, Brechreiz, Benommenheit. Bei weiterer Einatmung von CO treten auf: Muskelschwäche, Herzklopfen, Erregungszustände, Krämpfe, Dyspnoe. Die Gesichtsfarbe kann hellrot sein, ist oft aber auch zyanotisch. Schließlich folgen Koma und Atemlähmung. Das Koma kann in schweren Fällen tagelang dauern. – Bei geeigneter Behandlung bildet sich das Krankheitsbild folgenlos zurück, es sei denn, daß es bei Vorschäden zu zerebrovaskulären oder koronaren Folgen kommt. Dazu gehören hirnlokale Syndrome, Parkinsonismus und organische Psychosyndrome.

Die chronische Intoxikation ist recht vielgestaltig und läßt sich mit den unspezifischen Bildern einer »Neurasthenie« oder neurovegetativer Regulationsstörungen kennzeichnen. Zu den Symptomen gehören Kopfschmerzen, Müdigkeit, Schlafstörungen, Schwindel, Übelkeit, Appetitstörungen, pektanginöse Beschwerden, Alkoholintoleranz, Störungen der Merkfähigkeit, Tendenz zu Stumpfheit und Indolenz eher als zu neurotischen Überziehungen. Bei Fortsetzung der CO-Exposition entwickeln sich Parkinsonismus und organische Psychosyndrome mit Persönlichkeitsabbau.

Die komplexe Diagnostik mit EEG, Elektroneuro- und -myographie, psychometrischen und psychodiagnostischen Verfahren hat andere toxische Einflüsse, Folgezustände nach Enzephalitis und die zerebrovaskuläre Insuffizienz auf sklerotischer Basis auszuschließen. Die Differenzierung kann in Einzelfällen nahezu unmöglich sein, wobei zu allem Überfluß denkbare Einflüsse des CO im Sinne der Sklerseförderung via Thrombozyten- und Gefäßendothelschädigung involviert sind [69].

Medizinische Maßnahmen

MAK: 33 mg/m^3 Kohlenmonoxid
BAT: COHb 5% am Ende der Schicht

Bei akuter Intoxikation ist der Patient möglichst schnell aus der Gefahrenzone zu bringen und warmzuhalten. Gegebenenfalls ist künstliche Beatmung notwendig, bei erhaltener Spontanatmung mit Anreicherung der Luft mit Sauerstoff, wenn vorhanden unter 2% Kohlensäurezusatz. Bei schweren Fällen ist dringend rasche klinische Behandlung, wenn möglich mit O_2-Beatmung im Überdruckverfahren angezeigt. So früh wie möglich sollte Blut mittels einer Venüle entnommen werden, um später das Ausmaß der CO-Einwirkung bewerten zu können.

Subakute Angiftungen reichen von Bagatellfällen, die nach einer Stunde wieder an die Arbeit gehen können, bis zu Fällen, in denen eine kurzfristige Arbeitsbefreiung notwendig ist. Seitens des Arztes sind weder zu starke Bagatellisierung noch Dramatisierung geboten. In jedem Fall sind aber auch die leichten Vorfälle sorgfältig zu dokumentieren, da sie im zeitlichen Längsschnitt für Betriebsleitung und Arbeitsschutz, aber auch für den betroffenen Arbeitnehmer bedeutungsvoll sein können.

Bei der chronischen Intoxikation sind die therapeutischen Möglichkeiten sehr begrenzt. Durch symptomatische Behandlung und Kuren kann die Rückbildung gefördert oder ein Fortschreiten verhindert werden.

Die arbeitsmedizinischen Vorsorgeuntersuchungen nach G 7 berücksichtigen bei der Erstuntersuchung mit Bestimmung von Hämoglobin und Erythrozyten eventuell vorbestehende Anämien und mit EKG in Ruhe und bei Belastung vorbestehende Koronarerkrankungen. Derartig Erkrankte sowie Jugendliche und werdende und stillende Mütter sind auszuschließen. Auch bei Hyperthyreosen und Störungen des Zentralnervensystems bestehen dauernde gesundheitliche Bedenken. Bei Problemsituationen und Auffälligkeiten sollte COHb mittels der Ausatmungsmethode oder der Blutuntersuchung bestimmt werden [121]. Zu berücksichtigen ist, daß bei starken Rauchern zusätzlich zum beruflich bedingten COHb eine Menge von etwa 5% COHb hinzukommt. Allerdings sind diese, wohl durch Adaptationsvorgänge, gegenüber CO weniger suszeptibel.

BK-Nr. 1202
Erkrankungen durch Schwefelwasserstoff

Allgemeines

Intoxikationen durch Schwefelwasserstoff (H_2S) gehören historisch in der Arbeitsmedizin zu den seit mehreren Jahrhunderten bekannten Berufskrankheiten. Etwa um 1700 hat Ramazzini Vergiftungsfälle bei Totengräbern und Kloakenreinigern beschrieben. Heute werden nur noch wenige Fälle erstmals als entschädigungspflichtige Berufskrankheit registriert bei ca. 20 Anzeigen pro Jahr. Den perakuten tödlich verlaufenden Fällen steht die Mehrzahl der Fälle mit subakuten nicht gravierenden Erscheinungsbildern und bagatellartigen Reizerscheinungen an Binde- und Hornhaut gegenüber, die zumeist nicht mehr als 3 Tage Arbeitsunfähigkeit bedingen.

Vorkommen, Gefährdung

Schwefelwasserstoff ist ein farbloses brennbares Gas. Es ist schwerer als Luft und in Wasser löslich. In schwachen Konzentrationen riecht es nach faulen Eiern, in hohen Konzentrationen wird es infolge Lähmung der Geruchsnerven nicht mehr wahrgenommen. Schwefelwasserstoff entsteht überall dort, wo schwefelhaltige organische Materialien in Fäulnis übergehen, also vor allem in Senkgruben, Abwasserkanälen, Kläranlagen, Abdeckereien und Gerbereien. Es bildet sich bei der Herstellung von Salz und Schwefelsäure, Schwefelkohlenstoff und schwefelhaltigen Farben. Außerdem kommt es in der erdölverarbeitenden, Gummi- und in der Viskoseindustrie (hier kombiniert mit Schwefelkohlenstoff) vor.

Pathogenese

Das Gas wird durch die Atemwege, aber auch über die Haut aufgenommen. Es wird rasch oxidiert und ist im Urin als Sulfat nachweisbar. Es wird mit dem Stuhl und mit der Ausatmungsluft ausgeschieden. Es gibt keine Kumulationsphänomene. Der nicht oxidierte Schwefelwasserstoff blockiert intrazellulär die Cytochrom-Oxidase, das Warburgsche Atmungsferment, durch Reaktion mit dem dreiwertigen Eisen, wodurch es zu einer »inneren Erstickung« kommt. Außerdem übt das Gas bei nicht zu hohen Konzentrationen irritative Wirkungen an den Schleimhäuten aus. In feuchten Medien bilden sich Sulfide, die systemische Wirkungen am Nervensystem hervorrufen. – Ob es, abgesehen von den Reizungen der Augenbindehäute und Hornhaut, die sich als Spinnerauge nur bei kombinierter Einwirkung mit Schwefelkohlenstoff in der Viskoseindustrie finden, auch chronische systemische Intoxikationen durch H_2S gibt, ist umstritten. Das Übergewicht der Argumente und Meinungen spricht gegen eine chronische Schwefelwasserstoffvergiftung.

Krankheitsbild

Perakute Intoxikationen enden schlagartig tödlich. Die akute Vergiftung verläuft ebenfalls schwer mit Bewußtseinsverlust, Zyanose, Dyspnoe, Tachypnoe und tonisch-klonischen Krämpfen. Die subakute Intoxikation ist mit Brechreiz, Diarrhoen, Schwindel, Reizerscheinungen an den Schleimhäuten und Bronchitis verbunden. Herzinfarktähnliche Beschwerden und EKG-Veränderungen kommen vor, bilden sich aber bald zurück. Als Dauerfolgen schwerer Vergiftungen können zentralnervöse und psychorganische Syndrome zurückbleiben.

Medizinische Maßnahmen

MAK: 15 mg/m^3 Schwefelwasserstoff

Sie hängen von der Ausprägung des Bildes ab und entsprechen denen der akuten CO-Vergiftung. DAUNDERER empfiehlt die möglichst frühzeitige intravenöse Injektion des Methämoglobinbildners Dimethylaminophenol (4-DMAP®). Dadurch wird die Cytochrom-Oxidase wieder freigesetzt und die innere Erstickung aufgehoben, weil das dreiwertige Eisen des Methämoglobins eine höhere Affinität zum Hydrogensulfid-Ion hat. Dabei nimmt man zur Erhaltung des Lebens eine Methämoglobinämie bis zu 50% des Hämoglobins in Kauf. Dosierung bei Bewußtlosigkeit oder bei Herzrhythmusstörungen sofort i.v. 3 mg/kg Körpergewicht, Nachinjektion alle 3 Stunden in halber Dosierung oder entsprechend der Methämoglobinkonzentration im Blut [16].

BK-Nr. 1301
Schleimhautveränderungen, Krebse oder andere Neubildungen durch aromatische Amine

Allgemeines

Die durchschnittliche jährliche Inzidenz der erstmals entschädigten Berufskrankheiten durch die aromatischen Amine betrug in der Bundesrepublik bis 1976 nicht über 10 Fälle, seit 1977 etwa 20 Fälle bei etwa 40 Anzeigen.

Zum Teil handelt es sich um Toluidine, die Reizungen und Entzündungen, aber keine Neubildungen an den ableitenden Harnwegen hervorrufen. Die relevanten karzinogenen Schadstoffe sind β-Naphthylamin, 4-Aminobiphenyl sowie Benzidin und seine Salze. Reines Anilin und α-Naphthylamin sind nicht karzinogen. Die alte Bezeichnung Anilinkrebs ist deshalb nicht korrekt. Es ist aber zu beachten, daß die letztgenannten Produkte mit krebserzeugenden Aminen verunreinigt sein können.

Vorkommen, Gefährdung

Die aromatischen Amine kommen in Betrieben der Farbstoffsynthese und in Laboratorien vor. Die fertigen Farbstoffe sind ungefährlich, es sei denn, daß durch Zersetzung aromatische Amine freigesetzt werden. Die Gefahrenquellen sind recht begrenzt, und die Zahl der Gefährdeten ist klein.

Pathogenese

Die aromatischen Amine gelangen durch Hautresorption oder durch Inhalation in den Organismus. Bei der Ausscheidung mit dem Urin kommt es zur Einwirkung auf das Epithel der Nierenbecken, der Harnleiter und vor allem der Harnblase im Bereich des Trigonums. Die Induktion der Malignome ist sowohl über chronische irritativ-entzündliche Veränderungen der Schleimhaut wie auch über Zellmutationen zu erklären. Sie entstehen nach mindestens halbjähriger, meistens vieljähriger Einwirkung mit einer Latenzzeit zwischen 2 bis 36 Jahren [56].

Krankheitsbild

Nach Phasen der Reizblase entstehen entzündliche Veränderungen, speziell Trigonumzystitis, seltener Pyelitis. Im Gefolge der Reizblase, aber auch unabhängig davon können sich Papillome entwickeln, die lange Zeit in gutartigem Zustand verharren, aber jederzeit maligne entarten können. Der Harnwegskrebs kann sich aber auch ohne die genannten Vorstadien entwickeln. – Die typischen Beschwerden einschließlich der okkulten oder sichtbaren Hämaturie weisen auf die Diagnose hin. Durch Zystoskopie und gegebenenfalls Biopsie wird sie gesichert. Sowohl die entzündlichen Erscheinungen wie die Neubildungen sind in keiner Weise spezifisch. Nur die typische Berufsanamnese läßt sie als Berufskrankheit identifizieren. Prostatakarzinome können nicht als Folge einer aromatischen Amineinwirkung angesprochen werden. Wichtig ist, daß die Berufskrankheit auch noch Jahrzehnte nach Arbeitsplatzwechsel auftreten kann.

Medizinische Maßnahmen

MAK: 22 mg/m³ Toluidin

Wegen der Karzinogenität gibt es für die anderen aromatischen Amine keine MAK-Werte. Sie sind unter A 1 eingestuft. An medizinischen

Maßnahmen ist die ärztliche Überwachung von hervorragender Bedeutung, um frühzeitig einen Arbeitsplatzwechsel zu veranlassen und Papillome rechtzeitig abzutragen. Bei frühzeitig diagnostiziertem Blasenkrebs ist die Prognose nach chirurgischer Behandlung günstig.

BK-Nr. 1302
Erkrankungen durch Halogenkohlenwasserstoffe

Allgemeines

Es handelt sich um eine sehr große Gruppe aliphatischer und alizyklischer chemischer Verbindungen, die von einfachsten bis zu sehr komplexen Molekularstrukturen reichen und industriell in der Landwirtschaft, in der Medizin und im Haushalt außerordentlich vielfältig angewandt werden. Zu den Halogenkohlenwasserstoffen (HKW) gehören so langlebige Verbindungen wie das Pflanzenschutzmittel DDT, dessen Anwendung seit 1977 in der Bundesrepublik verboten ist, das aber wegen seiner jahrzehntelangen Halbwertzeit im Fettgewebe immer noch eine über die Nahrungsketten vermittelte Belastung der Gesamtpopulation darstellt. Auch die polychlorierten Biphenyle, von denen allein es 209 mögliche Isomeren gibt, bedeuten infolge ihrer extensiven Verbreitung eine für die menschliche Gesundheit nur schwer abschätzbare Belastung. Es ist anzunehmen, daß diese Verbindungen biologisch nicht abbaubar, aber dennoch im menschlichen Organismus sehr wirksam sind und höchstens durch UV-Bestrahlung zersetzt werden können [70].

Den breiten und vielfältigen Verwendungen steht nur eine kleine Zahl von etwa 15 entschädigten bei etwa 200 angezeigten Berufskrankheitsfällen gegenüber. Trotz der niedrigen Anerkennungsquote von unter 10 % müssen wir eine große Dunkelziffer von nicht erkannten oder nicht zutreffend verifizierten Berufskrankheiten annehmen. – In Tabelle 7 kann nur eine Auswahl der einschlägigen chemischen Verbindungen mit ihren hauptsächlichen Anwendungsgebieten wiedergegeben werden, wobei z. B. die wenig toxischen Fluorverbindungen, die jetzt vorrangig als Kühlmittel statt des sehr toxischen Methylchlorids (Chlormethan) genutzt werden, nicht aufgeführt sind.

Vorkommen, Gefährdung

Die wichtigsten Anwendungsgebiete sind in Tabelle 7 aufgelistet. Hierbei ist zu bemerken, daß die technischen Eigenschaften der meisten HKW vielfältig sind und ihre Anwendung sich nicht nur auf die jeweilig genannten Bereiche beschränkt. Die hier nur als Lösungsmittel bezeichneten Stoffe spielen teilweise auch eine große Rolle in der chemischen Industrie als Ausgangsstoffe für die Synthese verschiedenster Chemikalien und pharmazeutischer Präparate. Sehr breite Anwendung finden die aliphatischen HKW im Malergewerbe, zur Reinigung von Metallteilen und von Textilien. Durch Hitze- und Lichteinwirkungen können sehr toxische Zerfallsprodukte mit akuter Reizgaswirkung entstehen wie Phosgen, Salzsäure und Chlor.

Pathogenese

Allen HKW gemeinsam ist die starke Affinität zu den Lipiden im Organismus mit dem ty-

Tabelle 7: Ausgewählte Halogenkohlenwasserstoffe nach Anwendungsgebiet.

	MAK mg/m³ (TRK)	Kanzerogene Wirkung
Lösungsmittel		
Dichlormethan (Methylenchlorid)	360	
Trichlormethan (Chloroform)	50	B
Tetrachlormethan (popul. „Tetra")	65	B
Trichlorethylen (popul. „Tri")	260	B**
Tetrachlorethylen (popul. „Per")**	345	
Schädlingsbekämpfungsmittel		
Brommethan (Methylbromid)	20	
Dichlorethan	400	
Trichlordichlorphenylethan (DDT)	1	
Hexachlorcyclohexan (HCH, „Lindan")	0,5	
Dichlorbenzol	450	
Pentachlorphenol (PCP)	0,5	
Kunststoffherstellung		
Chlorethylen (Vinylchlorid)		A 1*
Polychlorierte Biphenyle (PCB)	1	B
Chlorbutadien (Chloropren)	36	
Anästhetika		
Chlorethan (Chlorethyl)	2600	
Bromchlortrifluorethan (Halothan)	40	

* TRK für Anwendung: 5 mg/m³, für Herstellung: 8 mg/m³
** Das karzinogene Agens im Trichlorethylen und auch im Tetrachlorethylen sind Stabilisatoren bzw. Verunreinigungen wie Epichlorhydrin

pischen narkotischen Effekt und der Leber- und Nierenschädigung bei massiver Kurzzeiteinwirkung. Die Aufnahme bei beruflicher Langzeitexposition erfolgt in der Regel über die Atmung und die Haut. Kinetik und Metabolismus differieren, abgesehen von der grundsätzlichen Affinität zum Fettgewebe, zwischen den zahlreichen HKW erheblich und entziehen sich einer kurzen komplexen Darstellung. Die kritischen Organe sind das zentrale Nervensystem und die Leber, erst mit Abstand folgen die Nieren. Verschiedene HKW haben spezielle Wirkungen auf das Herz, die Haut und andere Organe. – Als praktisch bedeutungsvolle HKW, die zudem mit BAT-Werten belegt sind, sei im folgenden auf Dichlormethan, Trichlorethylen, Tetrachlorethylen und Halothan näher eingegangen.

Das nicht sehr toxische *Dichlormethan* wird bei Exposition im MAK-Wertbereich zu 70% aufgenommen und nahezu vollständig metabolisiert. Die Halbwertzeit aus dem Kompartiment der sogenannten »weichen Organe« (Blut, Gehirn, Leber, Nieren) beträgt nach Expositionsende 0,5 Stunden, aus den tieferen Kompartimenten des Fettgewebes und der Knochen etwa 5 Stunden. Unter Berufsbedingungen besteht kein Kumulationseffekt. Das Dichlormethan wird metabolisiert:
– durch Enzyme im Leberzytosol über Formaldehyd zu Ameisensäure und CO_2 und/oder infolge Oxidation durch mikrosomale Monooxigenase, wobei als Endprodukt Kohlenmonoxid entsteht.

Das dabei entstehende COHb hat eine

Halbwertszeit von etwa 8 Stunden, die damit etwa doppelt so lang ist wie diejenige des COHb nach CO-Exposition. Dieser verlängerte Abbau resultiert aus der protrahierten Elimination des Dichlormethan aus dem Fettgewebe.

Das weit verbreitete *Trichlorethylen* (syn. Trichlorethen, Ethylentrichlorid, »Tri«) wird hauptsächlich transpulmonal aufgenommen und zu 50–60% retiniert. Die Ausscheidung folgt einer multiphasischen Kinetik. Durch die Auffüllung tiefer Kompartimente bei langdauernder Einwirkung kommt es zu einer erheblichen Kumulation. Neben dem toxischen Trichlorethylenepoxid sind die hauptsächlichen Metabolite Trichlorethanol und Trichloressigsäure. Die beiden letzteren haben sehr unterschiedlich lange Halbwertzeiten, Trichlorethanol 10 Stunden, Trichloressigsäure 100 Stunden. Maßgebend für die toxische Beanspruchung ist das Trichlorethanol mit dem Gehirn als kritischem Organ. Deshalb ist der Trichlorethanolgehalt im Blut ein guter Indikator der inneren Belastung. Insgesamt sind des weiteren Herz, Leber und Niere kritische Zielorgane. Das Herz wird gegenüber den Katecholaminen sensibilisiert mit Tendenz zur Arrhythmie. – Von großer praktischer Bedeutung sind die pharmakodynamischen Wechselwirkungen zwischen Trichlorethylen und Alkohol (Ethanol). Durch Ethanol wird der Abbau des Trichlorethylen gehemmt. Andererseits kommt es zum protrahierten »gegifteten« Alkoholabbau mit potenzierten toxischen Wirkungen auf zentrale mentale Leistungen. Kompetitive Effekte des Metaboliten Trichloressigsäure mit Abdrängung von Medikamenten aus ihrer Plasmaproteinbindung sind bekannt [11].

Tetrachlorethylen (syn. Tetrachlorethen, Perchlorethylen, »Per«) wird nach Inhalation besonders stark im Fettgewebe angereichert. Nur 1% erscheint innerhalb von 70 Stunden metabolisiert als Trichloressigsäure im Urin. Die Substanz selbst wird neben Blut und parenchymatösen Organen auf Muskeln, Fettgewebe verteilt und fast vollständig unverändert wieder ausgeatmet. Die Funktion des Konzentrationsverlaufs in der Zeit setzt sich entsprechend der Ausscheidung aus den Kompartimenten aus 3 Teil-Exponentialfunktionen zusammen. Die integrale Halbwertzeit für den Gesamtorganismus liegt bei etwa 4 Tagen. Unter Berücksichtigung der Kinetik läßt sich die Bestimmung des Tetrachlorethylens in der Ausatmungsluft oder im Blut als Indikator der inneren Belastung nutzen. – Hauptzielorgane sind in abfallender Rangfolge Gehirn, Leber und Nieren. Ähnlich wie beim »Tri« kommt es zu einer Sensibilisierung des Herzens gegenüber Katecholaminen.

Das Narkosemittel *Halothan* (Brom-Chlor-Trifluorethan) erreicht bei beruflicher Tätigkeit in der Anästhesie oder bei Durchführung chirurgischer Eingriffe nach einigen Stunden eine gleichbleibende Konzentration im Blut. Die Halbwertzeit beträgt mehrere Stunden. Halothan wird zu 100% im wesentlichen durch die mischfunktionellen Oxygenasen der Leberzellen abgebaut. Hauptmetabolit ist Trifluoressigsäure. Sie ist vor allem an Plasmaeiweiße gebunden und wird mit einer Halbwertzeit von etwa 50 bis 60 Stunden ausgeschieden. Sie kann den Abbau von Medikamenten kompetitiv hemmen, so daß es zu unkontrollierten Überdosierungen kommt. – Analog den anderen HKW sind kritische Zielorgane das Myokard mit Tendenz zur Arrhythmie, Gehirn und Leber. Die Frage von embryotoxischen Wirkungen ist noch nicht entschieden [40].

Krankheitsbild

Mehr oder weniger allen HKW gemeinsam ist eine gewisse Reizwirkung auf die Atemwege ohne hohe pathotrope Bedeutung (abgesehen von Pyrolyseprodukten wie Phosgen), eine entfettende Wirkung auf die Haut und die Verursachung vegetativer und zentralnervöser Beschwerden wie Kopfschmerz, Schwindel, Konzentrationsstörungen, Appetitlosigkeit, Magen-Darmstörungen, Brechreiz und Alkoholunverträglichkeit.

Bei akuter Einwirkung sind für zahlreiche HKW die narkotischen Effekte typisch. Diese sind auch das führende Symptom der akuten Intoxikation, die in schweren Fällen durch

Kreislaufschwäche und zentrale Atemlähmung fatal enden und in anderen Fällen nach einer Latenzzeit von 1–24 Stunden von einem hepatorenalen Syndrom mit toxischer Leberschädigung, Leberschwellung, Ikterus etc. und einer tubulären Nierenschädigung mit Hyp- bis Anurie gefolgt sein kann [96].

Für die alltägliche Praxis sind aber hinsichtlich der Häufigkeit die Langzeiteinwirkungen mit ihren schleichend entstehenden Intoxikationen von größerer Bedeutung. Zunächst kommt es zu unspezifischen neurovegetativen und psychischen Störungen wie Kopfschmerzen, Schwindel, Konzentrationsschwäche, Müdigkeit, Schlaflosigkeit, Sensibilitätsstörungen, pektanginöse Beschwerden, Herzunruhe, Appetitlosigkeit, Brechreiz, Alkoholintoleranz. Wenn die berufliche Ursache nicht erfaßt und das Bild als Neurasthenie bewertet wird, entwickeln sich bei weiterer Exposition allmählich organische Psychosyndrome mit Veränderungen der Persönlichkeitsstruktur. Sie beruhen auf einer mit instrumenteller neurologischer Diagnostik zu verifizierenden Enzephalopathie. Polyneuropathien sind durch die alizyklischen Verbindungen wie DDT und HCH sowie durch die polychlorierten Biphenyle bekannt. Bei den aliphatischen HKW hingegen sind sie nicht ausreichend gesichert.

Neben den zentralnervösen Effekten können chronische Leberschäden mit Schädigung der Parenchymzellen, Fettleber und Fettleberhepatitis bis hin zur Leberzirrhose auftreten. Eine intrahepatische cholestatische Komponente wie bei Alkohol- und Drogeneinwirkung kann vorhanden sein. Hinter den Leberschäden treten entzündlich-degenerative Bilder von Nephropathien zurück.

Bei der breiten Palette der unspezifischen Beschwerden und Krankheitsbilder einerseits und der weiten Verbreitung der HKW andererseits kommt es darauf an, bei allen Erkrankungen mit stärker ausgeprägten vegetativen Regulationsstörungen, zentralnervösen Störungen, Enzephalopathien und Leberschäden die professionelle Ätiologie dieser Erkrankungszustände im Auge zu haben. Der Alkoholabusus – auch und vor allem unterhalb eines voll ausgeprägten Alkoholismus – ist natürlich ein oft schwierig einzuschätzender kausaler Konkurrent, wobei die Kenntnisse über die Rolle dieses »Lösungsmittels« noch ganz unzureichend sind, um im Einzelfall das bestehende Krankheitsbild als entschädigungspflichtige Berufskrankheit zu interpretieren. Es sind im Prinzip folgende Möglichkeiten gegeben:

– Das vorliegende Krankheitsbild ist nur durch Alkoholmißbrauch verursacht.
– Alkohol- und HKW-Langzeiteffekte addieren sich, wobei die HKW gegebenenfalls als wesentliche Teilursache anzusehen sind.
– Alkohol und HKW sind beide in die Pathogenese des bestehenden Krankheitsbildes durch Induktion der Alkohol und Fremdstoffe metabolisierenden Cytochrom P 450 tragenden Fermente, speziell in der Leber, verwickelt.

Dabei kann es durch Induktion zu verstärkter toxischer Wirkung der Alkoholmetaboliten kommen. Durch Interferenz ist aber auch ein Aufstau der toxischen HKW oder ihrer Metaboliten möglich.

Feststellungen aus anderen Ländern mit hunderten von als Berufskrankheit gedeuteten Enzephalopathien bei lösungsmittelexponierten Malern [29] kontrastieren mit den niedrigen Inzidenzen erstmals entschädigter BK-Fälle in der Bundesrepublik. Diese Feststellung reflektiert die aktuelle Situation, wobei für die genannte dänische Maler- und Lackierergruppe eine überhöhte falsch-positive Morbidität und für die Bundesrepublik auf der anderen Seite eine nicht unerhebliche Dunkelziffer anzunehmen ist. Bei diesen Mischexpositionen sind nicht nur die HKW, sondern auch weitere Lösungsmittel beteiligt. HERNBERG aus Finnland und deutsche Autoren weisen auf die Notwendigkeit systematischer epidemiologischer Langzeitstudien mit komplexen Methodeninventaren hin [41, 86].

Für die in der Praxis tätigen Allgemeinmediziner, Internisten und Neurologen bedeuten diese Feststellungen, daß im einzelnen Erkrankungsfall bei suspekter chronischer Leber- und Hirnerkrankung eine komplexe ätiologisch orientierte stationäre Diagnostik veranlaßt werden muß. Die Konstellation der mit psychodiagnostischen, elektrodiagnostischen, biochemischen und hepatologischen Verfahren erhobenen Befunde dürften unter Berücksichtigung der arbeitshygienischen Daten und des biological monitoring eine ätiologische Zuordnung mit Wahrscheinlichkeit erlauben.

Die chronischen Intoxikationen durch *polychlorierte Biphenyle* stellen sich als chronische Leberschäden und Chlorakne wie bei den perchlorierten Naphthalinen dar. Von der Chlorakne mit ihren bis bohnengroßen Retentionszysten werden bevorzugt Kopf, Hals, Hände und Arme befallen. Sie weist eine bemerkenswerte Tendenz zur Generalisierung auf, möglicherweise durch systemische Wirkung nach Resorption. Ob *Pentachlorphenol* eine Langzeitwirkung hat, ist noch nicht erwiesen.

Medizinische Maßnahmen

BAT:

Dichlormethan: 5% COHb im Vollblut bei Expositionsende

Halothan: 250 µg/dl Trifluoressigsäure im Vollblut (bei Ende der Arbeitswoche)

Tetrachlorethen: 100 µg/dl im Vollblut und 9,5 ml/m^3 in der Alveolarluft (ca. 16 Stunden nach Expositionsende)

Tetrachlormethan: 1,6 ml/m^3 in der Alveolarluft (1 Stunde nach Expositionsende)

1,1,1-Trichlorethan: 55 µg/dl im Vollblut und 20 ml/m^3 in der Alveolarluft (ca. 16 Stunden nach Expositionsende)

Trichlorethen: 500 µg/dl Trichlorethanol im Vollblut (bei Ende der Arbeitswoche), 100 mg/l Trichloressigsäure im Harn (letzter Tag einer Arbeitswoche)

Bei akuten inhalativen Vergiftungen durch aliphatische HKW sollten bereits am Ort ein zentralvenöser Zugang gelegt und 200 mg Cimetidin verabreicht werden. In jedem Fall ist dringend stationäre Einweisung zum Zwecke intensivmedizinischer Maßnahmen geboten [96]. – Bei chronischen Intoxikationen ist dauerhafter Arbeitsplatzwechsel erforderlich. Bei Noxenkarenz und Alkoholverbot ist die Prognose der Leberschäden günstig zu stellen. Das gilt auch für die mehr funktionell betonten neuropsychovegetativen Störungen, nicht aber für die organischen Enzephalopathien. – Vom Umgang auszuschließen sind im wesentlichen Jugendliche, werdende und stillende Mütter, Alkoholabhängige und Personen mit chronischen Vorschäden an Nervensystem, Leber oder Niere. Die einschlägigen Grundsätze für die arbeitsmedizinischen Vorsorgeuntersuchungen sind:

G 13   Tetrachlormethan
G 14   Trichlorethylen
G 17   Tetrachlorethylen
G 18   Tetrachlorethan und Pentachlorethan
G 28   Monochlormethan
G 36   Vinylchlorid

Besonderes Interesse im letzten Jahrzehnt beanspruchte die *Vinylchloridkrankheit*, die bei einem gut eingegrenzten Exponiertenkreis in der Kunststoffindustrie zu beobachten war. Wichtig ist, daß der Umgang mit dem auspolymerisierten Polyvinylchlorid (PVC) keinerlei Gesundheitsrisiko birgt. Bei der Vinylchloridkrankheit handelt es sich um eine eigentümliche Befundkonstellation: Leberschädigung mit starker fibrotischer Tendenz bis zur Leberzirrhose, Milzvergrößerung, Ösophagusvarizen, Thrombopenie, Tendenz zu Leukopenie, Knochenabbau der Fingerendglieder (Akroosteolyse). Raynaudsches Syndrom, sklerodermieartige Hautveränderungen. Die Haut-, Gefäß- und Knochenveränderungen an den oberen Extremitäten dominieren. Teilbilder sind häufig. Die geschilderte mehr oder weniger vollständige Konstellation lenkt den Verdacht auf eine durch Vinylchlorid induzierte Immunopathie. Doch konnte ein derartiger pathogenetischer Mechanismus noch nicht ausreichend gesichert werden. Die karzinogene Potenz hinsichtlich der Hämangiosarkome der Leber, die in der Allgemeinbevölkerung sehr selten sind, ist durch große internationale epidemiologische Erhebungen gesichert.

Wegen der protrahierten Krankheitsentwicklung sind bei mindestens 3 Jahre Vinylchlorideexponierten nachgehende Vorsorgeuntersuchungen auch nach Beendigung der Exposition nach 1 und 2 Jahren durchzuführen. Außerdem sind wegen der Gefahr des Lebermalignoms Untersuchungen alle 2 Jahre auf Lebensdauer vorgeschrieben. Zum Einsatz der Leberszintigraphie und der modernen computertomographischen, sonographischen und sonstigen Verfahren liegen noch keine schlüssigen Indikationen vor. Zur Spätwirkung siehe [26].

BK-Nr. 1303
Erkrankungen durch Benzol oder seine Homologe

Allgemeines

Die historisch begründete Zusammenfassung des Benzols und seiner Homologe Toluol und Xylol in einer einzigen BK-Nummer ist aus medizinischer Sicht nicht sehr zweckmäßig, da nunmehr erwiesen ist, daß die Langzeitwirkungen des Benzols und seiner Homologen sich aufgrund eines unterschiedlichen Metabolismus erheblich unterscheiden. Im folgenden wird diesem Sachverhalt Rechnung getragen, wobei von den Homologen wegen ihrer Ähnlichkeit untereinander nur das Toluol berücksichtigt wird. Eine Anmerkung zur Nomenklatur ist für den Leser auch internationaler Fachliteratur angebracht. Während ansonsten gemäß internationaler Konvention die englische Schreibweise, z. B. bei Ethanol oder Trichlorethylen (Syn. Trichlorethen), übernommen wurde, trifft das für Benzen, Toluen und Xylen nicht zu. Da sowohl in Rechtsvorschriften wie in offiziellen Dokumenten (z. B. MAK-Wertliste) diese Stoffe unverändert als Benzol etc. bezeichnet werden, schließt sich die vorliegende Darstellung dem an. – In diesem Zusammenhang ist anzumerken, daß Benzol nichts mit Benzin zu tun hat. Während Benzin, ein Gemisch von aliphatischen Kohlenwasserstoffen, toxikologisch vergleichsweise harmlos ist, stellt das wohlriechende Benzol eines der heimtückischsten Berufsgifte dar. Zu beachten ist allerdings, daß Benzol dem Benzin beigemischt sein kann.

Wenn auch die Zeit der großen dramatischen Epidemien von Benzolvergiftungen zwischen 1890 und etwa 1940 vorüber ist, beeindrucken noch heute die chronische Benzolvergiftung und als Spätwirkung die Leukämien den Arbeitsmediziner. – Zusammen mit den Intoxikationen durch Toluol und Xylol werden in den frühen 80er Jahren im Schnitt etwa 60–80 Fälle angezeigt und 5–10 erstmals als Berufskrankheit entschädigt. Die Dunkelziffer dürfte nicht unerheblich sein.

Vorkommen, Gefährdung

Aufgrund seiner hervorragenden technischen Eigenschaften konnte das Benzol noch nicht völlig aus der Arbeitsumwelt verbannt werden. Expositionen bestehen bei der Gewinnung von Steinkohlenteer, Erdöl, bei der Rektifizierung, bei der Verwendung als Lösungs- und Extraktionsmittel, bei der Herstellung und Anwendung von Klebemitteln, bei der Vulkanisierung in der Gummiindustrie und nicht zuletzt als Ausgangsstoff für Synthesen in der Farbstoff-, pharmazeutischen, Kunststoff- und Sprengstoffindustrie. Ähnliche Expositionen treffen für Toluol und Xylol zu. Toluol kommt besonders beim Tiefdruck zum Einsatz. – Zu beachten ist, daß technische Toluole und Xylole nicht selten durch Benzol verunreinigt sind. Laut Vorschrift dürfen sie nicht mehr als 1% Benzol enthalten.

Pathogenese

Benzol wird hauptsächlich mit der Atmung, aber auch über die Haut in den Organismus aufgenommen. Die Kinetik der Ausscheidung entspricht der Verteilung des Benzols auf die verschiedenen Kompartimente. Etwa die Hälfte wird direkt wieder abgeatmet, die Halbwertzeit aus den weichen Geweben (Leber, Niere, Gehirn) beträgt 3–4 Stunden und die aus den tieferen Kompartimenten (Fettgewebe, Knochenmark) etwa 20–30 Stunden und länger. Es kommt also bei fortgesetzter beruflicher Benzolexposition zur Kumulation.

Der Abbau durch mikrosomale Enzyme, vorwiegend der Leberzellen, führt zu einer Giftung. Hierfür ist wahrscheinlich in erster Linie das Benzolepoxid verantwortlich, das auf die DNS mit dem Ergebnis zytostatischer Effekte aller drei Zellstränge im Knochenmark und stochastisch auf chromosomale Strukturen der blutbildenden Stammzellen einwirkt. Hierdurch können Leukämien mit sehr langer Latenzzeit induziert werden. Der weitere Abbau erfolgt durch nichtenzymatische Oxidation über Phenol, das mit dem Harn ausgeschieden wird, und enzymatisch u. a. zu Catechol und Phenylmercaptursäure. Phenol im Urin eignet sich nicht gut als biologischer Expositionsindikator, da schon normalerweise aus dem endogenen Stoffwechsel Phenol im Organismus anfällt und der zusätzliche Anteil durch Benzoleinwirkung im MAK-Wertbereich quantitativ nur grob erfaßbar ist.

Die akute und subakute Vergiftung durch das lipaffine Benzol unterscheidet sich mit ihrem ausgeprägten narkotischen bzw. pränarkotischen Bild nicht von den akuten Intoxikationen durch andere Lösungsmittel. Die relativ typische chronische Vergiftung resultiert aus dem Angriff des Benzols und seiner Metaboliten auf das blutbildende Organ und die Kapillarendothelien und folgt im Grunde den Regeln der Dosis-Wirkungsbeziehungen. Die Spätwirkung der Leukämogenese ist ein stochastisches, durch epidemiologische Studien belegtes Ereignis, das im übrigen aufgrund von Chromosomenuntersuchungen mit Feststellung von Aberrationen und anderen morphologischen Abweichungen der Chromosomen nicht vorausgesagt werden kann. Es hat sich bisher keine Korrelation von chromosomalen Strukturveränderungen und Benzolleukämien sichern lassen. Wahrscheinlich handelt es sich um Punktmutationen, wobei es unter bestimmten zusätzlichen Bedingungen (Viruseinflüsse, immunologische Faktoren) zum langsam zunehmenden Wachstum von induzierten Zellklonen kommt. So ist es auch verständlich, daß es keine statistisch-funktionalen Beziehungen zwischen der klassischen Benzolvergiftung mit ihrer Panmyelopathie und den Benzolleukämien gibt. Mit anderen Worten: Benzolleukämien entstehen mit und ohne vorangegangene Benzolintoxikationen.

Die Wirkung auf andere Organe wie Nervensystem, Leber und Niere ist unerheblich und praktisch zu vernachlässigen.

Inhaliertes *Toluol* wird etwa zur Hälfte von der Lunge retiniert. Bis etwa 1 Stunde nach Expositionsende wird eine Halbwertzeit von 30 Minuten, danach von etwa 7,5 Stunden angegeben. Nach 24 Stunden ist Toluol fast vollständig aus dem Blut verschwunden. Wie Tierversuche nahelegen, ist aber auch eine längere Deponierung mit protrahierter Ausscheidung aus dem Fettgewebe anzunehmen [2]. Das im Körper verbliebene Toluol wird zu Benzoesäure oxidiert. Etwa 70% werden in Form von Hippursäure im Harn ausgeschieden. Da diese aber schon normalerweise und mit starken inter- und intraindividuellen Schwankungen ausgeschieden wird, kommt sie als Expositionsparameter nicht in Betracht.

Interessant ist die Tatsache, daß unter den Bedingungen akuter und subakuter Einwirkung das Toluol durch kompetitive Mechanismen den Abbau von Benzol durch fremdstoffmetabolisierende Leberenzyme inhibiert und dessen

Toxizität vermindert. Für die Praxis der bedeutungsvolleren Langzeitwirkungen dürfte dieser Mechanismus aber keine Rolle spielen.

Krankheitsbild

Die akute Intoxikation durch Benzol oder seine Homologen weist keine Besonderheiten gegenüber den Erscheinungen durch andere Lösungsmittel, wie z. B. die aliphatischen Halogenkohlenwasserstoffe, auf.

Die *chronische Benzolintoxikation* beginnt mit Blutungsneigung, Nasenbluten, diffusen Ekchymosen, Petechien, Abwehrschwäche gegenüber Infekten und Zeichen von Anämie wie Blässe und Dyspnoe. Diese Erscheinungen sind verursacht durch Kapillarschädigung, Thrombopenie, Leukopenie mit Neutropenie und eine im allgemeinen normochrome Anämie – manchmal mit Tendenz zu Hyperchromie – ohne Regenerationstendenz (niedrige Retikulozytenzahlen). Nicht selten tritt der eine oder andere Anteil dieser Panzytopenie stärker hervor. Dem Zustand liegt die benzolbedingte Knochenmarkschädigung mit einer Reifungshemmung mit starker Vermehrung der mehr jugendlichen Vorstufen zugrunde. Erst bei stärker fortgeschrittener Vergiftung kommt es zu einem echten Zellschwund im Sinne einer Panmyelophthise. Dann wird die reduzierte Zellflora im Sternalpunktat relativ von Lymphozyten und Retikulumzellen beherrscht. Wegen örtlich verschiedenen Verhaltens der Markveränderungen und des Wechsels von Reifungsstörung und Aplasie im zeitlichen Ablauf sollte der Kliniker besser die Bezeichnung Panmyelopathie verwenden.

Die Prognose der Erkrankung ist dubiös. Sie kann unter Überbrückung neutropenischer bis agranulozytotischer Phasen mit Breitbandantibiotika, durch Bluttransfusionen und Blutstillung zur Ausheilung kommen. Sie kann aber auch ohne deutlich erkennbare Wirkung von Folsäure, Vitamin C, Vitamin B_{12}, Pyridoxin usw. progredient verlaufen. Komplikationen durch manchmal jahrelang fortgeführten Blutersatz mit Immunreaktionen setzen dann dem Leben ein Ende. Zwischen den beiden Extremen Heilung und unheilbarer Panmyelopathie gibt es eine Reihe von Fällen, die morphologisch im Knochenmark wie im peripheren Blut normale Verhältnisse aufweisen, aber doch, z. B. bei interkurrenten Infekten, sehr labil mit Zellverminderungen, gewissermaßen mit einem Rezidiv der Benzolpanmyelopathie, reagieren.

Ätiodifferentialdiagnostisch sind Panmyelopathien durch Medikamente auszuschließen. Zu den wichtigsten gehört das Chloramphenicol. Ob es Panmyelopathien durch Pestizide wie HCH und DDT gibt, steht dahin.

Die als Spätwirkung anzusprechenden *Leukosen* können mit einer Latenz zwischen Benzolaufnahme und Manifestation bis zu 20 Jahren auftreten, ohne daß jemals Benzoleffekte nachweisbar waren. Sie können sich aber auch aus einer Monate bis Jahre bestehenden Panmyelopathie entwickeln, wobei Zustände mit zellreichem reifungsgehemmtem Mark und peripherer Panzytopenie als sogenannte »Präleukämie« gelten können [3]. Typisch für diese myelodysplastischen Syndrome ist der gestörte Eiseneinbau mit erhöhten Zahlen von Sideroblasten und sogenannten Ringsideroblasten der roten Vorstufen im Knochenmark [3]. Eine ursächlich relevante Dosis kann nicht angegeben werden. Als TRK sind 16 mg/m^3 festgesetzt. – Die Benzolleukämien unterscheiden sich nicht von den Leukämien anderer und unbekannter Ursache. Es handelt sich vorwiegend um myeloische Leukosen einschließlich der chronischen und der akuten Myeloblasten-Leukämie. Ob auch die lymphatischen Leukosen als Spätwirkung des Benzols angesprochen werden können, ist umstritten, aber wohl eher wahrscheinlich. Unzweifelhaft sind aber die nosologisch den myeloischen Leukosen benachbarten myeloproliferativen Erkrankungen wie die Polycythaemia vera und die Osteomyelosklerosen als benzolbedingt, entsprechende Einwirkung vorausgesetzt, anzusehen.

Die *chronische Toluolintoxikation* zeigt keinerlei Wirkung auf das Blutorgan. Sie ist durch unspezifische vegetative Störungen gekennzeichnet. Polyneuropathien schwacher Ausprägung und geringfügige Leberschäden mit degenerativen Zellschäden und Fettleber kommen vor. Die Prognose quoad sanationem ist gut.

Medizinische Maßnahmen

MAK: 375 mg/m³ Toluol
440 mg/m³ Xylol
BAT: Xylol im Vollblut bei Expositionsende: 150 µg/dl
Tolursäure im Urin: 2 g/l
Toluol im Vollblut bei Expositionsende: 340 µg/dl
TRK: 16 mg/m³ Benzol

Die akute Intoxikation wird nach den klassischen Prinzipien behandelt: Heraus aus dem Milieu, Warmhalten, gegebenenfalls Elementarhilfe für Herztätigkeit und Atmung, bei Reizwirkung auf Atemwege und Lunge intravenös wasserlösliches Prednison in hoher Dosierung, Klinikeinweisung, Kontrolle von Leber und Niere über mehrere Tage.

Die chronische Benzolvergiftung erfordert immer eine gründliche klinische Diagnostik und komplexe Behandlung. Folsäure, Vitamin B_{12}, Vitamin C und Pyridoxin sollten hochdosiert gegeben werden. Cortison kann versucht werden. Antibiotika sind für bestimmte Phasen dringend geboten, Substitution mit geformten Blutbestandteilen entsprechend dem jeweiligen Befund und Blutstillung soweit erforderlich.

Die arbeitsmedizinischen Vorsorgeuntersuchungen werden nach G 8 durchgeführt. Wichtiger als die dichte Frequenz von Blutuntersuchungen alle 3–6 Monate ist die gute Aufklärung der Beschäftigten mit speziellen Hinweisen auf die erhöhte Blutungsneigung als Frühsymptom und auf die Notwendigkeit von Blutuntersuchungen im Falle von Infektionen.

Eine überstandene chronische Benzolvergiftung ist eine absolute Kontraindikation für den weiteren Umgang mit Benzol. Alle Bluterkrankungen mit aplastischer oder aregenerativer Note der Leukozyten, Erythrozyten oder Thrombozyten, gleichgültig welcher Ätiologie und Pathogenese, bedingen Untauglichkeit für den Umgang mit Benzol.

Für Arbeiten mit Toluol und Xylol gelten die Berufsgenossenschaftlichen Grundsätze G 29. Die wichtigsten Ausschließungsgründe sind chronische Erkrankungen der Leber und des Nervensystems. Überstandene Berufskrankheiten mit vollständiger Rückbildung erlauben durchaus unter engmaschiger ärztlicher Kontrolle einschließlich biologischer Proben (Toluol im Blut, Tolursäure im Urin) und bei Einhaltung der MAK-Werte eine Weiterarbeit an den betreffenden Arbeitsplätzen.

BK-Nr. 1304
Erkrankungen durch Nitro- oder Aminoverbindungen des Benzols oder seiner Homologe oder ihrer Abkömmlinge

Allgemeines

Zu den hauptsächlichen Nitroverbindungen gehören Nitrobenzol (Mirbanöl), Dinitrobenzol und Trinitrotoluol. Das Trinitrophenol (Pikrinsäure) ist im Vergleich zu den anderen aromatischen Nitroverbindungen nur sehr wenig toxisch, produziert aber eine intensive Gelbfärbung der Skleren und der Haut und wurde deshalb gelegentlich zur Vortäuschung einer Lebererkrankung angewendet. – Die harmlosen aus Nitrozellulose hergestellten Lacke haben mit den hier erörterten Schadstoffen nichts zu tun. Es gehört zu den unverständlichen Merkwürdigkeiten, daß die »Nitrovergiftung« so populär ist und dabei gar keine substantielle und begriffliche Grundlage hat. Die toxischen nitrosen Gase sind Stickstoffoxide und gehören ebenfalls nicht unter diese BK-Nummer. – Zu den wichtigsten Aminoverbindungen gehören Aminobenzol (Anilin), Toluidin, Phenylhydrazin, Benzidin und Aminonaphthaline (Naphthylamin). Benzidin und die Naphthylamine sind als harnwegsirritative und karzinogene Stoffe der eigenen BK-Nummer 1301 zugeordnet. Das Paraphenylendiamin jedoch, ein Färbungsmittel für Pelze und Haare, gehört unter die Nr. 1304. Seine auf allergischer Pathogenese beruhenden Hautschäden werden unter den Berufsdermatosen erfaßt. Die allergischen obstruktiven Atemwegserkrankungen durch Paraphenylendiamin werden unter Nr. 4301 dokumentiert.

Die jährliche Anzahl der angezeigten Berufskrankheiten liegt um 50–60, während nur einzelne Fälle wegen chronischer oder bleibender Gesundheitsschäden als Berufskrankheit entschädigt werden.

Vorkommen, Gefährdung

Die teils flüssigen, teils festen Verbindungen werden in der chemischen Industrie, insbesondere bei Herstellung von Farb- und Sprengstoffen, von pharmazeutischen Präparaten, Insektiziden, Seifen, Parfümen und Schuhcreme, zum Imprägnieren und Färben eingesetzt.

Pathogenese

Die Stoffe werden in Dampf- oder Staubform über die Atemwege aufgenommen. Dahinter treten Haut- und Magen-Darmresorption zurück. Die meisten der aromatischen Nitro- und Aminoverbindungen sind hämolytische Gifte. Durch Oxidation des Eisens der prosthetischen Gruppe von der zwei- in die dreiwertige Form entsteht *Methämoglobin* (= Hämiglobin = Ferrihämoglobin). Normale Erwachsene weisen MetHb-Werte bis maximal 2% des gesamten Hämoglobins auf. Durch seine starke Absorption des roten Lichts entstehen eine schmutzigbraune Verfärbung des Blutes und äußerlich eine eigenartige graue Zyanose, die bei über 10% umgewandelten Hämoglobins erkennbar wird. MetHb kann keinen Sauerstoff mehr binden. Bei einer Umwandlungsrate über 20% ergeben sich subjektive Beschwerden der Hypoxie. MetHb Raten über 60 70% des Hämoglobins sind tödlich. MetHb ist reversibel und bildet allein keine Ursache für eine Hämolyse. Es wird erst wirksam mit den gleichzeitigen giftbedingten Membranstörungen der Erythrozyten. Irreversibel hingegen und unmittelbar den Erythrozytenzerfall einleitend ist die oft gleichzeitige Bildung von *Verdoglobin*. Hierbei wird das Porphyrinsystem aufgespalten. Verdoglobin enthält aber noch Globin und auch Eisen in dreiwertiger Form. Die intermediären Abbauprodukte wie Nitrosobenzol, Phenylhydroxylamin und Paraaminophenol spielen eine wesentliche Rolle. Ferner entstehen sogenannte *Innenkörper*, die Heinz erstmalig 1890 beschrieben hat. Es handelt sich um kugelige Gebilde, die zumeist exzentrisch in den und z. T. auch neben den Erythrozyten (im Ausstrich) gelegen sind. Bei ihnen handelt es sich um denaturiertes Hämoglobin. Sie geben eine positive Eisenreaktion, haben aber mit den Siderozyten, im übrigen auch mit den Jolly-Körperchen und den basophilen Tüpfelzellen, nichts zu tun. Die Zählung der Innenkörper erfolgt im mit Brillantkresylblau gefärbten Ausstrich oder im Dunkelfeld. Erythrozyten mit Innenkörpern sind für den Gaswechsel verloren und werden beschleunigt abgebaut. – Durch Stoffwechselschädigung der Erythrozyten kommt es zum *Absinken des reduzierten Glutathions* und zu einer Verminderung der energiereichen Phosphate. Daraus ergeben sich u. a. Störungen des Ionengleichgewichts und der osmotischen Funktionen der Zellmembran. – Diese drei Effekte kommen bei den hämolytischen Vergiftungen zum Teil gemeinsam, zum Teil unabhängig voneinander vor. Methämoglobinämie ist die häufigste Erscheinung, während die Innenkörper lediglich bei Nitrobenzol und bei Anilin und ihren Derivaten sowie bei Phenylhydrazin vorkommen.

Krankheitsbild

Die akute Intoxikation verursacht außer der zyanotisch-grauen Haut- und Schleimhautverfärbung Bewußtseinsstörung, Erregungszustände, Krämpfe, Kreislaufversagen, eventuell bei schweren Fällen Koma mit fatalem Ausgang. Am zweiten bis dritten Tag treten – vor allem bei den Nitroverbindungen – die Symptome einer akuten Leberschädigung hervor. Die Diagnose wird durch den Nachweis von Methämoglobin und Heinz-Körperchen gesichert, deren Zahl bis zum dritten Tag bis zu 50% der Erythrozyten betragen kann. Wenn die akute Phase überstanden wird, bildet sich dann recht bald die Anämie heraus. Die Prognose quoad sanationem ist günstig zu stellen.

Die chronischen Vergiftungen sind neben vegetativen und neurasthenischen Beschwerden durch folgende typische Symptome gekennzeichnet:
– hämolytische normochrome Anämie mit indirekter Hyperbilirubinämie, erhöhten Retikulozytenzahlen und vermehrter Ausscheidung von Urobilinogen und Urobilin im Harn,
– Methämoglobinnachweis in Blut und Urin,
– Milzvergrößerung,
– zeitweilig flächige Zyanose von Haut und Schleimhaut.

Bei den aromatischen Nitroverbindungen kann zum hämolytischen Prozeß noch eine mehr oder weniger ausgeprägte Leberschädigung mit Erhöhung der Transaminasen, der alkalischen Phosphatase, gegebenenfalls auch des direkt reagierenden Bilirubins dazu treten.

Eine Sonderstellung haben *Dinitro-o-Kresol* (DNOC) und *Dinitrophenol*. Sie werden als Insektizide und Herbizide verwendet. Sie blockieren die Phosphatbildung und lösen dadurch eine starke Oxidationssteigerung mit Glykogenverarmung von Leber und Muskulatur aus. Es kommt zu Hyperpyrexie, Tachykardie, Azidose und Parenchymschädigung von Niere, Leber und Myokard mit Hypotonie. Bei unterschwelliger Langzeitwirkung entstehen chronische Zustände mit gleichartiger, aber abgeschwächter Symptomatik [70].

Alkoholgenuß kann sowohl die akute Vergiftung wie die chronische beschleunigen und erheblich verstärken.

Medizinische Maßnahmen

MAK: 8 mg/m^3 Anilin
22 mg/m^3 Toluidin
5 mg/m^3 Nitrobenzol

1 mg/m³ Dinitrobenzol
1,5 mg/m³ Trinitrotoluol
0,1 mg/m³ Trinitrophenol

BAT: 1 ml/l ungebundenes Anilin im Harn und 100 µg/l aus Anilin-Hämoglobinkonjugat freigesetztes Anilin im Vollblut

Hier wird nur eine Auswahl der wichtigsten Verbindungen angegeben. Eine größere Zahl von komplexen zusammengesetzten Verbindungen wie Aminodiphenyl, Aminoazotoluol gehört zu den erwiesenen bzw. verdächtigen Karzinogenen.

Die schweren akuten Vergiftungen erfordern nach Leistung der ersten ärztlichen Hilfe, Hautreinigung und Entfernung verschmutzter Kleidung dringend klinische Behandlung. – Bei der chronischen Intoxikation sollte der Patient, wenn Verdacht auf Leberschädigung und stärkere Nervenbeteiligung besteht, ebenfalls ins Krankenhaus eingewiesen werden. – Die reinen hämolytisch-chronischen Erkrankungsformen können ambulant behandelt werden. Die Hauptsache ist die Entfernung vom Arbeitsplatz bzw. die Sanierung des Arbeitsplatzes. Nach Meidung der Noxe bilden sich die hämolytischen Anämien innerhalb mehrerer Wochen bis Monaten, je nach dem Anämiegrad, wieder restlos zurück. Nach Überstehen einer hämolytischen oder hepatischen Erkrankung sollte erneute Exposition, auch unterhalb des MAK-Wertes, vermieden werden.

Bei chronischer Intoxikation durch Dinitrophenol oder DNOC steht die Bekämpfung der Hyperpyrexie mit kühlen Bädern und Chlorpromazin im Vordergrund.

Im Rahmen der arbeitsmedizinischen Vorsorgeuntersuchungen gemäß G 33 ist bei Vorschäden des Blutorgans, der Leber und des Nervensystems besondere Vorsicht geboten. Als ungeeignet sind anzusehen Menschen mit hämolytischen oder aplastischen Bluterkrankungen in der Vorgeschichte, Alkoholiker, Hyperthyreosen, chronische Leberschäden, Menschen mit hämolytischer Diathese jeglicher Ätiopathogenese. Ein besonderer Hinweis ist für den Einsatz von Gastarbeitern aus Mittelmeerländern und Afrika angebracht. Bei ihnen finden sich nicht selten hämolytische Diathesen, die bei Heterozygoten oft an sich keinen Krankheitswert haben, aber mit einer besonderen Empfindlichkeit gegenüber allen hämolytisch wirkenden Agenzien verbunden sind. Bei ihnen genügt die Einnahme mancher Medikamente (speziell Sulfonamide, Primaquin u. a.) und eben auch die Aufnahme der aromatischen Nitro- oder Aminoverbindungen, um hämolytische Krisen auszulösen. Für Personen mit einer derartigen erhöhten genetischen Suszeptibilität (Mangel an Glukose-6-Phosphatdehydrogenase oder Anwesenheit pathologischer Hämoglobine in den Erythrozyten) dürfte auch die Einhaltung der MAK-Werte keine Gewähr für das Freibleiben von Gesundheitsschäden bieten.

BK-Nr. 1305
Erkrankungen durch Schwefelkohlenstoff

Allgemeines

Schwefelkohlenstoff (Kohlendisulfid, CS_2) ist ein wegen seiner Wirkungsvielfalt interessanter Arbeitsstoff, der aber in der Bundesrepublik nur noch recht begrenzt in bestimmten Bereichen und unter guten arbeitsschutztechnischen Bedingungen eingesetzt wird. So liegen die jährlichen Zahlen der zur Anzeige als Berufskrankheit kommenden Fälle unter 10, der entschädigten Fälle bei 0–2. Immerhin betrug der Rentenbestand im Jahre 1982 wegen der z. T. langdauernden Folgen 22.

Vorkommen, Gefährdung

Schwefelkohlenstoff, eine helle, faulig nach Rettich riechende Flüssigkeit, die wegen des hohen Dampfdruckes bereits bei Normaltemperatur verdunstet, wird als gutes Lösungsmittel für die verschiedensten chemischen Substanzen, Harze und für Kunststoffe in der Viskoseherstellung und -verarbeitung sowie zur Extraktion von Fetten aus pflanzlichen und tierischen Materialien eingesetzt. CS_2-haltiger Dampf ist schwerer als Luft.

Pathogenese

Schwefelkohlenstoff wird dampfförmig mit der Atmung, in flüssiger Form durch Hautresorption aufgenommen. Etwa 70% werden unverändert ausgeatmet, 1% mit dem Harn ausgeschieden, der Rest metabolisiert. CS_2 hat eine hohe Affinität zu den Lipiden und zu allen Molekülen mit freiem Elektronenpaar. Es kommt zur Hemmung der verschiedensten Enzyme des Zellstoffwechsels. Durch Beeinträchtigung der mischfunktionellen Oxidasen und der alkoholabbauenden Fermente setzt es bei Alkoholgenuß starke Nebenwirkungen des Alkohols durch Aufstau des Alkoholmetaboliten Azetaldehyd. Ferner werden Hormonsynthesen in Nebennieren und Gonaden beeinträchtigt. Durch kompetitive Hemmung des Zinkeinbaues wird die Insulinproduktion gestört. Zahlreiche weitere Angriffe im Lipid- und Vitaminstoffwechsel wurden beobachtet.

Alle diese Mechanismen kommen bei der akuten Intoxikation nicht zum Tragen, denn bei ihr ist das Bild wie bei anderen Lösungsmitteln durch den narkotischen Zustand mit Krämpfen, Bewußtlosigkeit bis zum Tod durch Lähmung des Atemzentrums beherrscht.

Krankheitsbild

In Analogie zu dem klassischen Wort, daß die Lues der Affe unter den Krankheiten sei und »alles« mache, kann man das auch vom Schwefelkohlenstoff im Hinblick auf seine Langzeitwirkungen sagen. Die wichtigsten Symptome und Syndrome sind [147]
- am Nervensystem: neurovegetative Syndrome, organische Psychosyndrome, Parkinsonismus, extrapyramidale Störungen, Hirnnervenstörungen, Polyneuropathien;
- am Gefäßsystem: Makroangiopathien am Gehirn (zerebrovaskuläre Insuffizienz), am Herzen (Koronarsklerose bis hin zum Herzinfarkt), an den Extremitäten (Claudicatio intermittens), aber auch Mikroangiopathien mit Hyalinose der Glomerula der Nieren sowie der Kapillaren der Netzhaut (Mikroaneurysmen);
- im Fettstoffwechsel: Erhöhung des Cholesterins, speziell der mit der Atherosklerose assoziierten LDL-Lipoproteine,
- an den endokrinen Drüsen: Unterfunktion der Nebennierenrinde, der Schilddrü-

se, der Gonaden, verminderte Insulinbildung mit Verschlechterung bei bestehendem Diabetes mellitus.

All diese Teilbilder, die sämtlich für sich unspezifisch sind, ergeben in ihrer Konstellation den Verdacht auf eine chronische Schwefelkohlenstoffvergiftung. Die Anforderungen an den Gutachter sind dabei außerordentlich hoch, und er kann ihnen nur mit einer komplexen gründlichen Diagnostik gerecht werden. Die Palette der Differentialdiagnose kann wegen ihres Umfangs hier nicht im einzelnen dargestellt werden. Am schwierigsten ist wohl der Diabetes mellitus abzugrenzen, da dieser seinerseits durch nahezu alle der oben genannten Erscheinungen kompliziert sein kann. So ahmt z. B. das Kimmelstiel-Wilson-Syndrom weitgehend die CS_2-Symptomatik der Mikroangiopathien nach.

Medizinische Maßnahmen

MAK: 30 mg/m³ CS_2

Die Behandlungsprinzipien bei der akuten Intoxikation entsprechen denen bei den anderen Lösungsmitteln, in schweren Fällen ist also die sofortige Klinikeinweisung geboten. Die chronische Vergiftung setzt zur Abklärung der zahlreichen möglichen Teilbilder ebenfalls die komplexe klinische Diagnostik voraus. Nicht selten müssen Spezialkliniken eingesetzt werden, z. B. zu neurologischen und endokrinologischen Untersuchungen. Die Therapie hat den Symptomen zu folgen. Ihr sind, soweit bereits organische Veränderungen bestehen, enge Grenzen gesetzt. Deshalb kommt es sehr auf präventive Maßnahmen in Verbindung mit den Vorsorgeuntersuchungen nach G 6 an. Praktisch kann man sagen, daß alle die Störungen, die durch CS_2 entstehen können, auch die Kontraindikation für den Umgang mit Schwefelkohlenstoff darstellen, gleichgültig, welcher Ätiopathogenese sie sind. Die hauptsächlichsten Ausschließungsgründe sind Diabetes mellitus, Erkrankungen des Nervensystems und arteriosklerotische Erkrankungen an Hirn, Herz, Niere und Extremitäten.

BK-Nr. 1306
Erkrankungen durch Methanol

Allgemeines

Intoxikationen durch Methylalkohol gehören zu den seltenen Berufskrankheiten. Selbst wenn die durch Versehen am Arbeitsplatz aufgetretenen akuten Vergiftungen durch Trinken von Flüssigkeiten berücksichtigt werden, handelt es sich nur um vereinzelte Fälle. Ob chronische Erkrankungen aus Langzeitexposition durch Inhalation entstehen, ist fraglich. In Anbetracht des metabolischen Verhaltens geht man aber zweckmäßigerweise und wahrscheinlich zutreffend in der arbeitsmedizinischen Praxis von der Möglichkeit chronischer Intoxikationen aus.

Vorkommen, Gefährdung

Gewonnen wird der Methylalkohol aus Kohlenmonoxid und Wasserstoff, aus Methan und z. T. auch noch durch trockene Destillation aus Holz (Holzgeist). Gefährdungsmöglichkeiten bestehen bei der Herstellung sowie bei der Anwendung als Lösungsmittel und als Ausgangsprodukt für Synthesen in der chemischen und pharmazeutischen Industrie. Von Interesse ist die derzeitige versuchsweise Verwendung des Methanols als Vergaserkraftstoff für Kraftfahrzeuge. Luftmessungen an Methanol-Tankstellen ergaben jedoch nur extrem niedrige Raumluftwerte, die ein Vielfaches unter dem zulässigen MAK-Wert liegen.

Pathogenese

Methanol wird peroral, über die Lungen und durch Hautresorption aufgenommen. Beruflich ist die Aufnahme in erster Linie mit der Atmung relevant, aber nicht vernachlässigbar auch durch die Haut. Etwa 70% der inhalierten Methanolmenge werden resorbiert. Das einfach strukturierte CH_3OH wird über Formaldehyd und Ameisensäure zu CO_2 und H_2O abgebaut. Formaldehyd ist zwar ein starkes Ferment- und Zellgift, seine biologische Halbwertzeit liegt aber im Bereich von nur 1 Minute. Ob es und inwieweit es maßgeblich den Intoxikationseffekt bestimmt, ist noch nicht sicher geklärt [70]. Pathogenetisch relevant ist die Ameisensäure, deren biologische Halbwertzeit etwa 24 Stunden beträgt. Daraus resultiert die Möglichkeit der Kumulation bei fortgesetzter beruflicher Exposition.

Bei massiver oraler Aufnahme ist die schwere Azidose maßgebend für den Krankheitsverlauf. Die niedrigste Letaldosis schwankt zwischen 30 und 100 ml. Die große Breite ist nur zum Teil Ausdruck der interindividuell verschiedenen Suszeptibilität, vielmehr überwiegend abhängig von der gleichzeitigen Aufnahme von Ethanol. Der Ethylalkohol wirkt derartig stark kompetitiv auf die mischfunktionellen Monooxygenasen des endoplasmatischen Retikulums der Leberzellen, daß der toxische Metabolismus des Methanols stark gebremst wird. Aus dieser Tatsache ergeben sich wichtige therapeutische Konsequenzen.

Hauptsächliche Zielorgane bei massiver Kurzzeit- wie bei Langzeiteinwirkung sind das Nervensystem, speziell das Gehirn und die Hirnnerven.

Krankheitsbild

Bei der akuten Intoxikation können die ersten Erscheinungen schon nach 1 Stunde beginnen. Typischer ist eine Latenz von 12 bis 24 Stunden. Es treten auf Schwindel, Schwäche, Kopfschmerzen, Brechreiz, Bauch- und Lumbalschmerzen, Sehstörungen bis zur Erblindung, ausgeprägte Zyanose, progrediente Azidose,

Koma, Krämpfe, Atemlähmung. Diagnostisch und therapeutisch wichtig ist die starke Azidose mit Verminderung der Alkalireserve. – Wenn die akute Intoxikation überstanden wird, können langdauernde Folgen, z. B. Erblindung durch Optikusschädigung, zurückbleiben.

Bei der chronischen Intoxikation fehlen die dramatischen Symptome der akuten Vergiftung und die Azidose. Es dominieren die Bilder zentraler nervöser Störungen, Hirnnervenstörungen (Optikus, Akustikus, Kochlearis etc.), Parkinsonismus. Es werden aber auch periphere Neuropathien zitiert [70]. Leberparenchymschäden kommen vor.

Medizinische Maßnahmen

MAK: 260 mg/m^3 Methanol
BAT: Methanol im Urin: 30 mg/l (Ende der Arbeitswoche in 2. Hälfte der Schicht)

Die akute Intoxikation erfordert unbedingt sofortige klinische Überwachung und Behandlung. Dessenungeachtet läßt man vor Ort sofort, auch bei Verdachtsfällen, 100 ml Schnaps oder Whisky trinken. Bei Bewußtlosigkeit und Verzögerung der Einweisung muß der Alkohol über die Magensonde zugeführt werden. Entsprechendes gilt für die Alkalitherapie: 4 g Natriumbikarbonat in Wasser aufgelöst trinken bzw. per Magensonde.

Im Hinblick auf die chronische Intoxikation sind präventiv die Vorsorgeuntersuchungen nach den Berufsgenossenschaftlichen Grundsätzen G 10 durchzuführen. Seit 1983 gehört die Bestimmung des Methanols im Urin dazu. Das Nervensystem, speziell die Hirnnerven (Sehprüfung, Farbenprüfung) und die Leber sind besonders berücksichtigt. Bei Verdachtsfällen sind der Ophthalmologe, der Neurologe oder der Hepatologe zu konsultieren. Da eine Dunkelziffer nicht identifizierter chronischer Methanolschäden anzunehmen ist, sollten Erkrankungen in den genannten Organbereichen bei beruflicher Methanolexposition in jedem Zweifelsfall angezeigt werden.

BK-Nr. 1307
Erkrankungen durch organische Phosphorverbindungen

Allgemeines

Zwei Substanzen spielen bei dieser BK-Nummer die Hauptrolle. Es sind dies Parathion, ein weit verbreitetes Schädlingsbekämpfungsmittel, und Ortho-Trikresylphosphat. Die geringe Zahl der von ihnen verursachten zur Entschädigung kommenden Berufskrankheiten beruht bei Parathion auf seiner nahezu ausschließlich akuten Wirkung, die überwiegend nur kurzfristige Erkrankungen mit einer Dauer von maximal 3 Tagen (Grenze für die Anzeigepflicht) zur Folge hat, und beim Ortho-Trikresylphosphat auf seiner guten arbeitsschutztechnischen Eingrenzung. – Außerberuflich hat das Parathion (E 605) eine weite Popularität als Suizidmittel erlangt. Die mittlere Letaldosis nach oraler Aufnahme liegt um 3–5 mg/kg für den Erwachsenen.

Die beiden Substanzen werden wegen ihrer unterschiedlichen Pathogenese getrennt erörtert.

Vorkommen, Gefährdung

Das Parathion gehört zu den Phosphorsäureestern, den sog. Organophosphaten. Synonyme sind E 605, Thiophos, Paraphos. Seine chemische Bezeichnung lautet Diethyl-para-Nitrophenylthiophosphat. Berufliche Expositionen bestehen bei der Herstellung und vor allem bei der Anwendung als Insektizid. Es ist als eine der giftigsten und insektizid-wirksamsten Verbindungen in der Landwirtschaft anzusehen.

Das Ortho-Trikresylphosphat, eine ölige Flüssigkeit, wird als Weichmacher für Lacke und Kunststoffe, als Hydraulikflüssigkeit und als Absorptionsmittel für Phenol in der Benzolwäsche sowie als Schmiermittel verwendet.

Pathogenese

Parathion wird leicht über die Atemwege und die Haut resorbiert. Ohne Hautreizungen hervorzurufen passiert es das Integument auch in hochgefährlichen Mengen. Es verbreitet sich im gesamten Organismus. Ein wichtiger im Harn erscheinender Metabolit ist das p-Nitrophenol. Es wird durch mikrosomale Leberenzyme abgebaut. Kritisches Zielorgan ist das vegetative Nervensystem. Parathion hemmt die Azetylcholinesterase, so daß es zu einem Aufstau des Vagusüberträgerstoffes an den postganglionären cholinergischen Nerven und an den Muskelendplatten mit den Erscheinungen einer umfassenden »Vagustoxikose« kommt. Die Symptome bilden sich, falls nicht zu weit fortgeschritten, relativ rasch zurück. Mit gewissen Einschränkungen gilt eine Alles-oder-Nichts-Regel. Entweder endet die Intoxikation bei schwerer akuter Einwirkung tödlich, oder es kommt zur restitutio ad integrum. Die Einschränkung betrifft zerebrovaskulär Vorgeschädigte, bei denen durch den Schock mit Hypoxie Enzephalomalazien mit ihren Folgen zurückbleiben können. Analoges gilt für Personen mit vorbestehenden ischämischen Herzkrankheiten.

Die chronische Toxizität des Parathion ist umstritten. Bei gleich vielen Befürwortern wie Ablehnern gibt die Tatsache, daß bisher keine sicheren Fälle beobachtet wurden, den Ausschlag zugunsten der prinzipiellen Ablehnung der chronischen Intoxikation.

Ortho-Trikresylphosphat wird infolge seiner Lipophilie ebenfalls gut durch die Haut resorbiert. Es ist ein Stoffwechselgift und hat eine besondere Affinität zu den motorischen Nerven.

Krankheitsbild

Bei fortgesetzter beruflicher Exposition gegenüber Parathion kommt es zu einer allmählichen Reduktion der Cholinesterase in den Erythrozyten und im Plasma. Durch subakute Einwirkungen können dann klinisch relevante Absenkungen der Cholinesterase auf 70–50% der individuellen Ausgangslage auftreten. Die milde Intoxikation äußert sich in Kopfschmerzen, Schwindel, Nausea, Schwitzen, Brustenge, asthmoiden Beschwerden, krampfartigen Bauchschmerzen, Durchfall. Der Blutdruck sinkt ab und es besteht Bradykardie. Bei fortgeschrittenen Fällen beobachtet man asthmatische Zustände, Tremor, Krämpfe, Kollaps bis zum Koma, Lungenödem. Typisch sind stark verengte Pupillen, extremes Schwitzen und Speichelfluß. Die Plasmacholinesterase sinkt gegen Null ab.

Die akuten Ortho-Trikresylphosphatvergiftungen verlaufen in zwei Phasen. Einige Stunden nach der Giftaufnahme treten Kopfschmerzen, Übelkeit, Erbrechen und Durchfälle auf. Nach mehrwöchigem Intervall erscheinen schlaffe Lähmungen an den unteren Extremitäten, die allmählich zu den rumpfnahen Muskelgruppen aufsteigen. Reflexausfälle, Muskelatrophien und spastisch-ataktische Störungen werden beobachtet. Die Rückbildungstendenz ist nur gering.

Medizinische Maßnahmen

MAK: 0,1 mg/m^3 Parathion

BAT: 30% Hemmung der Acetylcholinesterase im Vollblut (Bei Expositionsende)

Wegen der guten Hautresorbierbarkeit des Parathions spielen Körperschutzmittel (Kleidung, Handschuhe), extreme Sauberkeit und Körperhygiene mit Schwarz-Weiß-Prinzip der Berufs- und Privatkleidung eine große Rolle. – Zur Überwachung hat sich die Bestimmung sowohl der Erythrozyten- wie der Plasma-Cholinesterase bewährt. Voraussetzung ist die Bestimmung des Ausgangswertes vor Antritt einer entsprechenden Tätigkeit, denn dieser ist individuell recht verschieden. Eine Absenkung auf 75% erfordert erhöhte Wachsamkeit, eine solche auf 50% sofortige Herausnahme, bis sich die Werte wieder auf über 75% erhöht haben [95].

Die Behandlung der stärkeren akuten Intoxikation bleibt der Klinik vorbehalten. Es wird Atropin in Höchstdosen verabreicht, 2–4 mg alle 5–10 Minuten, bis Zeichen einer Atropinisierung auftreten. Zur Therapie der schweren Vergiftung gehört nach dem Atropin die zeitlich folgende Gabe von Pyridin-Aldoxin-Methyliodid (PAM).

Praktisch bedeutsam ist die sekundäre Prävention mit Ausschluß aller Personen mit Glaukom, Herz-Kreislaufkrankheiten, obstruktiven Atemwegserkrankungen, speziell Asthma bronchiale. – Die Therapie bei Intoxikation durch Ortho-Trikresylphosphat folgt den klassischen Regeln und ist im wesentlichen symptomatisch.

BK-Nr. 1308
Erkrankungen durch Fluor oder seine Verbindungen

Allgemeines

Das hoch toxische Gas Fluor spielt arbeitsmedizinisch keine Rolle. Der Fluorwasserstoff (HF) mit seiner wässerigen Lösung Flußsäure hingegen sowie der Flußspat (CaF_2) sind bedeutungsvoll als ätzende und schleimhautirritative Stoffe. Der in der Natur frei vorkommende Kryolith (Na_3AlF_6) ist die arbeitsmedizinisch bedeutendste Verbindung, die resorptive systemische Veränderungen hervorrufen kann. Die toxischen Hautschäden durch Flußsäure gelten als berufliche Hautkrankheiten nach BK-Nummer 5101. Die toxisch irritativen Erkrankungen der Atemwege durch Fluoride werden nach Nr. 4302 registriert.

Fluor gehört zu den vom Menschen benötigten essentiellen Spurenelementen. Die täglich erforderliche Menge beträgt 1 mg für die Knochenverkalkung und die Härtung des Zahnschmelzes. Die Fluoridierung des Trinkwassers zur Vorbeugung der Karies hat sich gut bewährt. Nach dem neuesten Kenntnisstand sind irgendwelche Nebenwirkungen, z. B. allergischer, mutagener oder karzinogener Natur, nicht zu befürchten [62]. Gelegentlich werden Fluorverbindungen auch zur Behandlung von Osteoporosen eingesetzt. Die Erfahrungen reichen für eine definitive Beurteilung der Wirksamkeit noch nicht aus.

Chronische Fluorvergiftungen gehören zu den seltenen als entschädigungspflichtig anerkannten Berufskrankheiten. 60–80 Anzeigen stehen zwei Entschädigungen gegenüber.

Vorkommen, Gefährdung

Fluorgefährdende Bereiche und Tätigkeiten sind Schmelzflußelektrolyse von Aluminium, Oberflächenbehandlung von Metallen, galvanische Prozesse, Glasätzen und -schmelzen, Schweißarbeiten mit basisch umhüllten Stabelektroden, Holzkonservierung, Schädlingsbekämpfung.

Pathogenese

Die akuten Wirkungen bei Verätzungen durch Flußsäure beruhen weniger auf deren Säurecharakter als auf zytotoxischen Effekten infolge Bindung des Kalziums in den Zellen. Deshalb verlaufen Verätzungen chronisch in die Tiefe penetrierend mit einer symptomfreien mehrstündigen Latenzzeit. Die orale Ingestion ist beruflich so selten, daß sie hier vernachlässigt werden kann. – Die durch Inhalation in die Blutbahn gelangenden Fluorverbindungen werden rasch durch renale Ausscheidung sowie durch Deponierung in den Knochen entfernt. Im Knochen findet eine verstärkte Osteoidbildung und Verkalkung statt. Diese Vorgänge betreffen das ganze Skelett, vorrangig aber die Wirbelsäule. Die Ossifikation und Verkalkung greifen bei stärkeren Einwirkungen auf die Sehnenansätze und Bänder über und können auf diese Weise klinische Erscheinungen hervorrufen. Ein informatives ungewolltes Massenexperiment über die Relevanz der Knochenveränderungen betraf die Einwohner von Bartlett in Texas, deren Trinkwasser seit 1901 8 ppm (16 µg/l) Fluoride enthielt. Bei allen Personen, die dort mindestens 19 Jahre gelebt hatten, wurden 1943 in 10–15 % der Untersuchten röntgenologisch Knochenverdichtungen nachgewiesen. Nach weiteren 10 Jahren hatte sich diese Zahl nicht verändert. Im Jahre 1952 wurde der Fluorspiegel im Trinkwasser auf 1 ppm abgesenkt. Die Personen mit den Knochenverdichtungen wiesen keinerlei Beschwerden oder krankhafte

Befunde im Vergleich mit den anderen Personen auf [62].

Krankheitsbild

Bei Langzeiteinwirkungen von Fluorverbindungen lassen sich im Röntgenbild, speziell an der Lendenwirbelsäule und an den Beckenknochen, aber auch an den Extremitäten zunächst eine Zunahme der Spongiosabälkchendicke mit verwaschener Zeichnung, später eine zunehmende Verdichtung mit Verbreiterung der Spongiosastruktur und der Kortikalis nachweisen. Es kommt zu periostalen Knochenappositionen und zur Einengung des Markraumes bis zur Eburnisation. Osteophyten in der Nähe der Wirbel-Rippengelenke können die Atmungsexkursionen beeinträchtigen. Verkalkungen des Wirbelsäulenbandapparates mit bambusstabartiger Veränderung des Achsenorgans erinnern an M. Bechterew.

Die Krankheitsrelevanz durch diese Veränderungen ergibt sich lediglich aus möglichen mechanischen Einschränkungen der Gelenke mit Behinderung der Atemexkursion und der Bewegungsfähigkeit der Wirbelsäule und anderer Gelenke. Man sollte sich ärztlicherseits hüten, durch gezielte Befragung rheumatische Beschwerden zu induzieren, zumal diese in bestimmten Altersgruppen a priori durch den physiologischen Verschleiß recht häufig vorkommen. Man kann also die Knochenveränderungen im allgemeinen besser als eine Anomalie, eine quasi »Tätowierung« ansehen denn als eine entschädigungspflichtige Berufskrankheit. – Die theoretisch zu erwartende Panmyelopathie durch Einengung des Markraumes wie bei den systemischen Osteomyelosklerosen ist niemals beobachtet worden. Die Osteomyelosklerose ist also durch Blutbilduntersuchung und fehlenden Milztumor auszuschließen, der M. Bechterew durch fehlende Blutsenkungsbeschleunigung und – wenn überhaupt notwendig – durch Ausschluß einer Erhöhung des HLA-B 27. Beckenkammbiopsien zur histologischen Untersuchung und Fluorbestimmung können zweckmäßig sein.

Medizinische Maßnahmen

MAK: 0,2 mg/m³ Fluor
2,5 mg/m³ Fluoride (als F_2 berechnet)
2 mg/m³ Fluorwasserstoff

BAT: Fluorid im Urin nach Schichtende: 7,0 mg/g Kreatinin und 4,0 mg/g Kreatinin ca. 16 Stunden nach Expositionsende

Nach Verätzung sind die betreffenden Hautstellen ausgiebig mit fließendem Wasser abzuwaschen. Anschließend ist das Hautareal zu umspritzen mit Lösung I Hyaluronidase (Kinetin®) in 20 ml 2%igem Procain plus Lösung II 4%iges Procain und 20%iges Calcium-Gluconat (beide Lösungen im Verhältnis 1:1 gemischt).

Bei den chronischen Knochenveränderungen sollte im allgemeinen die exponierende Arbeit aufgegeben werden. Eine Pharmakotherapie ist unzweckmäßig. Wenn keine Beschwerden bestehen und bei älteren Arbeitern Umschulungsschwierigkeiten und soziale Probleme mit dem Arbeitsplatzwechsel verbunden sind, kann die Tätigkeit unter ärztlicher Kontrolle bei möglichst weitgehendem Ausschluß von Einwirkungen über dem MAK-Wert beibehalten werden.

BK-Nr. 1309
Erkrankungen durch Salpetersäureester

Allgemeines

Zu den arbeitspathologisch relevanten Salpetersäureestern gehören das Nitroglyzerin (= Glyzerintrinitrat) und das Nitroglykol (= Ethylenglykoldinitrat). Berufskrankheiten durch diese Stoffe sind sehr selten geworden durch weitgehende Mechanisierung und Automatisierung der Arbeitsvorgänge, welche Hautresorption und Inhalation praktisch ausschließen.

Vorkommen, Gefährdung

Die Salpetersäureester werden zur Herstellung von Sprengstoffen verwendet. Weitere Gefahrenquellen sind das Mischen und Patronieren.

Pathogenese

Die Salpetersäureester werden sehr rasch aufgenommen und metabolisiert. Das Zielorgan ist der Kreislauf, möglicherweise mit besonderer Bevorzugung der Vasomotoren und des Myokards, wobei die pathogenetischen Zusammenhänge im einzelnen noch nicht sicher bekannt sind.

Krankheitsbild

Die typische Unterscheidung von akuter und chronischer Intoxikation ist bei den hier zu erörternden Substanzen nicht möglich. Sofern über dem MAK-Wert liegende Expositionen bestehen, treten nach Aufnahme der Tätigkeit Kopfschmerzen, Benommenheit, Schwindelerscheinungen, Brechreiz, fliegende Hitze und pektanginöse Beschwerden auf. Blutdrucksenkung und Bradykardie stellen sich ein. Durch Gewöhnung treten die Beschwerden allmählich zurück. Während des Urlaubs und auch schon während der arbeitsfreien Wochenenden verschwinden die Beschwerden. Jeweils am Montag aber kehren sie verstärkt zurück, um sich langsam im Verlauf der Woche wieder zurückzubilden. Man spricht deshalb von »Montagskrankheit«. An Montagen treten dann auch akute Kreislaufzusammenbrüche mit möglicherweise letalem Ausgang auf. Bei Sektionen fand man außer einer erheblichen Blutüberfüllung des Gehirns keine pathologischen Befunde. Abgesehen von den schweren tödlichen Zwischenfällen ist die Prognose der Langzeitwirkungen mit ihren montäglichen Gipfeln günstig.

Medizinische Maßnahmen

MAK: 0,5 mg/m^3 Nitroglyzerin
0,3 mg/m^3 Nitroglykol

In Anbetracht der noch nicht bekannten Pathogenese und fehlender guter therapeutischer Möglichkeiten kommt alles auf die primäre Prävention mit Einhaltung der MAK-Werte sowie auf einen guten Atem- und Hautschutz an. Die Vorsorgeuntersuchungen nach G 5 schreiben u. a. EKG-Untersuchungen in Ruhe und bei Belastung vor, um Personen mit Koronarerkrankungen, Myokardschäden, Arrhythmien etc. ausschließen zu können. Auch Personen mit endokrinen Erkrankungen, erheblichen vegetativen Regulationsstörungen, zentralnervösen Störungen, Hypertonie ab 155 mmHg systolisch, 95 mmHg diastolisch und Hypotonie unter 100 mmHg systolisch und 60 mmHg diastolisch sind ungeeignet. Bei der Tauglichkeitsbewertung ist nicht nur die aktuelle Raumluftsituation im Betrieb, sondern auch das Risiko von technischen Havarien in Rechnung zu stellen.

BK-Nr. 1310
Erkrankungen durch halogenierte Alkyl-, Aryl- oder Alkylaryloxide

Allgemeines

Die Erkrankungen nach dieser BK-Nr. sind erst ab 1977 gesondert erfaßt. Bis dahin wurden sie unter Nr. 1302 (Halogenkohlenwasserstoffe) registriert. Die arbeitsmedizinisch toxisch relevanten sind fast ausschließlich chlorierte Verbindungen. Die Zahl der einschlägigen Stoffe und ihre Verbreitung sind groß. Eine recht populäre Substanz unter ihnen ist Dioxin, welches nicht eigentlich als Arbeitsstoff, sondern als eine nicht seltene Verunreinigung verschiedener Arbeitsstoffe auftritt. – Klein ist bisher die Zahl der angezeigten und entschädigten Fälle. Auf 10 angezeigte Fälle kommt ein entschädigter Fall pro Jahr. Mit einer gewissen Dunkelziffer ist zu rechnen.

Chlorierte Alkohole (Chlorhydrine) sind
z. B. Chlorethanol (Ethylendichlorhydrin)
        Chlor-epoxipropan (Epichlorhydrin)
Chlorierte Äther sind
z. B. Monochlordimethyläther
        Dichlordimethyläther
Chlorierte Aryloxide sind
z. B. Mono-, Di-, Trichlorphenole
        Pentachlorphenol (PCP)
        Tetrachlor-dibenzo-p-dioxin
        (TCDD = Dioxin)
Chlorierte Alkylaryloxide sind
z. B. Chlor-methyl-phenole (Chlorkresole)

Vorkommen, Gefährdung

Die Substanzen treten z. T. als Zwischenprodukte in der chemischen Industrie, speziell in der Kunststoffproduktion auf. Die chlorierten Äther dienen als Chloralkylierungsmittel. Die Chlorphenole und -kresole spielen als Pflanzenschutzmittel bzw. bei der Produktion von Desinfizienzien eine Rolle. PCP ist ein bekanntes Holzkonservierungsmittel. Dioxin, genauer 2,3,7,8-Tetrachlordibenzo-p-dioxin, ist ein bei der Herstellung von Trichlorphenol unerwünschtes Nebenprodukt. Auch Pentachlorphenolpräparate können mit Dioxinen verunreinigt sein [60].

Strukturformel von Dioxin

Pathogenese

Gemeinsam ist allen Substanzen die lokale irritative Wirkung auf die Schleimhäute, die Aufnahme über die Atmung und die Hautresorption sowie die mehr oder weniger starke narkotische Wirkung und die akuten Effekte an Leber und Nieren. Als Besonderheiten sind die karzinogenen Potenzen des Dichlormethyläthers [98] und des Monochlordimethyläthers hervorzuheben, die beide in die Gruppe A 1 (eindeutig für den Menschen als Karzinogen erwiesen) eingeordnet sind. Das Epichlorhydrin gehört in die Gruppe A 2 (eindeutig im Tierversuch als Karzinogen erwiesen). Bei den Chlorphenolen gilt die Regel, daß mit steigender Chlorierung die Krampfwirkung abnimmt und die im Mittelpunkt der Pathogenese stehende Entkoppelung der oxidativen Phosphorylierungsprozesse zunimmt. Hierdurch kommt es zu einer vermehrten Wärmeproduktion. – Die Zielorgane der Chlorphenole einschließlich der Dioxine sind die Leber und die Haut.

Krankheitsbild

Die akuten Intoxikationen sind durch die Schleimhautirritation der oberen Atemwege bis zum Lungenödem, Hyperpyrexie, Schweißausbruch, Kopfschmerzen, Bewußtseinsstörungen und Krämpfe gekennzeichnet. Bei Überstehen werden nach Aufnahme von den chlorierten Alkoholen toxische Schäden an der Leber und Nephrosen beobachtet.

Die chronischen Krankheitsbilder unterscheiden sich stark bei den einzelnen Substanzen. Beim Pentachlorphenol beispielsweise ist bisher kein Langzeiteffekt bestätigt. Kombinationen von Chlorakne und chronischen Leberschäden sind hinweisend und sollten in jedem Fall eine Anzeige über BK-Verdacht nach Nr. 1310 auslösen. – Als Spätwirkung sei nochmals auf Bronchialkarzinome durch Dichlormethyläther hingewiesen.

Wegen der aktuellen Diskussionen, die seit der Katastrophe in Seveso, Italien, über *Dioxin* bis weit hinein in die Tagespresse geführt wurden, sollen einige Anmerkungen zum derzeitigen Kenntnisstand folgen [80]. Seit 1949 in Virginia (228 Fälle) bis 1976 in Seveso (187 Fälle) hat es in 10 verschiedenen Ländern 17 Massenvergiftungen (davon 10 mit beruflichen Expositionen) mit insgesamt etwa 1.200 betroffenen Personen gegeben. Aufgrund langjähriger nachgehender Untersuchungen bei einem großen Teil der Fälle lassen sich folgende Feststellungen treffen:

1. Die Chlorakne, welche durch Hautkontakt, aber auch systemisch durch Aufnahme des Dioxin in den Organismus entsteht, betrifft vor allem das Gesicht, die Außenseiten der Oberarme, Brust, Bauch und Genitalien in absteigender Rangfolge. Die multiplen Verhornungen betreffen die Haut im Bereich der talgdrüsennahen Abschnitte der äußeren Haarwurzelscheiden (Abb. 6). Sie erreichen Stecknadel- bis Linsengröße und können in schweren Fällen papulöse Veränderungen bilden. Komedonen durch Talgretention mit Sekundärinfektion sowie Zysten können Narben hinterlassen. Die Chlorakne ist der sensibelste Marker für die Dioxinexposition. Zu beachten ist aber, daß sie auch durch Chlornaphthalin, polychlorierte Biphenyle und weitere Chlorverbindungen vorkommt. Sie kann bis zu 15 und mehr Jahren nach Beendigung der Exposition persistieren.

2. Bei etwa 50% der Fälle waren Magen-Darmstörungen, Lebervergrößerung und Leberfunktionsstörungen zu verzeichnen, die sich aber innerhalb einiger Wochen bis Monate zurückbildeten. Leberbiopsien ergaben nur leichte fibröse und fettige Veränderungen sowie geringe Parenchymzellschädigungen. Follow-up-Studien zeigten, daß nach 20 Jahren keine Leberschäden zurückgeblieben sind.

3. In Einzelfällen fanden sich Nervenschädigungen mit Destruktion der Markscheiden und Bewegungsstörungen für die Dauer von zwei Jahren.

Wegen der Umweltbelastungen durch das hochtoxische Dioxin, das 2,3,7,8-Tetrachlordibenzo-p-dioxin (TCDD), hat das deutsche Umweltbundesamt im Einvernehmen mit dem Bundesgesundheitsamt einen gründlichen Sachstandsbericht unter Einbeziehung neuester Erkenntnisse erarbeitet [134]. Bei der Herstellung zahlreicher chemischer Produkte entstehen polychlorierte Dibenzodioxine und Dibenzofurane und gelangen als Verunreinigung in die Umwelt. Die Anwendung einiger Produkte, die alle aus Chlorphenolen hergestellt werden und als Holzschutzmittel und Herbizide weite Verbreitung finden, und die Verwendung von bakterizid und fungizid wirkenden Desinfektionsmitteln sind bisher bekannte Quellen des Dioxineintrags in die Umwelt [134].

Die Mobilität des 2,3,7,8-TCDD in der Umwelt ist infolge der geringen Wasserlöslichkeit, des geringen Dampfdrucks und der starken Bodenadsorption gering. Der Abbau in der Umwelt erfolgt zunächst mikrobiell und fotochemisch. Zu Beginn der Exposition wurden Halbwertszeiten von etwa einem Jahr ermittelt. Bei längerer Expositionsdauer wird die Substanz tiefer in den Boden verlagert und

Chlorakne

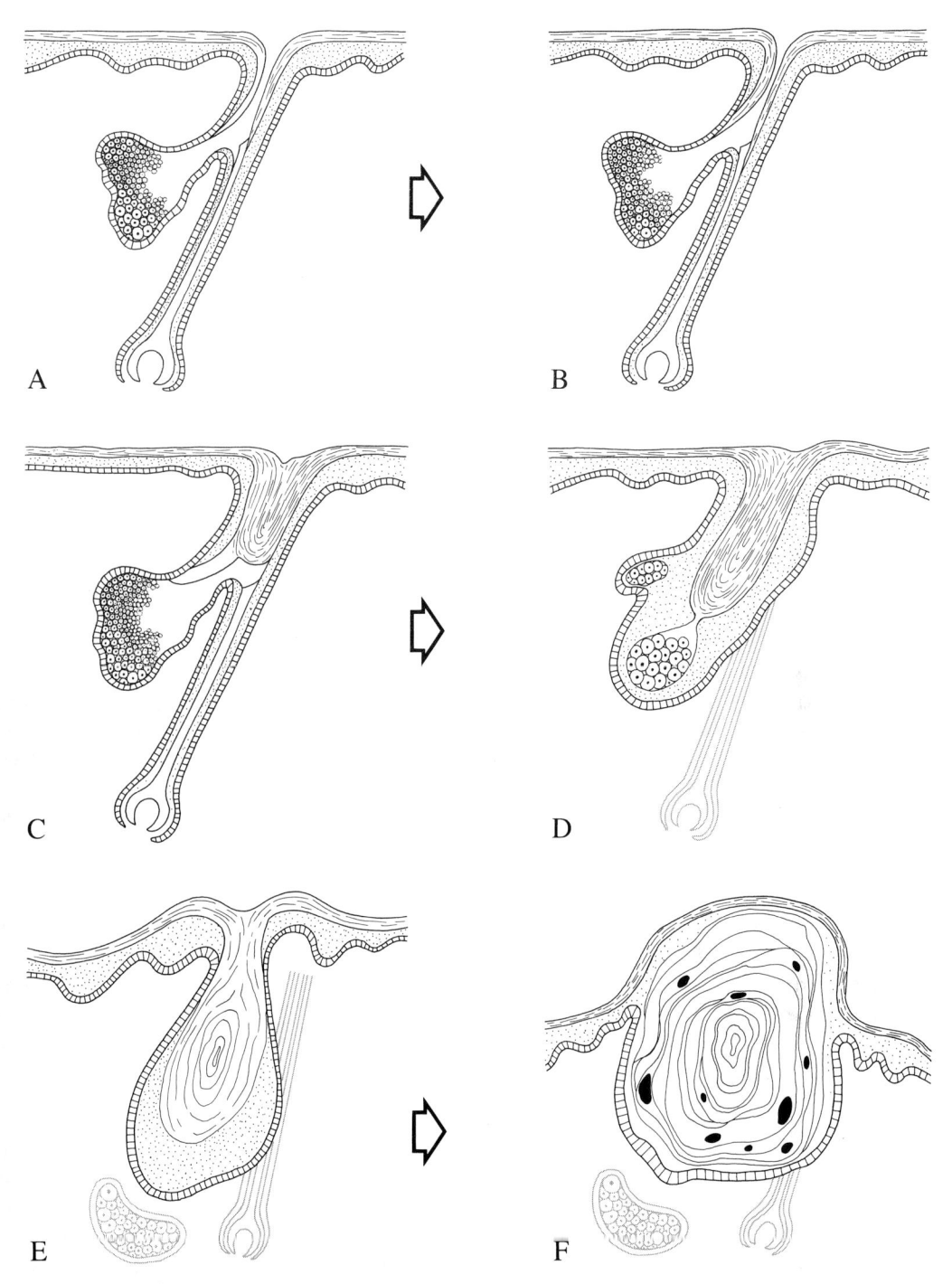

Abb. 6. Entstehung der Chlorakne; (nach Suskind [93]). Zunehmende Hyperkeratinisierung bei C und D. Langsames Verschwinden der Talgdrüsen bei Bildung der Keratinzysten bei E. F.

zunehmend fester gebunden mit Halbwertzeiten bis zu 10 Jahren. Aufgrund der Lipophilie werden die Dibenzodioxine und Dibenzofurane als Rückstände hauptsächlich in fett- und ölhaltigen Proben nachgewiesen.

Beim Tier treten chronisch toxische Schädigungen durch Dioxin auf, wenn die tägliche Zufuhr 10 ng/kg Körpergewicht und mehr beträgt. Die empfindlichste Reaktion im Tierversuch betrifft die durch Lymphozyten vermittelte Immunabwehr. Das Gift schwächt die thymusabhängigen Immunfunktionen und damit die Widerstandskraft gegenüber bakteriellen Infektionen. Reproduktionsstudien an Tieren ergaben, daß lediglich bei Mäusen bestimmter Stämme Gaumenspalten zu erzeugen sind.

Die klinischen Beobachtungen an Arbeitern und Einwohnern, die bei der Katastrophe in Seveso mit Dioxin Kontakt hatten, sind in mehreren epidemiologischen Studien zusammengefaßt worden. Deren Ergebnisse sind aber wegen fehlender individueller Expositionsbestimmungen bei problematischen Kontrollgruppen nur mit gewissen Vorbehalten zu akzeptieren [13]. Die Abortraten der exponierten Frauen lagen für die Dauer von etwa 1½ Jahren nach der Havarie in der Firma Icmesa 1976 etwa doppelt so hoch wie bei nichtexponierten Frauen, um ab 1978 wieder zu den üblichen Werten zurückzukehren. Die Daten bezüglich der Mißbildungen von Neugeborenen geben gewisse Hinweise auf Häufung von Hämangiomen, Defekten des Rückenmarks und des Herz-Gefäßbereichs. Etwas höher sind die Inzidenzen von Hypospadien der männlichen Harnröhre. Insgesamt beurteilt Bruzzi diese Hinweise nur als Hypothesen, die durch weitere Erfahrungen verifiziert werden müssen.

Neben den bereits oben erwähnten Schäden an der peripheren Nerven wurde in Seveso an Langzeit- bzw. Spätwirkungen in einzelnen Fällen festgestellt: Erhöhungen der Leberfermente sowie Porphyrinstoffwechselstörungen mit Erhöhung der δ-Aminolävulinsäureausscheidung im Urin sowie von Cholesterol und Triglyzeriden im Blutserum.

Eine sichere Häufung von Krebsen in Verbindung mit der Havarie 1976 konnte in Seveso bisher nicht festgestellt werden. Doch ist die Zeitdauer von 8 Jahren zur Bewertung des Phänomens noch zu kurz. In Tierversuchen zeigt Dioxin eindeutig kanzerogene Potenzen, wobei es offensichtlich keine Initiator-, sondern nur Promotor-Eigenschaften hat. THIESS et al. fanden in einer Follow-up-Studie bei den Arbeitern, die vor 27 Jahren bei der Dioxin-Havarie in der BASF in Ludwigshafen exponiert waren, eine Übersterblichkeit von drei Magenkarzinomen gegenüber 0,6 erwarteten [97]. Unter Einschluß einer Literaturübersicht und erneuter epidemiologischer Berechnungen der BASF-Fälle kommen LEHNERT und SZADKOWSKI zu der Feststellung, daß durchaus gewisse Verdachtsmomente hinsichtlich der Karzinogenese durch Dioxin bestehen. Diese reichen aber nicht aus, um bei der im Sozialrecht geltenden Kausalitätsnorm Karzinome als durch 2,3,7,8-TCDD verursacht einzustufen [62a].

Medizinische Maßnahmen

MAK: 3 mg/m^3 Chlorethanol
0,5 mg/m^3 Pentachlorphenol

Eine tägliche Belastung des Menschen mit 2,3,7,8-TCDD wird bis zu einem Bereich von 10 pg als tolerierbar angesehen. Dieser extrem niedrige Toleranzwert von 10 Millionstel Milligramm dokumentiert die Tatsache, daß Dioxin zu den toxischsten Substanzen gehört, die wir kennen.

Die Therapie bei akuten Intoxikationen folgt den Regeln der symptomatischen Behandlung. Es gibt keine spezifischen Methoden. Das gilt auch für die chronischen Intoxikationen. Bei Chlorakne ist eine energische äußere Therapie mittels Öffnen der Zysten, Auspressen der Komedonen und Anwendung von Schälmitteln notwendig [123a]. – Durch arbeitsmedizinische Vorsorgeuntersuchungen sollte dafür Sorge getragen werden, daß Personen mit Haut-, Nerven-, Leber- und Nierenerkrankungen keinen Umgang mit chlorierten Alkyl-, Aryl- oder Alkylaryl-Verbindungen haben.

BK-Nr. 1311
Erkrankungen durch halogenierte Alkyl-, Aryl- oder Alkylarylsulfide

Allgemeines

Diese Verbindungen sind in die Liste der Berufskrankheiten eingereiht worden, um bis zum Kriegsende und danach aufgetretene Erkrankungen durch beruflichen Umgang mit Lost (= Senfgas = Dichlordiethylsulfid) zu erfassen.

Diese nach Senf riechende ölige Flüssigkeit entwickelt sehr aggressive Dämpfe und läßt auf der Haut oder den Schleimhäuten schwer heilende in die Tiefe dringende Ulzerationen entstehen. Wahrscheinlich ist Lost mutagen und karzinogen.

BK-Nr. 1312
Erkrankungen der Zähne durch Säuren

Allgemeines

Während in anderen Ländern diese Berufskrankheit ausgestorben ist, werden in der Bundesrepublik noch jährlich etwa 700 Fälle angezeigt und etwa 300 dem Grunde nach mit der Konsequenz kurzfristiger Leistungen für konservierende und prothetische Maßnahmen anerkannt. Sie betreffen überwiegend Fälle mit der sogenannten Zuckerbäckerkaries. Erstmals entschädigungspflichtige Fälle, also mit langfristigen Folgen und einer MdE ab 20%, gibt es hingegen kaum.

Vorkommen, Gefährdung

Kausal werden anorganische Säuren wie Salz-, Schwefel- oder Salpetersäure bei Herstellung und Anwendung in der Metallbearbeitung und in der Zinkelektrolyse angeschuldigt. Bei Arbeitern in der Süßwarenindustrie und bei Bäckern gelangt Mehl- und Zuckerstaub mit der Atemluft und beim Abschmecken in den Mund. Daraus bilden sich in der Mundhöhle Milchsäure, Buttersäure und Brenztraubensäure.

Pathogenese, Krankheitsbild

Durch Einwirkung der Säuren in der chemischen Industrie wird der Zahnschmelz besonders an den von den Lippen bei der Einatmung entblößten vorderen Schneidezähnen angegriffen. Das Dentin tritt mehr hervor, die Zähne werden grau und verkürzen sich. Die Zuckerbäckerkaries betrifft gleichzeitig viele Zähne mit zahlreichen kariösen Zahnhalsdefekten. Parodontopathien gehören nicht zum Bild.

Bei der enorm weiten Verbreitung der Karies und dem verbreiteten Genuß von Süßigkeiten ist es sehr schwierig, die berufliche Verursachung zu verifizieren. Leider fehlen systematische vergleichende Reihenuntersuchungen zur Frage einer tatsächlichen Überschußmorbidität der entsprechenden Berufsgruppen. Eine neuere Studie an Bäckern weckt erhebliche Zweifel an der Existenz dieser Berufskrankheit [48]. Nur wenn der Zahnarzt außergewöhnliche und suspekte Verlaufsformen von Zahnveränderungen bei beruflich Exponierten feststellt, sollte er Anzeige erstatten. Und die Begutachtung sollte die entsprechende Kritik walten lassen.

BK-Nr. 1313
Hornhautschädigungen des Auges durch Benzochinon

Allgemeines, Vorkommen, Gefährdung

Es handelt sich um eine sehr seltene Berufskrankheit. Der Kreis der potentiell Gefährdeten ist klein. Gefahrenquellen bestehen bei der Herstellung von Benzochinon und Hydrochinonen und deren Anwendung als Reduktionsmittel, Entwickler und Reagens. Eine spezielle Gefahr besteht, wenn das Benzochinon in Verbindung mit Wasserdampf flüchtig wird. Es riecht stechend. Hydrochinon wird in alkalischer Gewebsflüssigkeit zum gelblich braunen Benzochinon oxidiert.

Pathogenese, Krankheitsbild, medizinische Maßnahmen

MAK: 0,4 mg/m^3 Benzochinon
       2 mg/m^3 Hydrochinon

Benzochinon wirkt direkt schädigend auf die Hornhaut des Auges. Es wird lokal resorbiert und bewirkt Binde- und Hornhautentzündungen. Der Lidspaltenbereich verfärbt sich gelblich-braun, später dunkelbraun. Keratitiden mit bleibenden Trübungen sowie Ulzera mit Keratektasien und Astigmatismus können sich einstellen. Sehstörungen bis zu völligem Verlust des Sehvermögens können die Folge sein. Die Behandlung entspricht der üblichen Therapie bei Keratitis. In keinem Fall ist Cortison lokal anzuwenden. Frühzeitiger Arbeitsplatzwechsel bei Auftreten der ersten Erscheinungen ist geboten.

	Herz	Gefäße	Atem-wege	Lunge	Gehirn	Nerven	Vegeta-tivum
Blei		▓			▓	▓	▓
Quecksilber					█		
Chrom			▓				
Cadmium			▒	▓			
Mangan				▒	█		
Thallium					▒	▓	
Vanadium			▓	▓			
Arsen		▒				▓	
Arsen-wasserstoff						▒	
Phosphor							
Beryllium			▒	▓			
Kohlenmonoxid					█		▒
Schwefel-wasserstoff					░		
Aromat. Amine							
Halogenkohlen-wasserstoffe	▒		▒				█
PCB							
Vinylchlorid		▓					
Benzol						░	
Tuluol/Xylol						▓	▓
Nitroverb. des Benzols	▒*						▓
Aminoverb. des Benzols							▓
Schwefel-kohlenstoff		▓			█	█	▓*
Methanol					█	▒	
Organische Phosphorverb.						▓*	
Fluor							
Nitroglyzerin Nitroglykol	▓	▒					▓
Halogen						▒	

Abb. 7. Synopse der hauptsächlichen Zielorgane bei Langzeiteinwirkung chemischer Stoffe einschl. Karzinogene. S. nächste Doppelseite

☐ = schwach ausgeprägt oder nur bei besonderen Bedingungen

▒ = bei Vergiftungen mäßig häufig oder nur wenig stark ausgeprägte Symptome

▓ = bei Vergiftungen mittelgradig ausgeprägte Symptome

█ = bei Vergiftungen hauptsächlich betroffene Zielorgane

Leber	Niere	Ableit. Harn-organe	Blut-organ	Knochen	Haut	Maligne Neubil-dungen	Bemerkungen
							Spinnerauge
							* bei Dinitrophenol und Dinitroorthokresol
							* und endokrine Störungen
							* gilt nur für Ortho-Trikresylphosphat
				*			* meist ohne Krankheitswert

Abbildung 7 gibt eine Übersicht über die hauptsächlichen Zielorgane bei Langzeiteinwirkung chemischer Stoffe. Darin sind auch die hauptsächlichen karzinogenen Späteffekte berücksichtigt.

BK-Nr. 2101
Erkrankungen der Sehnenscheiden oder des Sehnengleitgewebes sowie der Sehnen- oder Muskelansätze, die zur Unterlassung aller Tätigkeiten gezwungen haben, die für die Entstehung, die Verschlimmerung oder das Wiederaufleben der Krankheit ursächlich waren oder sein können

Allgemeines

Der Bekanntheitsgrad dieser Berufskrankheiten wie Tendovaginitis und Epikondylitis steht in einem umgekehrten Verhältnis zu ihrer realen Bedeutung. Die Inzidenzen der Anzeigen und der erstmals entschädigten Fälle widerspiegeln diesen Sachverhalt:

	Angezeigte Fälle	Erstmals entschädigte Fälle
1960	4286	13
1970	1515	3
1980	1342	5
1981	1240	5
1982	965	0
1983	926	12

Auch wenn man die hier nicht aufgeführten Fälle berücksichtigt, die dem Grunde nach als berufsbedingt anerkannt sind und einen Arbeitsplatzwechsel bedingt haben (1983 beispielsweise 34 Fälle), ändert sich diese Beurteilung nicht. Im Gegensatz zu nahezu allen anderen Berufskrankheiten muß hieraus die Empfehlung folgen, mit der Anzeige eines BK-Verdachtes sehr zurückhaltend zu sein.

Vorkommen, Gefährdung

Tätigkeiten mit einförmig repetitiven Bewegungsabläufen, vor allem mit starker statischer Komponente (im Gegensatz zur dynamischen Muskelarbeit), sind Ursache der entzündlichen Reaktion durch Überbelastung. Im Prinzip kommen alle handwerklichen Tätigkeiten, einseitig belastende Bandarbeiten und Maschineschreiben in Betracht. Als eine besonders betroffene Tätigkeitsgruppe gelten Stenotypistinnen.

Pathogenese

Die Entstehungsweise ist noch nicht sicher aufgeklärt. Wahrscheinlich kommt es zu einer Gewebsermüdung durch unphysiologische, schlecht trainierte Bewegungsabläufe, so daß bei schlechter Durchblutung der betroffenen Bereiche, speziell bei gleichzeitig vorliegenden statischen Belastungsmomenten, schließlich eine Entzündung am Sehnengleitgewebe mit Tendovaginitis crepitans (besser Paratenonitis, da die betroffenen Sehnen am Unterarm keine Sehnenscheide haben) und am Periost der Epikondylen des Humerus oder des Processus styloides des Radius oder der Ulna resultiert. Wichtig in der Pathogenese scheinen unphysiologische Haltungen mit pathotropen Bewegungsstereotypien zu sein. Typisch ist das Auftreten bei Ungeübten und Neulingen. Möglicherweise spielen berufsunabhängige vertebragene Störungen als Teilursache eine Rolle.

Krankheitsbild

Die *Paratenonitis* spielt sich vor allem an den Sehnen der Unterarm- und Handmuskeln ab.

Starker Bewegungsschmerz, Druckempfindlichkeit und mit der aufgelegten Hand fühlbares Bewegungsknirschen sind die eindrucksvollen Symptome. Die *Epicondylitis* humeri radialis oder ulnaris, die durch Drehbelastungen im Ellenbogengelenk z. B. beim Schrauben und bei Malerarbeiten entsteht, zeichnet sich durch einen umschriebenen Druckschmerz, in Einzelfällen auch durch Verkalkungen an den Ansatzstellen der entsprechenden Armmuskeln aus. Außerdem kommt bei speziellen chronischen Belastungen der Fingermuskeln eine *Tendovaginitis stenosans* mit schmerzloser Entwicklung des »Schnellenden Fingers« bei langsamer Streckung des gebeugten Fingers in Betracht. Diese bedingt aber niemals eine MdE oder einen Arbeitsplatzwechsel.

Die akuten Zustände sind im allgemeinen mit Arbeitsunfähigkeit verbunden. Bei erneuter Belastung entwickelt sich ein chronisch rezidivierendes Krankheitsbild. Es wird durch Therapie, Arbeitsunterbrechungen, gemischte, wechselnde Tätigkeiten, Verbesserung der Arbeitsstühle und Arbeitshaltung, Einsatz elektrischer Schreibmaschinen usw. aber soweit unterschwellig gehalten, daß es nicht zur Aufgabe der schädigenden oder einer analogen Tätigkeit kommt und sich auch kein relevanter bleibender gesundheitlicher Schaden einstellt.

In solchen Phasen werden die zahlreichen Anzeigen erstattet, die aber bei nicht realisiertem Arbeitsplatzwechsel und in Anbetracht fehlender Folgeerscheinungen nicht zur Anerkennung als entschädigungspflichtige Berufskrankheit führen.

Die Diagnose ist einfach zu stellen. Differentielle Erwägungen betreffen die Ätiologie. Vertebragene Schulter-Arm-Hand-Syndrome sind nicht berufsbedingt, es sei denn, man betrachtet eine übermäßige Beanspruchung der Halswirbelsäule als Ursache des Zervikalsyndroms. Das ist aber im allgemeinen auszuschließen. Die Periarthritis humeroscapularis (mit Kapseldruckschmerz und z. T. röntgenologisch nachweisbarer Sehnenverkalkung des M. Supraspinatus) ist Ausdruck eines Zervikalsyndroms und ebenfalls nicht berufsbedingt.

Medizinische Maßnahmen

Konsequente Schonung der betroffenen Muskel-Sehnenpartien. Zeitweilige Ruhigstellung (keine Gipsverbände), örtliche Injektionen von Glukokortikoidpräparaten. Entscheidend ist die schrittweise belastungsmäßig abgestufte Wiederheranführung an die Arbeit unter Nutzung physiologischer wechselnder Arbeitsregimes. Gute Arbeitssitzgestaltung und Einsatz moderner schonender Büromaschinen, Kurzpausen und Lockerungsübungen sind zweckmäßig, was z. T. einen gewissen arbeitsorganisatorischen Aufwand erfordert. – Die genannten Grundsätze entsprechen zugleich der Prävention bei Aufnahme entsprechender Tätigkeiten durch Neulinge.

BK-Nr. 2102
Meniskusschäden nach mindestens dreijähriger regelmäßiger Tätigkeit unter Tage

Allgemeines

Die Meniskusschäden der Bergleute wurden 1952 als Berufskrankheit in die gesetzlichen Vorschriften aufgrund kasuistischer Beobachtungen und der besonderen Belastungssituation der Bergleute eingeführt. Die besondere Belastung der Kniegelenke und Menisken ergab sich aus der häufig hockenden und knienden Körperhaltung mit maximal gebeugtem und gleichzeitig außenrotiertem Unterschenkel, des weiteren durch gehäuftes Fehltreten unter schlechten Sichtverhältnissen. Im Jahre 1961 wurde die Beschränkung auf Bergleute aufgehoben und die Tätigkeiten auf alle Personen unter Tage – auch im Tunnel- und Straßenbau – ausgedehnt. Da Meniskusschäden außerordentlich häufig in der männlichen Allgemeinbevölkerung sind, wurden drei Bedingungen gestellt:
– Tätigkeit unter Tage,
– mindestens 3 Jahre tätig,
– regelmäßige Tätigkeit, d. h. während eines wesentlichen Teils der täglichen Arbeitszeit.

Die Entwicklung seit 1960:

	Angezeigte Fälle	Erstmals entschädigte Fälle
1960	2191	1379
1970	1774	866
1980	1169	450
1981	1001	476
1982	919	371
1983	912	340

zeigt mit der ständigen Rationalisierung der Arbeitsvorgänge und der Verbesserung der Arbeitsbedingungen einen deutlich rückläufigen Trend bei einem Verhältnis der angezeigten zu den erstmals entschädigten Fällen von etwa 2:1. Akute Meniskusschäden durch traumatische Einwirkungen gelten als Arbeitsunfälle.

Vorkommen, Gefährdung

Die besondere Gefährdung ergibt sich aus der o. g. regelmäßigen Belastungssituation im Bereich der Kniegelenke. Die Klausel »unter Tage« ist problematisch, da es eine Reihe weiterer Berufe gibt, die mit ähnlichen Belastungen wie bei den Tätigkeiten unter Tage verbunden sind. Dazu gehören Fußboden-, Fliesen-, Parkettleger, Schweißer in engen Räumen, z. B. im Schiffbau. So wurde denn auch in der Zeit 1963–1981 eine Zahl von 37 Anzeigen bei Nicht-unter-Tage-Tätigen nach § 551 Abs. 2 RVO zwecks Anerkennung als Quasi-Berufskrankheit erstattet. Diesen Anzeigen wurde mit Ausnahme eines Falles nicht stattgegeben. Das ist verständlich, da keine neuen Erkenntnisse über die Häufung der Meniskopathien bei den genannten Berufsgruppen vorliegen. Die Ansprüche mußten in Anbetracht der eingegrenzten Definition gerade dieser BK-Nummer aus Rechtsgründen abgelehnt werden.

Zur BK-Nummer 2102 ist kritisch anzumerken, daß sie eingeführt wurde, ohne daß wissenschaftlich tragfähige epidemiologische Querschnittsuntersuchungsergebnisse, geschweige denn Längsschnittdaten vorlagen. Unter Berücksichtigung einer Erkundungsuntersuchung an einer besonders kniegelenksbelasteten Gruppe von Rangierern [77] erscheint es fraglich, ob moderne epidemiologische Analysen eine relevante Überschußmorbidität an Meniskopathien bei Bergleuten ergeben würden. Selbstverständlich kann die Erkrankung als Berufskrankheit nur anerkannt werden, wenn in jedem Einzelfall die übermäßige regelmäßige berufliche Kniegelenksbelastung nachgewiesen wird.

Pathogenese

Die halbmondförmigen Knorpelscheiben können bei Prädisponierten unter jahrelanger erhöhter Belastung vorzeitig verschleißen. Sie verlieren ihre Elastizität, verschmälern sich und werden mürbe. Bevorzugt ist der Innenmeniskus betroffen. Teilweise bestehen Kapillarsprossungen und fibröse Umwandlungen. Bei Gelegenheit einer besonderen Bewegung oder auch spontan kommt es zu Vorfall und Einklemmung von flottierenden Meniskusteilen im Gelenkspalt mit akuten Beschwerden bis zur Gelenksperre. Reaktiv entwickeln sich exsudative Entzündungen und degenerative arthrotische Prozesse mit Knochenapposition und Randzackenbildung.

Krankheitsbild

Entsprechend der Pathogenese finden sich:

– Druckschmerz oder Schwellung, bevorzugt im medialen Gelenkspalt,
– zeitweilige Kniegelenksergüsse,
– gelegentlich Kniegelenkssperre,
– Bewegungseinschränkungen,
– röntgenologisch bei fortgeschrittenen Fällen Verschmälerung des Gelenkspaltes im betroffenen Abschnitt.

Das Operationspräparat zeigt den verschleißenden chronischen Prozeß in Abgrenzung gegenüber den akut-traumatischen Formen. – Die Differentialdiagnose gegenüber der Bursitis praepatellaris ist durch Beschwerden und Lokalisation nicht schwierig. Die Osteochondritis dissecans als Systemkrankheit ist röntgenologisch auszuschließen.

Medizinische Maßnahmen

Sofern die körperliche Zwangshaltung nicht vermeidbar ist, kommt es darauf an, daß ungeeignete Personen mit systemischen und degenerativen Erkrankungen des Skelettsystems von der Arbeit unter Tage mit entsprechend belastenden Verrichtungen ausgeschlossen werden. – Die optimale Behandlung besteht in der operativen Entfernung der erkrankten Menisken.

BK-Nr. 2103
Erkrankungen durch Erschütterungen bei Arbeit mit Druckluftwerkzeugen oder gleichartig wirkenden Werkzeugen oder Maschinen

Allgemeines

Schädigungen am Skelettsystem der oberen Extremitäten durch mechanische Schwingungen werden seit 1929 als Berufskrankheit anerkannt.

	Angezeigte Fälle	Erstmals entschädigte Fälle
1950	2636	1210
1960	1655	649
1970	812	282
1980	795	205
1981	699	210
1982	730	222
1983	742	176

Ein Blick auf die Inzidenzen seit 1950 zeigt einen zunächst starken, aber seit 1970 sich schwächenden abfallenden Trend sowohl der Anzeigen wie der entschädigten Fälle, wobei die relativ hohe Anerkennungsquote von etwa 27% (im Mittel der letzten 4 aufgeführten Jahre) auffällt. Die verbleibende MdE liegt bei diesen Fällen bei 20%. Der Rentenbestand 1982 zählt mit 7.977 Personen zu den höchsten nach Silikose, Lärmschwerhörigkeit (beide je über 20.000) und rangiert noch vor den Dermatosen (n = 7.168).

Vorkommen, Gefährdung

Zu den krankheitserzeugenden Geräten gehören vor allem Preßluftschlagwerkzeuge wie Abbauhämmer oder -meißel im Bergbau, in Gußputzereien, Niethämmer im Kessel- und Schiffbau, Bohrer, Stampfer im Straßenbau. Den größten Teil der Fälle stellt der Bergbau.

Pathogenese

Maßgebend für den pathotropen Effekt sind Vibration und Rückstoßerschütterungen, die durch aktiven Andruck oder Gegendruck des menschlichen Körpers abgefangen werden. In Abhängigkeit von Schlagfrequenz, Schwingbeschleunigung, Amplitude und Härte des bearbeiteten Materials kommt es bei Prädisponierten zu einer permanenten Mikrotraumatisierung der Knochen und Gelenke. Eine wichtige Rolle spielen die tägliche Arbeitszeit unter Schwingungseinwirkung und Arbeitsunterbrechungen, da mit zunehmender Arbeitsdauer die Muskelkraft nachläßt und die mechanischen Wellen dann nicht ausreichend muskulär abgefangen werden und sozusagen durchschlagen. Die Verschleiß- und Umbauvorgänge an Knochen und Gelenkknorpeln spielen sich im Bereich des Handgelenks, des Schultereckgelenkes und des Ellenbogengelenkes ab. Durch Knorpelabbau und reaktive osteoplastische Vorgänge entwickeln sich deformierende Arthrosen an den Handwurzelknochen und am Ellen-Speichengelenk. Am Ellenbogengelenk kann es neben osteophytären Appositionen auch zu Absprengungen und Bildern wie bei Osteochondritis dissecans kommen. Typisch an den Handwurzelknochen ist Zystenbildung infolge trophischer Störungen. Die typische Mondbeinnekrose ist wahrscheinlich das Ergebnis einer Gefäßabdrosselung bei überstreckter Haltung des Handgelenks. Ermüdungsbrüche des Kahnbeins hinterlassen Pseudarthrosen. Eine ausführliche Darstellung findet sich bei DUPUIS [19].

Krankheitsbild

Nach Expositionsdauer von 2 Jahren, bei Kahnbeinfrakturen auch nach kürzerer Dauer, im Mittel aber nach 11 Jahren treten Kraftlosigkeit im betroffenen Arm auf, Schmerzen vor allem bei Arbeitsbeginn und in der Ruhe oder nachts, Druckschmerzhaftigkeit im Ellenbogen- oder Handgelenk, Schwellung und Bewegungsbehinderung. Lokale Durchblutungsstörungen des 3. bis 5. Fingers mit zeitweiligen vasospastischen Zuständen, besonders unter Kälteeinwirkung, kommen vor, ferner Störungen des Nervus ulnaris. – Die Röntgenaufnahmen von Händen, Ellenbogengelenken in zwei Ebenen und Schultereckgelenken, jeweils einschließlich der kontralateralen Seite, erlauben im allgemeinen bei typischer Arbeitsanamnese die Diagnose. Zwar sind die degenerativen Knochen- und Gelenkveränderungen nicht spezifisch, jedoch recht typisch, zumal im Hand-Arm-Bereich im Gegensatz zur Wirbelsäule kaum mit quasi altersphysiologischen Verschleißerscheinungen zu rechnen ist. Vertebragene Schulter-Arm-Hand-Syndrome sind durch degenerative Veränderungen der Halswirbelsäule und – teilweise – den Nachweis einer Periarthritis humeroscapularis abzugrenzen. Des weiteren müssen Unfallfolgen ausgeschlossen werden.

Entscheidend für die MdE-Bewertung sind bleibende Bewegungseinschränkungen, eventuelle Muskelatrophien und objektivierbare Durchblutungsstörungen.

Medizinische Maßnahmen

Bei ausgeprägten Krankheitsbildern sind das Meiden der Tätigkeit mit dem Preßluftwerkzeug oder völliger Arbeitsplatzwechsel, gegebenenfalls mit Leistungen gemäß § 3 BKVO, nicht zu umgehen. – Balneologische und durchblutungsfördernde Maßnahmen sind angezeigt.

Bei Vorsorgeuntersuchungen ist sorgfältig auf die Entwicklung der ersten Symptome zu achten. Abgesehen von bei Einstellung anzufertigenden Röntgenaufnahmen sind Kontrollaufnahmen im allgemeinen nur bei Auftreten von lokalen typischen Beschwerden vorzunehmen. – Präventiv zweckmäßig ist ein Arbeitsregime, welches die andauernde Führung des Preßlufthammers auf eine Stunde begrenzt. Danach sollten zum Ausgleich eine Stunde lang Arbeitsgänge mit dynamischer Muskelarbeit verrichtet werden. Die Netto-Arbeitszeit mit dem Preßluftwerkzeug sollte 3–4 Stunden pro Schicht nicht überschreiten.

BK-Nr. 2104
Vibrationsbedingte Durchblutungsstörungen an den Händen, die zur Unterlassung aller Tätigkeiten gezwungen haben, die für die Entstehung, die Verschlimmerung oder das Wiederaufleben der Krankheit ursächlich waren oder sein können

Allgemeines

Während es sich bei den pathotropen mechanischen Schwingungen der BK-Nummer 2103 um Erschütterungen mit niedriger Frequenz, aber hoher Amplitude handelt, sind die Vibrationen der BK-Nr. 2104 mechanische Schwingungen mit hohen Frequenzen (über 20 bis zu etwa 1000 Hz) und niedriger Amplitude. Hauptsächlich dürften Schwingungsfrequenzen zwischen 40 Hz und 600 Hz pathotrop sein [53]. Die Tatsache des ausschließlichen Betroffenseins der Gefäße durch die höher frequente Vibration hat seit 1977 zur Abtrennung dieser Erkrankungsform und zur Etablierung einer eigenen BK-Nummer geführt. Die Zahl der angezeigten und erstmals entschädigten Fälle ist noch sehr spärlich. Im Jahre 1983 wurden bei 14 Anzeigen 3 Fälle erstmals entschädigt. Das liegt wahrscheinlich teilweise daran, daß die Symptomatik oft noch unterschwellig bleibt und die gesundheitliche Beeinträchtigung erträglich ist.

Vorkommen, Gefährdung

Vibrationen von 20–1000 Hz erzeugende Maschinen sind hochtourige Bohrer, Meißel, Fräsen, Sägen, Schneide-, Schleif- und Poliermaschinen, Niethämmer und Anklopfmaschinen. Diese pneumatisch oder motorbetriebenen Geräte werden vor allem in der Forstwirtschaft (Kettensägen), im Bauwesen, in der metallverarbeitenden Industrie und im Schiffbau eingesetzt.

Pathogenese

Durch die wiederholte Irritation der peripheren kleinen Gefäße und Kapillaren der Hände und Finger mit erhöhter Aktivierung der lokalen sympathischen Nervenstrukturen bildet sich eine verstärkte Reagibilität aus, die sich vor allem bei Einwirkung von Kälte durch vasospastische Zustände an den Fingern äußert. Es handelt sich um ein funktionelles Krankheitsbild ohne pathologisch-anatomisches Substrat. Daß der gleichzeitig vorhandene Lärm durch die vibrationserzeugenden Werkzeuge eine kausale Rolle für das Krankheitsbild spielt, konnte ausgeschlossen werden [53].

Krankheitsbild

Nach einigen Monaten bis Jahren, bei sehr intensiver Vibrationseinwirkung früher, treten anfallsartige Zustände mit »Absterben« der Finger der Halte- oder Bedienungshand, und zwar meist einseitig, auf. Die Daumen bleiben meist verschont. Die Finger werden weiß, anästhetisch bis parästhetisch, versteifen sich, und ihre Muskelkraft ist stark vermindert. Nach wenigen Minuten löst sich der vasospastische Zustand. Meist treten die Beschwerden im Winterhalbjahr bei Arbeitsbeginn auf, später auch unabhängig von der Arbeit, teilweise durch Kälteeinwirkung. Die intermittierenden Zustände sind reversibel.

Die Diagnose während der langen freien Intervalle ist auf die typische berufliche und Krankheitsanamnese angewiesen. Abkühlungstests mit Eiswasser mit Hauttemperaturmessungen an den Fingerkuppen können die starke vasokonstriktive Reaktionsbereitschaft nachweisen [20]. Röntgenologische und neurologische Untersuchungen verlaufen negativ. Auszuschließen sind M. Raynaud (doppelseitig, mehr nachts, vorwiegend Frauen) und seltene organische immunologisch bedingte Gefäßerkrankungen.

Medizinische Maßnahmen

Aufwärmpausen, Benutzung von Handschuhen, Begrenzung der Expositionszeiten, Reduzierung des Zigarettenrauchens und balneologische Prozeduren mit »Gefäßtraining« gehören zum Maßnahmenkatalog. Eine medikamentöse Therapie ist im allgemeinen nicht erforderlich. – Bei zu starker Häufung der vasospastischen Zustände kann – selten – ein Arbeitsplatzwechsel unvermeidlich sein.

BK-Nr. 2105
Chronische Erkrankungen der Schleimbeutel durch ständigen Druck

Allgemeines

Die dauerhaft entschädigten beruflich bedingten chronischen Bursitiden sind zahlenmäßig spärlich, aber die Zahl der angezeigten Fälle ist vergleichsweise sehr hoch.

	Angezeigte Fälle	Erstmals entschädigte Fälle
1960	772	14
1970	543	7
1980	387	1
1981	403	4
1982	461	5
1983	417	11

Selbstverständlich ist die Zahl der berufsbedingten Fälle ohne verbleibende Folgen zu berücksichtigen. Dies waren 1981: 76, 1982: 97 und 1983: 132 Fälle. Die Zahl der nicht berufsbedingten Fälle ist also bei dieser diagnostisch leicht zugänglichen Erkrankung übermäßig hoch. Deshalb ist bei der Erstattung einer Anzeige des Verdachts auf Berufskrankheit kritisch und unter Beachtung der Rechtsvorschriften zu verfahren.

Vorkommen, Gefährdung

Die chronischen Schleimbeutelerkrankungen kommen bei allen Tätigkeiten vor, die mit häufigen und langdauernden Druckbelastungen der Knie-, Ellenbogen- und Schultergelenksumgebung verbunden sind. Dazu gehören Parkett-, Platten- und Fliesenlegen, Fußbodenreinigen, Transportieren von Lasten auf den Schultern.

Pathogenese

Während die normalen zahlreichen Schleimbeutel nicht sichtbar sind und ihrer Schutzfunktion gegen Druckbelastungen dienen, werden sie bei verstärkten chronischen Belastungen überfordert und reagieren mit seröser Exsudation, langfristig mit fibröser Umwandlung. Gefäßneubildungen sind typisch. Diese Hygrome können gekammert sein und verkalken. Sekundärinfektionen kommen vor.

Krankheitsbild

Die Diagnose macht bei dem typischen Inspektions- und Palpationsbefund keine Schwierigkeit. Exostosen sind durch Röntgenaufnahme, Tuberkulose durch Probepunktion auszuschließen.

Medizinische Maßnahmen

An erster Stelle steht das Aufgeben der schädigenden Belastung. Nach Möglichkeit sollte man die Erhaltung des erkrankten Schleimbeutels wegen dessen wichtigen mechanischen Schutzfunktionen anstreben. Ruhigstellung, Wärme, Punktion mit nachfolgender Kortikoidinjektion vermögen in nicht zu weit fortgeschrittenen Fällen die Bursitis zurückzubilden. Inveterierte und sekundär infizierte Hygrome müssen exstirpiert werden. Der Schnitt ist so zu führen, daß die Operationsnarbe nicht am Ort der stärksten Druckbelastung zu liegen kommt. – Die Arbeitsgestaltung und -haltung bei Wiederaufnahme der Tätigkeit haben der Erkrankung Rechnung zu tragen. Wenn das nicht möglich ist, sind Knie-, Ellenbogen- oder Schulterpolster anzuwenden. Bei Rezidiven ist ein Arbeitsplatzwechsel nicht zu vermeiden.

BK-Nr. 2106
Drucklähmungen der Nerven

Allgemeines

Es handelt sich um eine recht seltene Berufskrankheit. Bei jährlich etwa 20–40 angezeigten Fällen kommen im Mittel etwa 3 zur Anerkennung mit Folgen, wobei diese Zahl kaum kleiner ist als die Zahl der dem Grunde nach anerkannten Fälle. Aus der schlechten Rückbildungstendenz resultiert ein relativ großer Rentenbestand von 51 Fällen im Jahre 1982.

Vorkommen, Gefährdung

Äußeren Druck auf Nerven, die oberflächlich verlaufen, üben Werkzeuge, Lasten und harte Unterlagen aus. Aber auch durch einseitig fortgesetzte Zwangshaltungen können im Innern durch Druck von Knochen und Sehnen Nerven geschädigt werden. Am meisten gefährdet sind die Nn. ulnaris, medianus und radialis, der N. fibularis in Hockstellung, der N. tibialis durch Arbeiten im Knien mit nach dorsal verlagerter Körperbelastung, seltener der Plexus brachialis durch Transportarbeiten.

Pathogenese

Durch den Druck kommt es zunächst zu funktionellen Störungen, später zur degenerativen Nervenschädigung mit Lähmung der überwiegend betroffenen motorischen Nerven und Muskelatrophie.

Krankheitsbild

In der ersten Phase treten in der betroffenen Extremität Schwere- und Ermüdungsgefühle, Hyperästhesien und Parästhesien auf. Die Diagnose in dieser Phase erfolgt überwiegend durch fachneurologische Beurteilung mit Einsatz der instrumentellen Methodik wie Chronaximetrie, Elektromyographie und Bestimmung der Nervenleitgeschwindigkeit. Die kompletten Nervenlähmungen an den Extremitäten sind leicht zu diagnostizieren. Sowohl bei den funktionellen Durchgangsstadien wie bei den voll ausgeprägten Fällen ist die ätiologisch orientierte Differentialdiagnose von Bedeutung. Es kommen u. a. in Betracht: Neuritiden durch Infektionskrankheiten oder toxische Substanzen, rheumatische Neuritiden, Drucklähmungen durch Tumoren und wurzelbedrängende Prozesse an der Hals- oder Lendenwirbelsäule. Hierbei können örtlich disponierende Faktoren eine Rolle spielen, ohne die Berufskrankheit in jedem Falle in Abrede zu stellen: Halsrippen, anomaler Nervenverlauf, Gelenkfehlstellungen, Kallusbildungen nach Frakturen.

Eine typische Sonderform ist die periphere Schädigung des N. medianus durch ständig wiederholte Überstreckung des Handgelenks. Durch die enge Nachbarschaft mit Sehnen und Bändern im Karpaltunnel, die durch die Überlastung mit bindegewebiger Hyperplasie reagieren, wird der Medianus bedrängt (sogenanntes Karpaltunnelsyndrom).

Medizinische Maßnahmen

Die Behandlung besteht im Aufgeben der schädigenden Belastung. Im übrigen folgt die Therapie den Richtlinien wie bei anderen Nervenlähmungen mit Übungsbehandlung, Massagen, Elektrotherapie, Vitamin-B-Gaben. Bei Karpaltunnelsyndrom ist in Anbetracht der günstigen Erfahrungen chirurgische Entlastung angezeigt.

BK-Nr. 2107
Abrißbrüche der Wirbelfortsätze

Allgemeines

Die Abrißbrüche der Wirbelfortsätze gehören wie auch die Marschfrakturen und die Kahnbeinfrakturen bei Preßluftwerkzeugarbeit zu den Ermüdungsfrakturen. Sie sind extrem selten geworden. In den Jahren 1980 und 1981 beispielsweise wurde jährlich jeweils nur ein Fall dem Grunde nach anerkannt, die aber nicht den Rang einer entschädigungspflichtigen Krankheit mit MdE von mindestens 20% erreichten.

Vorkommen, Gefährdung

Eine Gefährdung besteht durch anhaltende schwere Arbeit im Bereich der oberen Extremitäten und des Schultergürtels, z. B. durch Schaufelarbeiten, insbesondere über Kopf und mit Drehbewegung (Schipperkrankheit). Der Rückgang dieser Erkrankungen ist in erster Linie auf die zunehmende Mechanisierung von Erdarbeiten zurückzuführen.

Pathogenese

Durch Einwirkung von Zugkräften der an den Dorn- oder Querfortsätzen der Wirbel inserierenden Sehnen kommt es bei wochen- bis monatelang fortgesetzter Muskelarbeit vor allem bei Untrainierten zur Materialermüdung der Knochen. Der bildliche Begriff Material ist hier gut angebracht, da der pathogenetische Mechanismus durchaus mit der technischen Materialermüdung, z. B. von Metallen, vergleichbar ist. Es bildet sich eine pathophysiologisch bestimmte, später morphologisch durch bindegewebigen Umbau bestimmte Zone heraus. Prädilektionsstellen sind die Dornfortsätze der unteren Halswirbelsäule bis oberen Brustwirbelsäule, vorrangig des 7. Halswirbels. In diesem Zustand genügt entweder eine einzige typische Schaufelbewegung, aber auch jede andere Betätigung des betreffenden Muskels im täglichen Leben, um die Fraktur mit ihren typischen akuten Symptomen auszulösen. Wenn die berufliche Belastung erwiesen ist, besteht an deren kausaler Rolle kein Zweifel, selbst wenn eine private Verrichtung Anlaß oder Gelegenheit zur Manifestation der Erkrankung ist.

Krankheitsbild

Typisch ist der plötzliche heftige Schmerz zwischen den Schulterblättern, der unter Steifhaltung von Schultern, Kopf und Armen jede Weiterarbeit verbietet. Lokaler Klopf- und Druckschmerz sind nachweisbar. Fälle mit allmählicher Schmerzentwicklung sind seltener. Das Röntgenbild sichert die klinisch gestellte Diagnose.

Medizinische Maßnahmen

Arbeitsbefreiung, Ruhigstellung, kühlende Umschläge reichen im allgemeinen aus. Verbände sind nicht erforderlich. Von Fall zu Fall können Novocaininfiltrationen nützlich sein. Abheilung erfolgt zumeist unter Hinterlassung einer Pseudarthrose, die aber keinen Krankheitswert hat. Iatrogene Neurotisierung ist zu vermeiden!

BK-Nr. 2201
Erkrankungen durch Arbeit in Druckluft

Allgemeines

Diese bei Caissonarbeitern und Tauchern auftretende Berufskrankheit ist infolge der konsequenten Arbeitsschutzvorschriften recht selten geworden. Seit etwa 1978 werden jährlich um 15 Fälle angezeigt und 2–4 erstmals entschädigt. Der Rentenbestand von 42 im Jahre 1982 rekrutiert sich hauptsächlich aus Folgen der Osteoarthrosen der großen Gelenke.

Vorkommen, Gefährdung

In früheren Jahren ist es bei allen großen Unterwasserarbeiten zu zahlreichen Erkrankungen und Todesfällen infolge zu rascher Druckentlastung gekommen. Gefährdet sind alle Arbeiter, die unterhalb des Wasserspiegels in Senkkästen, Caissons oder in Taucherglocken oder Taucheranzügen arbeiten müssen, z. B. bei Schiffs- und Leichenbergungen, bei der Erdölgewinnung und künftig eventuell bei der möglichen Gewinnung von Bodenschätzen aus dem Meeresgrund.

Pathogenese

Je 10 m Wassertiefe erfordern 1 Atmosphäre Überdruck. Beim Einschleusen oder Absinken kommt es zu einem Druckanstieg (Kompression). In der Tiefe besteht dann ein stationärer Überdruck. Ein gleichmäßig wirkender Überdruck wird im allgemeinen gut vertragen. Durch Verschluß der Tuba Eustachii kann es zu Schmerzen in der Paukenhöhle kommen. Mit steigendem Druck werden die in der Atemluft enthaltenen Gase (79% Stickstoff, 21% Sauerstoff) vom Körper vermehrt aufgenommen. Der Lösungsvorgang dieser Gase verlangsamt sich mit zunehmender Sättigung. Der Grad der Sättigung ist abhängig von der Arbeits- oder Tauchtiefe, der Expositionszeit sowie der unterschiedlich starken Durchblutung und dem unterschiedlich großen Stickstoffbindungsvermögen der Körpergewebe. Zuerst werden die Körperflüssigkeiten, bei längerer Expositionsdauer die lipoid- und fetthaltigen Gewebe gesättigt.

Die eigentliche gesundheitliche Gefährdung besteht bei der Ausschleusung mit der Druckentlastung (Dekompression). Wenn die Druckentlastung zu schnell erfolgt, treten Stickstoffblasen in Blut, Lymphe, Liquor und Gelenkflüssigkeiten auf. Bei schlagartiger Dekompression können große Gasblasen über das rechte Herz in den Lungenkreislauf geraten und den Tod verursachen. Bei nicht ausreichend protrahierter Dekompression wirken sich die Stickstoffbelastungen an Haut, Ohr, Gehirn und peripheren Nerven sowie an gelenknahen Abschnitten der langen Röhrenknochen aus.

Krankheitsbild

In der akuten Phase sind die Beschwerden recht diffus mit Kreislaufschwäche, Adynamie, Hautjucken, Schmerzen in den großen Gelenken. Die Osteoarthralgien können erheblich sein. Im Laufe der nächsten Stunden und Tage bilden sich menièreartige Syndrome heraus, Schwerhörigkeit, Neuralgien mit Hyper- oder Hypästhesie, Hautveränderungen mit Venenerweiterungen und Cutis marmorata. Dominierend sind die Erscheinungen der Knochen- und Gelenkbeschwerden im Bereich der Hüftgelenke, der Schulter- und der Kniegelenke. Bei wiederholten Einwirkungen der zu schnellen Dekompression findet man in den genannten Knochenabschnitten Zysten, z. T. mit Verkalkungen und sekundären Arthrosen, die das altersphysiologische Maß weit übertreffen.

Medizinische Maßnahmen

Bei Verdacht auf Dekompressionseffekte ist die einzige und gut wirksame Behandlung die Rekompression. – Die Gruppe der Caissonarbeiter und Taucher gehört zu jenen, welche die umfangreichsten vorsorgediagnostischen Maßnahmen und den besten Gesundheitszustand erfordern. Herz-Kreislauf, Sinnesorgane, Bewegungsapparat, Atmungsorgane, zentrales, peripheres und vegetatives Nervensystem müssen in Ordnung sein. Geeignet sind nur männliche und gesunde Personen im Alter von 20–40 Jahren in guter psychischer Verfassung ohne Suchtneigung.

BK-Nr. 2301
Lärmschwerhörigkeit

Allgemeines

In den letzten 20 Jahren ist ein rapides Anwachsen der Zahlen von Lärmschwerhörigkeiten zu verzeichnen. Die Ursache liegt in der progressiven Industrialisierung nach dem zweiten Weltkrieg. Die Zeitverschiebung resultiert aus der Tatsache, daß die Lärmschwerhörigkeit etwa 15 Jahre bis zu ihrer Manifestation benötigt. Heute kann man davon ausgehen, daß zwei Millionen Arbeitnehmer in der gewerblichen Wirtschaft, also etwa jeder zehnte an einem lärmintensiven Arbeitsplatz mit einem Durchschnittspegel von 90 dB(A) (Abkürzung für Dezibel) tätig sind. Geht man von einem Grenzwert von 85 dB(A) aus, dann liegt diese Zahl bereits zwischen drei und vier Millionen [12].

Bei der Zahl der gemeldeten und entschädigten Fälle sind die gesetzlichen Voraussetzungen zu beachten. Bis 1961 galten nur jene Fälle als Berufskrankheit, die das Ausmaß einer an Taubheit grenzenden Schwerhörigkeit erreicht hatten. Des weiteren ist zu beachten, daß seit 1967 die Bewertung der Minderung der Erwerbsfähigkeit zutreffend etwas großzügiger erfolgte, so daß mehr Fälle in den entscheidenden Grenzbereich von MdE = 20% hineinkamen. Und nicht zuletzt ist zu beachten, daß die Unfallverhütungsvorschrift »Lärm« ab 1975 durch systematische Vorsorgeuntersuchungen zur zunehmenden Erfassung Lärmexponierter und -geschädigter beigetragen hat.

	Angezeigte Fälle	Erstmals entschädigte Fälle
1950	50	15
1960	110	23
1970	2006	567
1980	15594	2581
1981	13489	2343
1982	10209	2007
1983	8967	1453

Seit 1980 errechnen sich daraus Anerkennungsquoten von 16–18%. Wir haben aber zu berücksichtigen, daß bei einer erheblich größeren Zahl, als es die Rubrik »Erstmals entschädigte Fälle« ausweist, die Anzeige durchaus berechtigt war. Die Zahlen der dem Grunde nach anerkannten Fälle betrugen 1980: 3803, 1981: 4063, 1983: 3455. Daraus errechnet sich, daß 1980/81 in 41% der angezeigten Fälle die Lärmschwerhörigkeit bestätigt wurde. Im Jahre 1983 waren es rund 54%. Das heißt aber auch, daß in knapp 60% bzw. 46% der Fälle die Anzeige hätte unterbleiben können. Bei einem Teil von diesen zuletzt 46%, hinter denen sich ja in der Masse ein erheblicher Aufwand an Organisation und Diagnostik verbirgt, war sicher die Meldung doch zweckmäßig. Bei einem nicht unerheblichen Teil indessen sind die Meldungen durch fehlerhafte Durchführung der Audiometrie oder nicht zutreffende Interpretation der Audiometrie und Hörprüfungen als vermeidbar einzuschätzen.

Diese formal anmutenden Gesichtspunkte, die bei keiner anderen Berufskrankheit vorzubringen sind, tragen erstens dem Phänomen der gewaltigen Quantität Rechnung und zweitens dem Umstand, daß bei einer derartig physikalisch begründeten und mit objektiven relativ sicheren Meßmethoden erfaßbaren Gesundheitsschädigung schon primär vom Arzt eingeschätzt werden kann, ob tatsächlich der begründete Verdacht einer Lärmschwerhörigkeit mit MdE von 20% oder, bei Stütz-MdE, von 10% oder 15% vorliegt.

Vorkommen, Gefährdung

Lärmarbeiten kommen besonders vielfältig und häufig in der Metallbe- und -verarbeitung vor. Z. B. Niet- und Hammerarbeiten, Arbeiten in Draht- und Nagelfabriken, Gußputzen, Schleifen, Blechbearbeitung, Druckluftwerkzeugbenutzung, Strahlarbeiten, Schneiden, Arbeit an Pressen, ferner im Bergbau, an Motorenprüfständen, im Bereich von Gasturbinen, Kompressoren und Gebläsen, an Hobelmaschinen und bei Sägearbeiten, in der Textilindustrie an Web- und Spinnmaschinen, an Druckereimaschinen, in der Flaschenabfüllerei, beim Gewinnen und Bearbeiten von Steinen, bei Bauarbeiten mit Benutzung von Rammen, Planierraupen, Baggern und Gleisstopfmaschinen, im Luftverkehr beim Bodenpersonal, im Schiffsverkehr beim Maschinenpersonal usw.

Während früher nur Lärm ab 90 dB(A) als ausreichend zur Erzeugung der Lärmschwerhörigkeit angesehen wurde, werten Gesetzgeber und Berufsgenossenschaften seit 1977/78 einen personenbezogenen Beurteilungspegel von ≥ 85 dB(A) im Grundsatz als gehörschädigend. Diese Einschätzung hat sich inzwischen bestätigt. Erhebliche pathotrope Bedeutung hat der in extrapolierten Lärmmessungen nicht berücksichtigte Impulslärm. Zu beachten ist die immer wieder bestätigte Tatsache, daß besonders disponierte Personen bei über 20jähriger Tätigkeit auch bei einem Schallpegel von 84–82 dB(A) eine lärmbedingte Innenohrschwerhörigkeit erwerben können. Diese Fälle pflegen aber die Grenze von MdE 15% nicht zu überschreiten, werden also nur im Falle einer Stütz-MdE relevant.

Pathogenese

Pathologisches Substrat sind mehr oder weniger ausgedehnte Ausfälle von Hörsinneszellen, den Haarzellen, im Innenohr. Äußeres Ohr, Mittelohr, Hörnerv und zentrale Leitungsbahnen werden vom Lärm nicht geschädigt. Deshalb kann eine Schalleitungsschwerhörigkeit niemals eine lärmbedingte Berufskrankheit sein.

Lärm kann die Hörsinneszellen, welche die mechanischen Schallschwingungen in körpereigene bioelektrische Erregung umwandeln, mechanisch zerstören, wobei er an den Zellmembranen angreift. Dieser Mechanismus kommt wahrscheinlich nur für erheblichen Lärm über 130 dB(A) und für Einwirkungen von Knalltraumen in Betracht. In der Regel beruht der Pathomechanismus des Untergangs der Haarzellen auf einer metabolischen Überforderung. Die Hörsinneszellen fungieren nicht nur als Schallwandler, sondern zugleich als Verstärker. Der erforderliche Energieverbrauch führt zu einem zellulären O_2-Defizit und zur Abnahme der Succinodehydrogenase und des Glykogens in den Zellen. Der Umstellung auf anaerobe Glykolyse folgen Störungen des Eiweißstoffwechsels, Schwellung und Zerstörung der Zellkerne, Resorption der Zellen. Eine einmal ausgefallene Hörsinneszelle bleibt lebenslang ausgefallen. Bei schweren Schädigungen degenerieren auch die Stützzellen des Corti-Organs. – Auf dem gleichen pathogenetischen Wege laufen auch Schädigungen des Hörvermögens durch Medikamente, Gifte und z. T. auch Infekte und Mikrozirkulationsstörungen ab, so daß durch kombinierte Einwirkungen additive Effekte entstehen können.

Die drei Reihen der äußeren Haarzellen werden eher, stärker und in größerer Ausdehnung betroffen als die eine Reihe der inneren Haarzellen. Die letzteren bleiben noch funktionstüchtig. Ihre Reizstärke-Erregungs-Kennlinie verläuft weitaus steiler als die der äußeren Haarzellen. Darauf beruht das Recruitment (leiser bis mittelstarker Schall wird gar nicht gehört, starker Schall aber normal oder sogar übermäßig laut). – Der Lärm schädigt die Hörsinneszellen zunächst der mittleren Abschnitte der basalen Schneckenwindung am stärksten, wo die Frequenzen von 3000 bis 6000 Hz repräsentiert sind.

Die Entwicklung einer Lärmschwerhörigkeit ist abhängig von der Einwirkungsdauer und der Schallintensität. Dabei macht eine Erhöhung des Lärmpegels von 3 dB die Halbierung der Einwirkungsdauer wett. Vier Stunden Lärm von 93 dB(A) entsprechen also 8 Stunden Lärm von 90 dB(A). Dreißig Minuten Lärm von 102 dB(A) entsprechen 16 Stunden Lärm von 87 dB(A) [73]. Diese mechanistisch-mathematische Betrachtung gilt aber nur bedingt, denn die individuelle Lärmempfindlichkeit schwankt außerordentlich. Denn nur ein Bruchteil der Lärmexponierten erkrankt an relevanter Schwerhörigkeit. Ein großer Teil erleidet leichte Hörverluste im Bereich oberhalb 2000 Hz ohne praktische Bedeutung. Ein dritter kleiner Teil der Lärmarbeiter bewahrt ein praktisch normales Schwellengehör. Es gibt bis heute keinen Test, der die Wahrscheinlichkeit der Entwicklung einer Lärmschwerhörigkeit vorauszusagen gestattet.

Krankheitsbild

Zu Beginn läßt sich bei der Tonaudiometrie eine Senke der Hörkurve bei 4000 oder 6000 Hz nachweisen. Im weiteren Verlauf der Innenohrschädigung dehnt sich die Degenerationszone nach den hohen und mittleren Frequenzen aus. Zunächst kommt es zu einer verbreiterten Hörsenke, später zu einem Steilabfall bei 2000–3000 Hz mit einem Hörverlust von mindestens 40–60 dB und von 60–70–80 dB in den höheren Frequenzen (Abb. 8–10).

Bei einer relevanten Lärmschwerhörigkeit

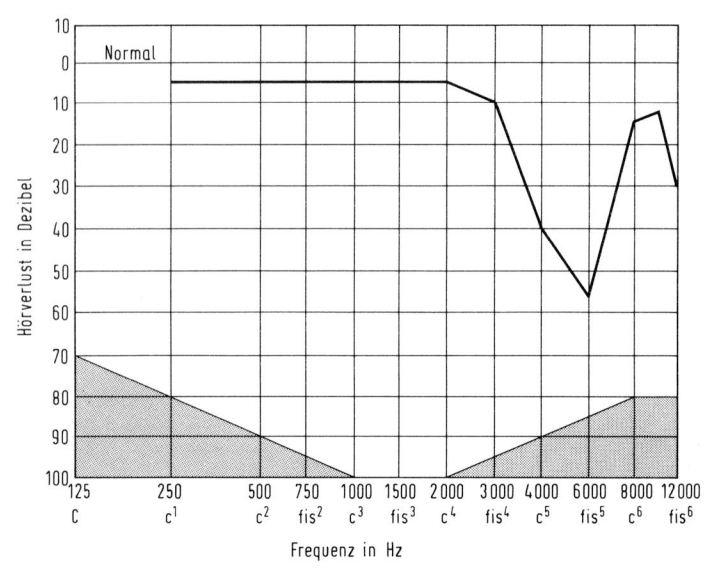

Abb. 8. Hörsenke im oberen Frequenzbereich, Sprachverständnis nicht beeinträchtigt; nach NIEMEYER [73].

Verlauf der tonaudiometrischen Veränderungen

Abb. 9. Verbreiterte Hörsenke, Hörweite für Flüstersprache herabgesetzt, leichte, noch nicht auffällige »Party«-Schwerhörigkeit; nach NIEMEYER [73].

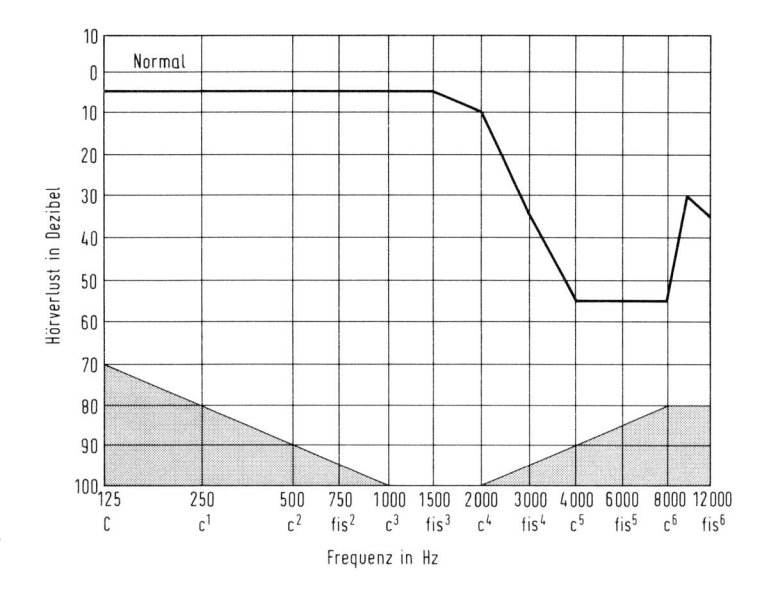

Abb. 10. Stufenform der Audiogrammkurve, steiler Abfall zwischen 1 und 2 kHz, Sprachverständnis im ruhigen Hörprüfraum noch ausreichend, im täglichen Leben stark erschwert; nach NIEMEYER [73].

stellt man eine große Differenz zwischen Flüster- und Umgangssprache fest, wobei vor allem das Verständnis für Flüstersprache eingeschränkt ist. Eine Hörfunktionsstörung ist versicherungsrechtlich erheblich, also eine BK-Anzeige auslösend, wenn

– das Tonschwellenaudiogramm einen Hörverlust von mehr als 40 dB bei 2000 Hz auf dem besser hörenden Ohr ergibt und
– gleichzeitig das Hörvermögen für Flüstersprache auf dem besser hörenden Ohr weniger als 2 m ergibt.

117

Außerdem ist zu erweisen, daß Luft- und Knochenleitung bei der Audiometrie praktisch übereinstimmen, d. h. eine Schalleitungsschwerhörigkeit auszuschließen ist. Eine wichtige Stütze für die Diagnose des Haarzellschadens ist ein positives Recruitment, nachgewiesen mit dem SISI-Test (Short increment sensitivity Index), der eine besondere Sensibilität des Hörgeschädigten für Lautstärkeschwankungen nachweist. 60–100% erkannte Impulse sprechen für eine Innenohrschädigung, 0–15% für eine neurale Schwerhörigkeit. Nicht eindeutige Befunde zwischen 15 und 60% sind selten [63]. Im allgemeinen sollten zur Sicherung des Recruitments zwei überschwellige Hörprüfmethoden durchgeführt werden, also außer SISI noch Lüscher-Test, Langenbeck-Test, Metz-Recruitment u. a. [63].

Doch befinden wir uns mit diesen diagnostischen Verfahren bereits in der Domäne des Otologen bzw. des Gutachters. In jedem Fall sollten bei der Tonaudiometrie Luft- und Knochenleitung praktisch übereinstimmen und bei 2000 Hz mindestens ein Verlust von 40 dB bei typischer Kurve (Abb. 8–10) sowie eingeschränktes Verständnis der Flüstersprache nachzuweisen sein. Die anamnestische Erkundung einer langjährigen, im allgemeinen etwa 15jährigen beruflichen Lärmexposition ist dabei selbstverständlich.

Wesentlich zur Bewertung der Hörminderung ist die Sprachaudiometrie mit standardisierter Vorgabe auf Tonband oder Schallplatte an den Versicherten, der einen Kopfhörer trägt. Der Hörverlust bei unterschiedlicher Schallintensität für Zahlwörter und Einsilber ist eine wichtige Grundlage, um den Hörverlust beider Ohren zu bestimmen, auf dessen Basis dann mittels einer Tabelle von FELDMANN die Minderung der Erwerbsfähigkeit berechnet werden kann (Königsteiner Merkblatt, Ausgabe 1977). – Im Falle, daß eine MdE aus Folgen einer anderen Berufskrankheit, eines Arbeitsunfalls oder einer Kriegs- oder Wehrdienstbeschädigung vorliegt, ist die Voraussetzung für die Anzeige außer der Reduktion der Flüstersprache auf unter 2 m am besser hörenden Ohr ein Hörverlust von mehr als 40 dB bei 3000 Hz auf dem besser hörenden Ohr.

Die schwierigen Probleme, die sich beim Zusammentreffen von Lärm mit anderen das Innenohr schädigenden endogenen und exogenen Faktoren ergeben, sind Angelegenheit der otologischen und arbeitsmedizinischen Gutachter und können hier nicht abgehandelt werden. Es sei auf die einschlägigen Publikationen verwiesen [12, 18, 64].

Medizinische Maßnahmen

Da eine Lärmschwerhörigkeit irreversibel ist, sich andererseits aber auch – abgesehen von altersbedingten zusätzlichen Einschränkungen – nach Beendigung der Exposition nicht verschlimmern kann, ist die Prävention allein entscheidend. Grundlage hierfür ist die Unfallverhütungsvorschrift Lärm. Die primäre Prävention ist eine technologisch-technische und arbeitsorganisatorische Aufgabe. Die sekundäre Prävention betrifft die konsequente Anwendung individuellen Hörschutzes in Abhängigkeit von den einwirkenden Schalldrucken. Die Vorsorgeuntersuchungen nach G 20 ermöglichen die Fernhaltung und den Ausschluß Ungeeigneter von der beruflichen Lärmeinwirkung. Dazu gehören Personen mit Vestibular-Schwindelerkrankungen (Morbus Menière), Innenohrschwerhörigkeiten aller Art, Durchblutungsstörungen im Bereich des Kopfes bei Zervikalsyndrom oder bei sklerosierenden Kreislauferkrankungen, Otosklerosen und – wegen der Unmöglichkeit des Tragens von Gehörschutz – therapieresistenten Erkrankungen des äußeren Ohres, des Gehörgangs und sezernierenden Mittelohrerkrankungen.

BK-Nr. 2401
Grauer Star durch Wärmestrahlung

Allgemeines

Der graue Star durch Wärmestrahlung, auch Infrarotstar, Feuerstar, Wärmestar oder Glasbläserstar genannt, ist eine seltene Berufskrankheit. Bei nur einzelnen oder ganz wenigen Fällen, die jährlich anzuerkennen waren, betrug der Rentenbestand mit bleibenden Folgen am Sehorgan 41 Fälle im Jahre 1982.

Vorkommen, Gefährung

Gefahrenquellen sind u. a. der Umgang mit glühendem Glas in Glashütten, weniger mit glühenden Erzen in Eisenhütten [25], in Metallschmelzereien, beim Zinnplattenwalzen und in Karbidfabriken.

Pathogenese

Die pathotrope Wirkung geht von infraroten Wärmestrahlen mit einer Wellenlänge von 750–2400 nm aus. Ob es sich um eine direkte Strahlenwirkung an der Linse handelt, oder ob die Erwärmung des Kammerwassers den Star hervorruft, ist noch nicht eindeutig geklärt. Das mehr dem Arbeitsvorgang zugewandte Auge erkrankt zuerst und stärker. Die Einwirkungsdauer bis zum Beginn der ersten Veränderungen beträgt einige Jahre, meist 15–20 Jahre und länger.

Krankheitsbild

Die ersten objektiven Veränderungen treten am hinteren Linsenpol subkapsulär in der Mitte zunächst nur einseitig auf. Es handelt sich um Vakuolen und kleine Trübungsflächen, die im Spaltlampenlicht zu erkennen sind. Allmählich fließen diese einzelnen Bezirke zu Polscheiben zusammen. Erst dann treten zunehmende Sehstörungen auf. Das Endstadium gleicht dem Bild des reifen Altersstars. – In den Anfangsstadien kann der Wärmestar durch sein typisches Aussehen, das mit dem des Stars durch ionisierende Strahlung übereinstimmt, gegen andere Starformen abgegrenzt werden. Weitere Hinweise auf die Natur dieses Stars sind Lamellenabhebungen der vorderen Linsenkapsel und gleichzeitige Pigmentierungen, Teleangiektasien sowie Atrophien in den benachbarten Gesichtsbezirken durch die Infraroteinwirkung.

Medizinische Maßnahmen

Bei voll ausgeprägten Bildern unterscheidet sich die Behandlung nicht bei der von anderen Formen des grauen Stars. Bei frühzeitiger Erkennung kann das Fortschreiten aufgehalten werden. Zur Prävention dienen getönte Schutzgläser nach DIN 4646.

BK-Nr. 2402
Erkrankungen durch ionisierende Strahlen

Allgemeines

Direkt ionisierende Strahlen sind elektrisch geladene Korpuskeln wie schnelle Elektroden oder Betastrahlen, Alphastrahlen oder Protonen, die Elektronen aus dem Atomverband herausschlagen, so daß die betroffenen Atome in einen angeregten Zustand veränderter Reaktionsbereitschaft geraten. Indirekt ionisierende Strahlen sind Röntgen- und Gammastrahlen sowie Neutronen, die zwar nicht selbst ionisieren, aber bei Wechselwirkung mit Materie in dieser ionisierende Strahlung auslösen. Die Wirkungen ionisierender Strahlung sind in Abhängigkeit von der Art der Strahlung, der Dosis (= Dosisleistung mal Zeit), dem Ort der Einwirkung und der individuellen und organdifferenten Reaktivität sehr unterschiedlich. Als Einheit der Strahlendosis gilt das Röntgen (r). Die Einheit der absorbierten Dosis ist das rad oder neuerdings 1/100 Gray (Gy); 1 Gy sind also 100 rad. Als Einheit in Zusammenfassung der physikalischen Größe und der biologischen Relevanz gilt das rem (1 rem = 1 rad relativer biologischer Wirksamkeit). In den letzten Jahren ist auch dieser gut eingeführte Begriff des rem durch Sievert (Sv) ersetzt worden, und zwar ist 1 Sv = 100 rem resp. 1 rem = 0,01 Sv. Im folgenden wird noch der Begriff rem bevorzugt.

Die zulässigen Grenzwerte für beruflich Strahlenexponierte betragen 5000 mrem pro Jahr, für die Bevölkerung 150 mrem pro Jahr.

Die Zahlen der jährlich angezeigten Berufskrankheiten durch ionisierende Strahlung liegen bei etwa 20–40, die Zahlen der jährlich erstmals entschädigten Fälle bei 0–7, wenn man die letzten 20 Jahre in Betracht zieht. Der Rentenbestand belief sich 1982 auf 70.

Vorkommen, Gefährdung

Seit Beginn seiner Evolution lebt der Mensch unter einer natürlichen Strahlenexposition, wobei man heute noch nicht weiß, inwieweit diese einen positiven oder negativen Einfluß auf die menschliche Spezies ausgeübt hat. Diese Exposition beträgt in unseren Breiten 110 mrem/a, wobei je nach Höhenlage Schwankungen zwischen etwa 30 mrem/a (Meereshöhe) und 300 mrem/a (im Gebirge) bestehen. In 20 km Höhe beträgt die Strahlung 10.000 mrem/a. – Diese 110 mrem setzen sich zusammen aus 30 mrem/a durch kosmische Strahlung, 50 mrem/a durch terrestrische Strahlung und 30 mrem/a durch inkorporierte natürliche radioaktive Stoffe. In unserem Körper werden demnach pro Jahr etwa 10^{16} Ionenpaare gebildet. Wie wenig wir über die Wirkung »kleiner« Dosen ionisierender Strahlung wissen, hat GRAUL anschaulich dargestellt [32]. – Gegenüber dieser natürlichen Strahlenexposition nimmt sich die vom Menschen gemachte vergleichsweise spärlich aus. Sie beträgt für die Anwendung diagnostischer und therapeutischer Verfahren in der Medizin 50 mrem/a. Jeweils etwa 1 mrem/a/Mensch tragen bei:

- berufliche Strahlenexposition,
- kerntechnische Anlagen,
- Fall-out von Kernwaffenversuchen,
- Verwendung radioaktiver Stoffe und ionisierender Strahlung in Forschung, Technik und Haushalt.

Diese approximativen Dosisleistungen unterliegen natürlich in Raum und Zeit und abhängig von den menschlichen Aktivitäten gewissen bis erheblichen Schwankungen. In jedem Fall bleiben diese Einwirkungen im Bereich der kleinsten oder Mikrodosen, über deren Wirkungen man nicht genau Bescheid weiß. In der Dosiszone zwischen 100 mrem und 10.000 mrem (zulässige berufliche Jahresdosis: 5.000 mrem) ist »z.Zt. alles denkbar« [32].

Berufliche Gefährdungen bestehen bei der Anwendung von Röntgenstrahlen zu diagnostischen und therapeutischen sowie zu technischen Zwecken, z. B. Kontrolle von Metallteilen und Schweißnähten, bei der Herstellung und Prüfung von Röntgenapparaten. Strahlung radioaktiver Substanzen in fester, flüssiger oder in Gasform kommen vor im Uranbergbau, bei der Herstellung von pharmazeutischen und diagnostischen Präparaten, bei der Materialprüfung, bei der Druck- und Füllstandsmessung von Rohren und Behältern, bei der Energiegewinnung in Reaktoren. Zu beachten bei beruflicher Exposition ist nicht nur der regelhafte und präventiv stets abgesicherte Umgang mit Strahlen, sondern vor allem die Gefährdung durch Havarien oder havarieartige Ereignisse mit Verschleppung beispielsweise von Isotopen und entsprechenden menschlichen und Umgebungskontaminationen.

Pathogenese

Die direkte Straleneinwirkung auf das Gewebe, die wir als Nebenwirkung bei der konventionellen Röntgenstrahlentherapie mit dem Erythem (Erythemdosis) noch gut kennen, soll hier außer Betracht bleiben. Dahinter folgen bei Erhöhung der Dosis die Blasenbildung und Nekrotisierung des Gewebes. Bei Strahlenunfällen mit ungeschützter Handhabung von Arbeitsobjekten im Strahlengang kommen derartige Abläufe mit Erythem und Nekrotisierung bis zum Verlust ganzer Finger gelegentlich noch vor. Protrahierte Straleneinwirkungen auf die Haut erzeugen Bilder wie bei intensiver fortgesetzter UV-Einstrahlung mit Hyperpigmentierungen, Pigmentverschiebungen, Teleangiektasien, Hautatrophie und Warzenbildungen bis zum Hautkarzinom. Auch der Strahlenstar des Auges ist eine Folge direkter Einwirkung. Er gleicht dem Infrarot- oder Feuerstar, wie er unter BK-Nr. 2401 dargestellt ist.

Die Einwirkungsweise von inkorporierten Radionukliden, die zumeist Beta- und Gammastrahler sind, hängt davon ab, ob sie in löslicher oder in unlöslicher Form in den Organismus gelangen oder ob sie inhaliert oder enteral aufgenommen werden. Ferner spielen die Verteilungsmuster der Radionuklide im Organismus eine Rolle, d. h. die Organaffinitäten je nach ihrem stoffwechselmäßigen Verhalten. Die unlöslichen können natürlich nur auf die Lungen oder den Magen-Darmkanal einwirken. Die Verteilungsmuster der löslichen sind zahllos, bevorzugt sind im allgemeinen der Gesamtkörper, die parenchymatösen Organe Leber, Milz, Niere und die Knochen. Alle inkorporierten Nuklide mit besonderer Affinität zum Knochen, wie z. B. das Strontium 90 oder Phosphor 32, haben vor allem durch die Schädigung des blutbildenden Knochenmarks eine Bedeutung. Schließlich ist noch die Halbwertzeit maßgebend für die eventuelle Schädigung. Grundsätzlich sind die biologischen Wirkungen auf das Gewebe gleichartig, unabhängig von der Art der ionisierenden Strahlung. Die Strahlen erzeugen als Primärtreffer den unmittelbaren Zelltod oder als Sekundärereignis unter Vermittlung aktiver Radikale des Wassers und durch Störungen des Biochemismus der Zellen, speziell des Nukleinsäurestoffwechsels, ihren später einsetzenden Untergang. Grundtyp des dauerhaften Schadens sind Untergang des Parenchyms und bindegewebiger Ersatz durch das Mesenchym.

Ein Gewebe ist umso strahlenempfindlicher, je lebhafter seine Aktivität, seine Umsatzrate oder je größer sein Mauserungsindex ist. Das heißt auch, es ist um so empfindlicher, je jugendlicher es und je lebhafter seine Stoffwechseltätigkeit ist. So ist z. B. die Strahlenempfindlichkeit des Gesamtorganismus bei M. Basedow erhöht, und die Strahlensensibilität von Embryonalgewebe und von Tumoren ist gut bekannt. – Zu den Geweben mit besonders lebhafter Teilungstätigkeit, also einem besonders hohen Umsatz von Nukleinsäuren, gehören die blutbildenden Organe.

Die akute und chronische Strahleneinwirkung zeitigt, wenn man von den extrem hohen alle biologischen Funktionen desintegrierenden Dosen von über 700 rem absieht, im Prinzip gleichartige Effekte, insbesondere am blutbildenden Organ, dem Knochenmark.

Ein Sonderfall sind die Spätwirkungen, über die wir aufgrund der langfristigen Beobachtungen der japanischen Bevölkerung um Hiroshima und Nagasaki nach der Atombombenexplosion informiert sind. Mit einer zeitlichen Häufung nach 5–7 Jahren betrug die Leukämieinzidenz bei Überlebenden im Abstand bis zu 1 km vom Hypozentrum das Hundertfache der Leukämieinzidenz der japanischen Durchschnittsbevölkerung, in einer Entfernung von 1,0–1,5 km das 22fache, über 3,0 km das 1,2fache [27].

Bei Radiologen, die in der Zeit 1929–1948 und in der Zeit 1949–1958 verstarben, fand man eine 10- bzw. 7mal so hohe Leukämie-Mortalitätsquote wie in der Durchschnittsbevölkerung. Zu beachten ist aber, daß es sich hier um Radiologen gehandelt hat, die noch in einer Zeit mit unzureichendem Strahlenschutz tätig waren.

Unter dem Eindruck der Ergebnisse aus den japanischen Beobachtungen hat man bis vor einigen Jahren nur die myeloischen und Myeloblastenleukämien auf die ionisierende Strahlung bezogen und lymphatische Leukämien als Strahlenfolge abgelehnt. Man hat dabei nicht berücksichtigt, daß Japaner im Gegensatz zu Europäern eine erheblich geringere Tendenz zu lymphatischen Leukämien haben. Ebenso wie die Spezies in ihrer Neigung zum Erwerb von Malignomen haben offenbar auch die menschlichen Rassen eine differente Suszeptibilität gegenüber Karzinogenen. So sei daran erinnert, daß Japaner viel höhere Magenkrebsinzidenzen als weiße Rassen haben. Neuere japanische Untersuchungen haben nun gezeigt, daß bei weiterer Beobachtung der Überlebenden der Atombombenexplosion sogar auch die Japaner überhöhte Inzidenzen an lymphatischen Systemerkrankungen bieten [50, 65]. Offenbar handelt es sich hier um Späteffekte nach relativ niedrigen Strahlendosen. Im gleichen Sinne sprechen auffällige Häufungen von malignen Erkrankungen des lymphatischen Systems bei Amerikanern, die langjährig in Uranerzmühlen tätig waren [150]. Zu den entsprechenden Krankheitsbildern gehören auch die Plasmozytome, die noch etwas häufiger durch ionisierende Strahlung entstehen können [15].

Unter Berücksichtigung zahlreicher Publikationen nimmt man heute nicht mehr 100 rem beruflicher Einwirkung als Voraussetzung zur Induktion einer Leukämie an, sondern stützt sich – auch in der deutschen Rechtsprechung – auf 15 rem als die Dosis, die die Spontaninzidenz der Leukosen verdoppelt.

Krankheitsbild

Die *akute Strahlenschädigung*. Während bei maximalen Dosen um 100.000 rem bei Explosionen nuklearer Waffen in der Umgebung der Betroffenen der Tod unmittelbar unter der Bestrahlung erfolgt, abgesehen vom Tod durch massive Hitzeeinwirkung, tritt er bei Dosen über 700 rem innerhalb Stunden bis zu wenigen Tagen infolge Schädigung des Nervensystems ein. Bei der »neurologischen Form« des akuten Strahlensyndroms beträgt die Letalität 100%, ohne daß der Organismus noch Zeit hat, die gleichzeitige hämatologische Schädigung zu manifestieren. Bei Dosen von 300–700 rem beträgt die Letalität etwa 50%. Hierbei stehen Erscheinungen von seiten des Magen-Darmtrakts mit Erbrechen, Diarrhoen und Elektrolytverschiebungen im Vordergrund. Auch diese »gastrointestinale Form« des akuten Strahlenschadens ist therapeutisch kaum zu beeinflussen. In einigen etwas protrahierter verlaufenden Fällen geben sich die Folgen der Knochenmarksschädigung nach etwa 10 Tagen in Neutropenie und Thrombopenie zu erkennen.

Bei akuten Einwirkungen von Strahlendosen zwischen 100 und 300 rem entwickeln sich die typischen »hämatologischen Formen« des akuten Strahlensyndroms. Die Patienten können durch geeignete Therapie (Blutstillung, Blutersatz, Antibiotika) gerettet werden. Die nachfolgende Beschreibung fußt auf den Untersuchungen der amerikanischen Atomenergiekommission an 267 Menschen, die bei der Atombombenexplosion bei Bikini Dosen bis 175 rem, und auf der Mitteilung von ANDREWS et al. über 5 Personen, die bei der Strahlenhavarie in Oak Ridge Dosen von 236–365 rem erhalten hatten [24]. In den ersten zwei Tagen steigt die Zahl der Leukozyten und Neutrophilen, um dann, je nach Dosis, innerhalb von 25–30 Tagen auf ihren Tiefstwert von etwa 2000 Leukozyten (Oak Ridge) oder nach etwa 50 Tagen auf 3500 Leukozyten (Bikini) abzufallen. Die Thrombozytenzahl nimmt langsam ab und erreicht ihren Tiefstwert ebenfalls um den 30. Tag. Die Erythrozytenzahl zeigt wegen der langen Lebensdauer von 120 Tagen nur einen ganz allmählichen und nicht hochgradigen Abfall, es sei denn, es treten stärkere Blutungen auf, mit Tiefstwerten von 12 g% Hämoglobin und etwa 3,7 Mill. Erythrozyten in etwa 6 Wochen. Die Regenerationsvorgänge beginnen etwa nach 3 Wochen im Knochenmark, um dann nach 4 Wochen im peripheren Blut mit Wiederanstieg der Thrombo-, Retikulo- und Granulozytenzahl in Erscheinung zu treten. Die Lymphozytenzahl fällt rasch innerhalb von Stunden ab und bleibt bis zu 30–40 Tagen konstant niedrig, und zwar um so niedriger, je höher die Strahlendosis war.

Im Knochenmark beginnt schon in den ersten Stunden nach der Bestrahlung ein Schwund der blastischen Parenchymzellen, wohl derjenigen Zellen, die sich – primär von der Strahlung getroffen – in der stark strahlensensiblen Ruhekernphase befanden. Die anderen Erythro- und Granuloblasten zeigen im Verlauf der nächsten Tage als Ausdruck der sekundären Wirkung verschiedene Atypien wie Chromosomenabsprengungen, Mehr- oder Riesenkernigkeit und nekrobiotischen Untergang. Abgesehen von diesen morphologischen Erscheinungen der einzelnen Zellen findet man außer der allgemeinen Reduzierung des Markparenchyms eine ausgeprägte Markhämorrhagie mit erweiterten und destruierten Sinus. Die Pathogenese dieser Sinuszerstörungen ist noch unklar, jedenfalls sind die Markblutungen nicht die Folge der Thrombopenie, denn diese tritt erst wesentlich später auf.

Die morphologischen Erscheinungen bei *chronischen Strahlenschäden* stimmen im wesentlichen mit denen beim akuten hämatologischen Strahlensyndrom überein, sie verlaufen nur protrahierter. Zwei Unterschiede sind jedoch erkennbar: Teilweise geht dem Parenchymschwund im Knochenmark eine Phase der Hyperplasie und auch gelegentlich der Zellzunahme im peripheren Blut voraus. Ferner haben die Lymphozyten im Knochenmark und auch im peripheren Blut keine Tendenz zur Verminderung, sondern im Gegenteil zur Zunahme. – Wir finden drei Stadien:
1. Hyperplasie des Marks mit zunehmender Reifungshemmung;
2. Abnahme der spezifischen Markzellen, Zunahme der Lymphozyten und Retikulumzellen;
3. Fibrose, Panmyelophthise.

Folgende qualitativen morphologischen Zellveränderungen sind im Sternalpunktat hinweisend auf eine chronische Strahlenschädigung: pathologische Mitosen der roten und weißen Reihe mit Verklumpungen, Verklebungen und Absprengungen der Chromosomen, Kernlappungen und Reifungsdisharmonie von Kern und Plasma der Granuloblasten, Riesenformen der Granuloblasten, Karyorrhexis und basophile Tüpfelung der Normoblasten. Im Blutbild sind bisher Zweikernigkeit der Lymphozyten und Riederformen sowie übersegmentierte Neutrophile beschrieben worden.

Spätschäden nach Strahleneinwirkung. Wie unter Pathogenese ausgeführt, kommen alle Formen der myeloischen Leukämie in Betracht, ferner die lymphatischen Leukämien und die sogenannten Non-Hodgkin-Lymphome, gleichgültig ob mit oder ohne Knochenmarksbeteiligung, ob mit oder ohne Leukämie. Abgesehen von diesen Erkrankungen können Lungenkarzinome durch fortgesetzte Inhalation von Radon oder von Stäuben, die radioaktiv kontaminiert sind, als Berufskrankheiten angesprochen werden. Weitere Malignome, abgesehen von Hautkrebsen durch direkte Strahleneinwirkung, kommen im Falle von Strahlenhavarien bei Inkorporation von Isotopen mit ausreichend langer Halbwertzeit und Anreicherung in den betroffenen Organen in Betracht.

Medizinische Maßnahmen

Die Behandlung von Strahlenunfällen ist Aufgabe von speziellen Kliniken, die über das moderne Rüstzeug der Fernhaltung jeglicher Infektionskeime und der Knochenmarkstransplantation verfügen. Die Leukosen und Non-Hodgkin-Lymphome werden nach den üblichen Richtlinien therapiert.

Was die Prävention von Strahlenschäden anlangt, sei verwiesen auf die Verordnung über den Schutz vor Schäden durch Röntgenstrahlen (sogenannte Röntgenverordnung) vom 1. März 1973 sowie auf die Verordnung über den Schutz vor Schäden durch ionisierende Strahlen (sogenannte Strahlenschutzverordnung) vom 13. Oktober 1976. Neben den zahlreichen Ausführungen über die Errichtung, den Betrieb, die Überwachung usw. ist auch die erforderliche Orts- und Personendosimetrie vorgeschrieben. Eines der Dosimeter sollte die Dosis jederzeit ablesen lassen. – Alle Personen, bei denen die jährliche Personendosis von 1,5 rem überschritten wird bzw. an Arbeitsplätzen tätig sind, wo eine Überschreitung von 1,5 rem zu erwarten ist, müssen vor der Einstellung und in jährlichen Abständen durch ermächtigte Ärzte, die eine spezielle Ausbildung erhalten haben, untersucht werden. Diese haben zusammen mit dem Betrieb und dem hier tätigen Strahlenschutzverantwortlichen dafür zu sorgen, daß Ungeeignete an strahlengefährdeten Arbeitsplätzen nicht eingestellt oder nicht weiter beschäftigt werden. Außer der allgemeinärztlichen Untersuchung erfolgt ein vollständiger Blutstatus. Aufwendige Chromosomenuntersuchungen sind Ausnahmefällen vorbehalten. – Fixierte Grenzzahlen von Erythrozyten und Leukozyten, die eine Einstellung oder Weiterbeschäftigung verbieten, sind nicht sinnvoll. Nichts spricht dagegen, daß beispielsweise eine exponierte Frau mit einer Eisenmangelanämie nach und bei entsprechender Therapie weiter mit Strahlen unter den üblichen Schutzbedingungen Umgang hat. Ähnliches gilt für eine infektbedingte Leukozytose oder einen Vagotoniker mit rein vegetativ bedingter Leukopenie. Wenn solche Grenzzahlen allerdings durch Strahleneinwirkung oder aplastisch wirkende Noxen (Benzol, Allergie gegen Amiopyrine usw.) erreicht werden, dann haben sie ihre dringende Berechtigung. Man wird in zutreffenden Fällen nicht erst das Erreichen dieser Grenzzahlen abwarten, um solche Menschen aus dem Milieu herauszunehmen.

Aus hämatologischer Sicht bestehen folgende Kontraindikationen für den beruflichen Umgang mit Strahlen: Hämoblastosen aller Art, einschließlich Retikulosen, Leukosen, Erythroblastosen, aber auch suspekte Vorstadien von Leukosen, ferner Polyzythämien. Auszuschließen sind ferner tumorartige Systemaffektionen, außerdem auch die Osteomyelosklerosen. Alle Zustände mit pathologischer Zellverminderung aplastischer Art müssen von Arbeit mit strahlender Energie ferngehalten werden, gleichgültig welcher Genese sie sind. Ungeeignet sind außerdem hämolytische Zustände, weil bei ihnen die Regenerationsreserven der roten Blutbildung besonders stark gefordert sind. Gleiches gilt für hämorrhagische Diathesen.

BK-Nr. 3101
Infektionskrankheiten, wenn der Versicherte im Gesundheitsdienst, in der Wohlfahrtspflege oder in einem Laboratorium tätig oder durch eine andere Tätigkeit der Infektionsgefahr in ähnlichem Maße besonders ausgesetzt war

Allgemeines

Die Zahl der von Mensch zu Mensch übertragenen Infektionskrankheiten, die Berufskrankheiten sein können, ist sehr groß. Im Merkblatt des Bundesministeriums für Arbeit [132] sind über 60 namentlich aufgeführt. Nur einige von ihnen spielen zahlenmäßig eine Rolle. Nur diese können hier erörtert werden, und zwar auch nur im Hinblick auf arbeitsmedizinische und einige gutachtlich relevante Aspekte. Der Leser wird bezüglich Einzelheiten auf die einschlägige Literatur [z. B. 106] verwiesen.

Die von Mensch zu Mensch übertragenen Berufskrankheiten zeigen folgende jährliche Inzidenzen:

	Angezeigte Fälle	Erstmals entschädigte Fälle
1950	1681	404
1960	885	216
1970	1360	361
1980	1544	432
1981	1483	390
1982	1306	313
1983	1186	327

Der Rentenbestand von 2.441 Fällen im Jahre 1982 weist darauf hin, daß der Anteil von Fällen mit fortbestehender Minderung der Erwerbsfähigkeit aus Folgen der Berufskrankheit erheblich ist. Die Fallzahlen von 494 (1981) und 473 (1983) der dem Grunde nach anerkannten Fälle (also mit einer MdE von weniger als 20%) belegen, daß die ärztlichen Anzeigen überwiegend den kausalen beruflichen Zusammenhang richtig erfaßt hatten. Die menschlichen Infektionskrankheiten rangierten 1982 in der Rangfolge der angezeigten BK-Nummern auf Platz 5 nach Lärmschwerhörigkeit, Hauterkrankungen, Silikosen, allergisch-obstruktiven Atemwegserkrankungen und in der Rangfolge der erstmals entschädigten Berufskrankheiten ebenfalls auf Platz 5 nach Lärmschwerhörigkeit, Silikosen, Hauterkrankungen und Meniskopathien.

Zu den häufig in Betracht kommenden Infektionskrankheiten gehören in erster Linie die Virushepatitis und in großem Abstand dahinter die Tuberkulose. Die übrigen Infektionskrankheiten kommen sämtlich vor, liefern aber in der jährlichen Inzidenz nur einstellige Zahlen. – Einleitend sei auf die von der Frage der Berufskrankheit unabhängige Meldepflicht nach dem Gesetz zur Verhütung und Bekämpfung übertragbarer Krankheiten bei Menschen (Bundesseuchengesetz) hingewiesen.

Einige Grundsätze für die Begründung des Verdachts auf Vorliegen einer Berufskrankheit nach Nr. 3101 gelten generell. Dazu gehört zunächst die Zugehörigkeit des Erkrankten zum rechtmäßig angezielten Personenkreis. Zugehörig sind nicht nur alle Tätigkeiten im Gesundheitsdienst und in der Wohlfahrtspflege, sondern auch alle anderen Tätigkeiten mit entsprechender Infektionsgefährdung. Die Rechtsprechung hat in zahlreichen Fällen Ein- und Ausgrenzungen vorgenommen. Dessenungeachtet wird es immer wieder Grenzfälle geben, in denen der Arzt im Zweifelsfall eher eine Anzeige zu viel als zu wenig erstatten sollte. Schalterbeamte in bestimmten sozialen und örtlichen Bereichen, Handwerker in Lungenkliniken, Busfahrer und Friseure in Nachbarschaft von Tuberkulose-Sanatorien, die gehäuft Umgang mit potentiell Infektionstüchtigen haben, können grundsätzlich zu den geschützten Personengruppen gehören. Jede andere tuberkulöse Ansteckung durch einen erkrankten Arbeitskollegen jedoch, beispielsweise bei einer Bibliothekarin, bei einer Sekretärin usw., erfüllt nicht die Voraussetzungen einer Berufskrankheit, selbst wenn durch Typennachweis und Resistenzbestimmung der individuelle kausale Zusammenhang nachzuweisen ist. Voraussetzung ist eben die tätigkeitseigentümliche erhöhte, das verkehrsübliche Maß übersteigende Infektionsgefährdung. – Über Lungentuberkulose als Arbeitsunfall s. u.

Insoweit hat der anzeigende Arzt die Voraussetzungen abzuwägen, ob eine Berufskrankheit vorliegt. Darüber hinaus die reale Infektionsgefährdung durch Nachweis potentieller Infektionsquellen zu belegen, würde ihn überfordern. Das ist Angelegenheit des Unfallversicherungsträgers in Zusammenarbeit mit dem Arbeitgeber. In bestimmten Einrichtungen wie Infektionsstationen, pathologischen Instituten, Lungenkliniken usw. erübrigt sich der konkrete Nachweis der Infektionsgefährdung im einzelnen Gutachtenfall.

Mit der Abwägung einer evtl. konkurrierenden privaten Infektionsgefährdung als Ursache der Erkrankung ist der Arzt in der Praxis ebenfalls überfordert. Die ist Aufgabe des Staatlichen Gewerbearztes und Sachverständiger.

Der nächste Grundsatz betrifft die Stimmigkeit der zeitlichen Beziehungen zwischen beruflicher Infektionsgefährdung und Krankheitsmanifestation. Der zeitliche Abstand muß innerhalb der bekannten Inkubationszeitgrenzen liegen. Dabei sind eventuelle Zeitverzögerungen mit im Intervall zu belegenden subklinischen Erscheinungen im Sinne von Brückensymptomen zu beachten.

Als Selbstverständlichkeit kann gelten, daß Bagatellinfektionen nicht angezeigt werden, es sei denn, daß sie von erheblichen Komplikationen begleitet sind.

Des weiteren ist zu beachten, daß Kontakt mit den Ausscheidungen und biologischen mikrobiell kontaminierten Materialien ebenfalls die Voraussetzungen dieser BK-Nummer erfüllt. Der Kontakt von Mensch zu Mensch ist also nicht conditio sine qua non.

Im folgenden werden nur die Hepatitis und die Tuberkulose wegen ihrer überragenden zahlenmäßigen Bedeutung und ihren z. T. relevanten langdauernden Gesundheitsschäden berücksichtigt. Zu den anderen menschlichen Infektionskrankheiten werden nur knappe spezielle arbeitsmedizinische Hinweise gegeben.

Virushepatitis. In den letzten Jahren haben sich die Kenntnisse über die Virushepatitis wesentlich erweitert. Man unterscheidet aufgrund virologischer Differenzierung die Hepatitis A, die Hepatitis B und eine dritte NonA-NonB-Hepatitis durch ein Virus, welches bisher weder als A- noch als B-Virus zu identifizieren war. Die aktuell benutzten Bezeichnungen lauten Hepatitis A, Hepatitis B und Hepatitis NANB und ersetzen die zahlreichen Synonyma wie Hepatitis epidemica, homologer Serumikterus, Hepatitis infectiosa usw. Im folgenden Text wird die Hepatitis NANB nicht gesondert besprochen. In wesentlichen immunologischen und klinischen Zügen unterscheidet sie sich nicht von der Hepatitis B, wenn man davon absieht, daß sie wahrscheinlich eine etwas ungünstigere Prognose als die Hepatitis B hat.

Die Hepatitis A (HA) und die Hepatitis B (HB) unterscheiden sich in zahlreichen Punkten. Insbesondere ist die Tatsache hervorzuheben, daß es keine Kreuzimmunität gibt. Wer eine HA gehabt hat, kann also durchaus an einer HB erkranken und umgekehrt. Die Häufigkeiten und Infektionsrisiken im privaten und im beruflichen Bereich unterliegen einem ständigen

Wandel, so daß der Trend der weiteren Entwicklung nicht sehr sicher einzuschätzen ist. Derzeitig haben wir in der Gesamtbevölkerung einen starken Rückgang der HA zu verzeichnen, so daß die Immunisierung durch stumme Feiung ständig abnimmt. Das führt dazu, daß bei erneuten Kontakten mit dem A-Virus ein erhöhtes Erkrankungsrisiko besteht. Das äußert sich, wenn verstärkte Berührungen mit Ausländern speziell aus Entwicklungsländern (mit erhöhter HA-Durchseuchung) stattfinden. Auch durch Auslandsaufenthalte in Entwicklungsländern mit endemisch hohen Hepatitisquoten besteht erhöhtes Infektionsrisiko, wie entsprechende Inzidenzen im Rahmen des Tourismus belegen. Derartige Fälle werden, wenn es sich um berufliche Auslandsaufenthalte handelt, nicht als Tropenkrankheit, sondern unter der BK-Nr. 3101 dokumentiert. Die Frage, ob Nr. 3101 oder Nr. 3104, war lange umstritten, ist aber für den behandelnden Arzt belanglos.

In Deutschland selbst ist unter dem Aspekt der beruflichen Berührungen mit Personen aus dem Ausland die epidemiologische Situation z. T. örtlich unterschiedlich zu beurteilen. In Berlin (West) beispielsweise mit einer starken Bevölkerungsgruppe von Ausländern aus HA-Endemiegebieten läßt sich ein deutlich überhöhtes HA-Erkrankungsrisiko beim Personal der Kinderkliniken nachweisen [30]. Das gilt auch für Personal in Kinderbetreuungsstellen, speziell in Kindergärten, die von gemischten Nutzern frequentiert werden. Analoge Konstellationen können natürlich auch in anderen Bundesländern von Fall zu Fall bestehen.

Die HA ist vorwiegend eine Erkrankung der Jugendlichen und junger Personen bis zum 25. Lebensjahr. Die Erkrankung wird durch Schmierinfektion fäkal-oral übertragen. Die Inkubationszeit beträgt 1–6 Wochen. Die Infektionsgefährdung für bestimmte Berufsgruppen, speziell in der Betreuung oder Behandlung von Kindern im Alter von 2–5 Jahren, resultiert aus folgenden Fakten:

– Infektionstüchtig sind bereits Inkubierte, bei deren Umgang man keine besondere hygienische Vorsicht walten läßt.
– Ein Teil der HA-Erkrankungen verläuft subklinisch, ist aber dennoch mit Virusausscheidung verbunden.
– Ein weiterer Teil der HA-Erkrankungen verläuft ohne Ikterus, so daß die Diagnose oft nicht gestellt wird.

Diese Faktoren sind zu erwägen bei Verdacht auf Berufskrankheit. Ein gewisses erhöhtes Infektionsrisiko besteht auch bei Betreuung älterer Stuhlinkontinenter, doch ist bei Älteren die Hepatitisinzidenz erheblich geringer. Dauerausscheider von Virus A sind im Gegensatz zu Virus B nicht bekannt.

Auf Symptomatik und Erkrankungsverlauf braucht hier nicht eingegangen zu werden. Wichtig ist, daß die HA fast ausnahmslos ohne Folgen ausheilt und eine lebenslange Immunität gegenüber dem A-Virus hinterläßt.

Die HB hat die HA hinsichtlich der Häufigkeit als Berufskrankheit weit überholt. Die jährlichen Inzidenzen liegen 5–10mal so hoch wie die der HA. Wie sich die Entwicklung nach Einführung der aktiven Schutzimpfung seit 1981/82 von besonders gefährdeten Berufsgruppen gestaltet, bleibt abzuwarten. In einer großen Studie in New York wird über eine signifikante Senkung der Morbidität durch die Impfung berichtet [94].

Die beruflich bedingte HB betrifft alle Altersgruppen. Die Erkrankung wird vorwiegend durch Inokulation, also parenteralen Eintritt des Virus durch eine Verletzung, mittels Injektion, aber auch durch Berührung mit infektionstüchtigem Material wie Blut, Sekreten, Duodenalsaft übertragen. Aber auch durch engen Schleimhautkontakt sind Übertragungen möglich.

Das HB-Virus ist weltweit verbreitet. Die Durchseuchung der Bevölkerung im europäischen Raum (gemessen am Vorhandensein der Hbs Antikörper; s steht für surface = Oberfläche des Virus) liegt zwischen 1 und 5%. Der Anteil infektionstüchtiger Träger von HBs-Antigen (sogenannter carrier) liegt bei 0,1–0,5%.

Durchseuchung und Infektionsrisiko für bestimmte medizinische Berufsgruppen liegen 5–10 mal so hoch wie in der Durchschnittsbevölkerung. Die stumme Feiung spielt auch bei der HB eine große Rolle, denn die Zahl der Erkrankten macht nur einen Bruchteil der Zahl der immunologischen Reagenten aus. Die vorrangig gegenüber der HB gefährdeten Berufsgruppen sind chirurgisch tätige Ärzte, Schwestern, Anästhesisten, Zahnärzte, ferner Personal in Dialyseabteilungen, im Blutspendedienst, auf Infektionsabteilungen, aber auch Augenärzte, Dermatologen, Kinderärzte. Neuerdings häufen sich aus Reihenuntersuchungen in Krankenhäusern die Hinweise, daß auch das Hilfspersonal auf Bettenstationen gehäuft HBs-Antigen aufweist. Im Grunde ist aus dem Blickwinkel des Arztes, der BK-Anzeigen zu erstatten hat, das gesamte medizinische Personal prima vista suspekt bezüglich der Berufsbedingtheit einer nachgewiesenen HB. Diesem Aspekt trug auch eine Expertenberatung im Mai 1984 durch ihre Empfehlung Rechnung, alle Personen, die Umgang mit Patienten, Blut oder Patientenausscheidungen haben, aktiv zu immunisieren [17].

Der Krankheitsverlauf ist im allgemeinen schwerer und länger dauernd als bei HA. Eine spezifische Therapie gibt es bisher noch nicht. Man kann mit 10% persistierender Hepatitiden rechnen, die allerdings in ihrem Krankheitswert nicht überschätzt werden dürfen, und mit 1% Übergang in chronisch aggressive Hepatitis und Leberzirrhose. Als Spätfolge muß, wenn auch selten, das primäre Leberzellkarzinom beachtet werden.

Medizinische Maßnahmen

Hygienische Maßnahmen und Sauberkeit, besonders in bezug auf die HA, sind entscheidend. Eine spezifische Behandlung gibt es weder bei Hepatitis A noch bei Hepatitis B. Bei der im allgemeinen ungünstiger verlaufenden HB hängt der Erfolg der Bekämpfung von der Schutzimpfung ab. Mit handelsüblichen Impfstoffen erreicht man in 80–100% die Erzeugung von Antikörpern, die nach einigen Jahren wieder abfallen und dann einer Impfauffrischung bedürfen. Exakte serologische Voruntersuchung ist erforderlich. Die Nebenwirkungen der Impfung sind unbedeutend. Fälle von AIDS (Acquired Immune Deficiency Syndrome) sind bisher bei allen nachuntersuchten Geimpften in einem Zeitraum von über 5 Jahren nicht beobachtet worden [17].

In besonderen Situationen (z. B. bei Stichverletzung eines Chirurgen, der serologisch negativ ist, oder bei einer Schwangeren mit HB-Gefährdung) ist eine simultane Impfung mit HB-Immunglobulin und dem aktiven Impfstoff geboten. Im Fall der Schwangerschaft wird hierdurch der Übertragung der Infektion auf das Kind vorgebeugt.

Bei Hepatitis NANB, deren Erreger noch nicht isoliert werden konnte, gibt es noch keine Möglichkeiten der Immunisierung durch Impfung. Derzeitig dürfte die Zahl der berufsbedingten Fälle an Hepatitis NANB größer als die der HA sein.

AIDS. Obwohl weltweit bisher nur ein einziger Fall von beruflich verursachtem AIDS bei etwa 10 000 AIDS-Erkrankungsfällen (in Deutschland etwa 250) festgestellt wurde (Stand 1985), sind einige Hinweise angebracht, weil im Grundsatz mit beruflichen Erkrankungen zu rechnen ist.

AIDS bedeutet **A**cquired **I**mmune **D**eficiency **S**yndrome. Dieses erworbene Immundefektsyndrom wird verursacht durch ein Retro-Virus (**Re**verse **T**ranskriptase **O**nkogene), welches einer Familie krebserzeugender Viren angehört. Wegen seiner die menschlichen T-Lymphozyten betreffenden Wirkung hat es die Bezeichnung Human T Lymphotropic Virus (HTLV) mit der Klassifizierung III erhalten. Sowohl Virus wie die gegen ihn gerichteten Antikörper können gleichzeitig in Blut und Körpergeweben nachgewiesen werden. Zielzellen des Virus sind die T 4-Lymphozyten, die maßgebend für die Immunabwehr von Infektionen verantwortlich sind, und Zellen des Nervensystems. Die Virusvermehrung in diesen Zellen führt zu deren Untergang, d. h. zum Zusammenbruch der Abwehr gegen banale ubiquitäre Erreger. Sogenannt opportunistische Infektionen besiegeln den tödlichen Verlauf des AIDS innerhalb von etwa drei Jahren.

Der Erreger wird hochspezifisch und sensitiv durch das Vorhandensein von HTLV III-Antikörpern mittels Enzyme Linked Immunosorbent Assay (ELISA) nachgewiesen. Praktisch von höchster Bedeutung ist die Feststellung, daß nach bisherigen Erfahrungen Personen mit Erreger- bzw. Antikörpernachweis nur in 5–19% der Fälle innerhalb von 2–5 Jahren nach Ansteckung an AIDS erkranken.

Unter starker Verkürzung seien einige für die Arbeitsmedizin wichtige Hinweise gegeben. Ausführlicher, aber ebenfalls in gestraffter Form, siehe [55].

Hauptsächlich von AIDS betroffene Personen sind männliche Homosexuelle mit häufig wechselndem Intimpartner, Drogenabhängige mit intravenös verabreichten Suchtmitteln (Fixer), Empfänger von HTLV III-haltigen Blutzubereitungen (vor allem Hämophile), Neugeborene HTLV III-infizierter Mütter und, anteilmäßig weit zurück, weibliche Intimpartner von HTLV III-infizierten Männern.

Die Übertragung erfolgt durch parenterale Inokulation von erregerhaltigen Körperflüssigkeiten und Blut, weitaus am häufigsten bei Sexualkontakten. Der Virus ist wie alle Retroviren außerhalb des Organismus sehr labil. Er wird praktisch durch alle Desinfektionsmittel, auch durch 25%igen Alkohol vollständig inaktiviert.

Für medizinisches Personal besteht bei Umgang mit AIDS-Patienten eine Infektionsgefährdung lediglich bei Hautverletzung mit parenteraler Aufnahme von Blut oder Sekreten des Kranken.

Bei Verdacht auf eine berufliche Inokulation von HTLV III durch Stich- oder Schnittverletzung sollten 6 ml Blut entnommen und 3 ml Serum aus dem Überstand zur Untersuchung auf HTLV III-Antikörper an eines der zuständigen, in allen Ländern hierfür eingerichteten Laboratorien übersandt werden. Zu diesem Zeitpunkt sind noch keine entsprechenden Antikörper nachzuweisen, aber die Kennzeichnung der negativen Ausgangslage ist im gegebenen Fall von großer Bedeutung. Die Antikörperbestimmung ist nach etwa 6–8 Wochen zu wiederholen. Der eventuell dann positive Nachweis muß durch ein zweites Testsystem bekräftigt werden. Eine berufliche Infektion wäre damit nachgewiesen. Diese bedeutet noch keine AIDS-Erkrankung, indiziert aber die langfristige ärztliche Überwachung, denn es ist möglich, daß sich über eine Phase mit Lymphknotenschwellungen nach etwa 2–5 Jahren (wie oben erwähnt bei etwa 5–19% der Infizierten) das AIDS entwickelt.

AIDS-Infizierte müssen nach heutigen Erkenntnissen als infektionstüchtig gelten und können nicht als Blut-, Plasma- oder Samenspender herangezogen werden.

Bezüglich Sicherheits- und Arbeitsschutzmaßnahmen in Laboratorien siehe [124].

Tuberkulose. Die Häufigkeit der beruflichen Tuberkulosen, vorwiegend Lungentuberkulosen, ist rückläufig mit einer gewissen Stagnation in den letzten Jahren. – Für die Verifizierung der beruflichen Ätiologie sind einige Grundlagenkenntnisse Voraussetzung.

Die *Primärinfektion* (Primärkomplex, Primärherdtuberkulose) spielt sich überwiegend in der Lunge, seltener im Intestinaltrakt ab. Sie ist gekennzeichnet durch eine pulmonale umschriebene Verschattung der Lunge mit Reaktion des zugehörigen Lymphknotens. Sie kann von einer exsudativen Pleuritis begleitet sein. Diese Primärinfektion setzt voraus, daß der Organismus sich bis dahin noch nicht mit dem Mycobacterium tuberculosis (Tuberkelbakterien der humanen Tuberkulose) auseinandergesetzt hat und er im Tuberkulintest negativ reagiert. Die Primärinfekte werden zumeist klinisch latent überstanden. In 70% kann man später noch die Spuren im Thorax-Röntgenbild nachweisen. – Während der Primärinfektion können Tuberkelbakterien in die verschiedensten Organe verschleppt werden, wo sie – oft nach jahre- und jahrzehntelanger Ruhestellung extrapulmonale Tuberkulosen an den Knochen usw., überwiegend an den Harn- und Geschlechtsorganen, hervorrufen.

Von *Reinfektion* spricht man, wenn die Immunabwehr mangels spontaner Boosterungen wieder erlischt und erneut eine Herdsetzung erfolgt, die der Primärinfektion entspricht, aber entfernt vom alten, eventuell noch nachweisbaren Primärherd lokalisiert ist. Der nach dem Primärinfekt positive Tuberkulintest ist zwischenzeitlich negativ geworden und konvertiert dann durch die erneute Infektion.

Eine *Superinfektion* liegt vor, wenn alte ruhende pulmonale Herde infolge erneuter Einwirkung von Tuberkelbakterien wieder aufflakkern, sich ausbreiten oder streuen, obwohl der Tuberkulintest eine an sich ausreichende Immunabwehr dokumentiert hatte. – Von der Superinfektion ist die *Exazerbation* ruhender Herde abzugrenzen, die aus endogener Ursache erfolgen kann (Resistenzminderung z. B. in biologischen Umstellungsphasen wie Schwangerschaft und Klimakterium), oder aus exogener Ursache (Mangelernährung, psychische Belastungen, intensive Besonnung usw.). In der Regel führt man die Reaktivierung der Lungentuberkulose auf eine derartige »spontane« Exazerbation, also unabhängig von erneuter Einwirkung von Tuberkelbakterien zurück. Die sogenannte exogene spezifische Stimulierung mit Exazerbationen ruhender Herde durch inhalativ aufgenommene Tuberkelbakterien wird heute überwiegend abgelehnt.

Die genannten Differenzierungen sind bedeutungsvoll, um die Möglichkeit des Vorliegens einer Berufskrankheit abschätzen zu können. Während bei der Primärinfektion und bei der Reinfektion nur geringfügige Einwirkungen von Tuberkelbakterien ausreichen, bedarf die Superinfektion einer sogenannten massiven, fließenden Exposition bei Umgang oder Pflege offen Tuberkulöser. Sorgfältiges Studium der Röntgenverlaufsserie, der Tuberkulinreaktion, Berücksichtigung von Typen- und Resistenzbestimmungen sowie der zeitlichen Beziehungen bekräftigen gegebenenfalls den Verdacht auf eine Berufskrankheit. Als grobe Faustregel kann gelten, daß eine berufliche Einwirkung von Tuberkelbakterien im Zeitraum von 4 Wochen bis 6 Monate vor Krankheitsmanifestation nachweisbar sein muß. Bei Brückensymptomen kann ein Zeitraum von maximal 2 Jahren akzeptiert werden.

Oft sind weitreichende Recherchen der Gefährdungssituation und konkurrierender familiärer Expositionen erforderlich, die den Allgemeinmediziner und Pulmonologen überfordern. Noch komplizierter ist der Nachweis der beruflichen Verursachung bei extrapulmonaler Tuberkulose. Leider ist festzustellen, daß der für die gefährdenden Tätigkeiten vorgeschriebene Tuberkulintest nicht immer durchgeführt wurde.

Aus der Darstellung ist die Schlußfolgerung abzuleiten, daß in allen expositionsseitig und zeitlich unklaren Fällen die BK-Verdachtsanzeige erstattet werden sollte. Voraussetzung ist aber in jedem Fall, daß der Versicherte zum ausdrücklich in der BK-Nummer genannten Personenkreis gehört. Dem Unfallversicherungsträger obliegt es, die entsprechende Tuberkulosegefährdung nachzuweisen.

Bei Personen, die nicht zum geschützten Personenkreis gehören, also bei allen Berufstätigen, kann in Sonderfällen die Tuberkuloseinfektion als *Arbeitsunfall* gemeldet und entschädigt werden. Voraussetzung ist hier eine sogenannte Überfallinfektion, d. h. die annehmbare Aufnahme massiver Mengen von Tuberkelbakterien durch direktes Anhusten von einem nachweisbar offen tuberkulösen Arbeitskollegen. Diese Exposition innerhalb einer Schicht (Arbeitsunfall) muß durch Zeugen belegt sein.

Die antituberkulotische Therapie ist heute so wirksam, daß in aller Regel volle Heilung erzielt wird, gelegentlich unter Hinterlassung funktioneller ventilatorischer Einbußen. – Versicherte mit überstandener Tuberkulose sind durchaus geeignet für den Umgang mit Tuberkulosekranken, es sei denn, daß sie unter chronischen Krankheiten mit erwartbarer Resistenzminderung wie Diabetes mellitus, Nieren- und Leberschäden leiden. Voraussetzung für die Tätigkeit ist eine positive Tuberkulinallergie, gleichgültig ob spontan vorhanden oder durch Impfung induziert.

Von den Kinderkrankheiten, die grundsätzlich alle, wenn auch selten wegen der zumeist lebenslangen Immunität nach stummer Feiung oder überstandener Krankheit, als Berufskrankheiten bei Erwachsenen in Betracht kommen, seien die Röteln und die Windpocken erwähnt.

Die *Röteln* (Rubeolae) sind eine lymphotrope exanthematische Viruserkrankung, die zumeist leicht verläuft. Die Durchseuchung der Allgemeinbevölkerung ist im Gegensatz zu den anderen Kinderkrankheiten gering. Die Ansteckung erfolgt direkt von Mensch zu Mensch. Die Inkubationszeit beträgt 14–21 Tage. Wegen der Gefahr von Embryopathien durch das Rötelvirus sollten Frauen im gebärfähigen Alter nur dann zur Pflege von Rötelnpatienten eingesetzt werden, wenn sie selbst Röteln durchgemacht haben oder gegen Röteln schutzgeimpft sind. Andererseits sollten männliche und weibliche Beschäftigte auf pädiatrischen und gynäkologischen Stationen auf Seronegativität untersucht und gegebenenfalls geimpft werden, um nicht Röteln auf die Patienten zu übertragen [43].

Windpocken (Varizellen) werden erwähnt, weil die Erkrankung bei Erwachsenen, im Gegensatz zu den Kindern, teilweise schwer verlaufen kann. Die Inkubationszeit schwankt zwischen 8 und 28 Tagen. Die Ansteckung erfolgt inhalativ. Als Komplikation sind bei Erwachsenen Pneumonie und Enzephalitis durch das Varizellenvirus zu erwähnen.

Die *Virusgrippe* ist dann als Berufskrankheit zu identifizieren, wenn der unmittelbare Kontakt mit dem gepflegten oder behandelten Patienten im Rahmen der 1–3tägigen Inkubationszeit sichergestellt ist und durch Untersuchung von Abstrichen und Rachenspülwasser die Identität des Erregers belegt wird. Die Frage der Berufskrankheit stellt sich nur, wenn Komplikationen wie Virusmyokarditis oder -enzephalitis auftreten. Bei epidemischen Situationen muß gesichert werden, daß nicht zugleich im Wohn- und Lebensbereich des Versicherten entsprechende Erkrankungen vorkommen. Wenn das letztere der Fall ist, kann der Zusammenhang für eine Entschädigung als Berufskrankheit nicht akzeptiert werden. Die seltene Konstellation: Rückkehr aus dem Urlaub in eine Epidemiesituation und in die im Krankenhaus befindliche Wohnung könnte den kausalen Zusammenhang untermauern. – Die sogenannten grippalen Infekte, die zu den banalen Erkältungskrankheiten gehören, kommen als Berufskrankheit nicht in Betracht.

Virusenzephalitiden und -meningomyelitiden durch die verschiedenen Coxsackie-, Echo-, Adeno- und anderen Viren können berufsbedingt sein. Die exakte ätiologische Diagnose und somit auch die Verifizierung als Berufskrankheit setzt die komplexe virologische Diagnostik mit Einsatz biologischer, biochemischer, immunologischer und immunchemischer Techniken, Liquoruntersuchungen, EEG und z.T. auch die Computertomographie voraus. Das große diagnostische Inventar ist, wie am Beispiel der Herpes-simplex-Enzephalitis darstellbar, schon wegen der Therapie erforderlich, deren Erfolgsaussichten sich mit der Entwicklung der modernen Virustatika ständig verbessern [49].

BK-Nr. 3102
Von Tieren auf Menschen übertragbare Krankheiten

Die Zoonosen oder Zooanthroponosen sind vom Tier auf den Menschen übertragbare Krankheiten. Sie können umgekehrt auch vom Menschen auf Tiere übertragen werden. Aber auch Infektionen durch beruflichen Umgang mit tierischen Erzeugnissen und Ausscheidungen sowie mit Behältnissen, die Tiere oder tierisches Material enthalten haben, erfüllen die begrifflichen Voraussetzungen der Zoonosen. Es gibt mindestens über 80 Zoonosen.

Seit den 60er Jahren ist mit zunehmender Sanierung der Tierbestände bezüglich der bovinen Tuberkulose und Brucellose die Anzahl der Berufskrankheiten nach Nr. 3102 in der Bundesrepublik Deutschland rapide zurückgegangen.

	Angezeigte Fälle	Erstmals entschädigte Fälle
1960	304	53
1970	107	10
1980	72	3
1981	84	6
1982	94	7
1983	83	2

Zu den gefährdeten Personen gehören u. a. Landwirte, Tierpfleger, Zootechniker, veterinärmedizinisches Personal, Laborarbeiter, Zoopersonal, Jäger, Förster, Fleischer. Knappe informative Hinweise gibt eine Zoonosen-Fibel [6]. Aus arbeitsmedizinischer Sicht seien einige für die Praxis wesentliche Punkte angemerkt.

Die *bovine Tuberkulose* wird durch Mycobacterium bovis übertragen. Hauptträger der Infektion ist das Rind, soweit überhaupt noch infizierte Tiere vorkommen. Die Bakterien werden in Sputum, Kot und Milch ausgeschieden und halten sich in Aerosol- oder Staubform in den Ställen. Der Krankheitsverlauf beim Menschen unterscheidet sich nicht von der humanen Tuberkulose. Zum Beweis der beruflichen Herkunft ist deshalb der Typennachweis, also der Nachweis des Mycobacterium bovis bedeutungsvoll. Bei geschlossenen Tuberkulosen wird die Anerkennung als entschädigungspflichtige Berufskrankheit nicht verweigert, wenn Exposition und zeitliche Beziehungen zu belegen und besondere menschliche Tuberkulosekontakte auszuschließen sind.

Noch seltener ist die Tuberkulose durch Mycobacterium avium. Nicht nur Geflügel sondern auch Rinder, Pferde, Schafe und Ziegen können Infektionsquellen für den Menschen sein. Der übereinstimmende Typennachweis bei dem Versicherten und dem Kontakttier belegt den Kausalzusammenhang.

Unter den *Brucellosen* spielt lediglich die Erkrankung durch Brucella abortus Bang noch eine gewisse Rolle, während Erkrankungen durch Brucella melitensis (ausgehend von Ziegen und Schafen) oder durch Brucella suis (ausgehend von Schweinen) ziemlich bedeutungslos sind. Bei tragenden Kühen führt die Erkrankung zum Absterben der Frucht und zum Verkalben. Die Genitalorgane und ihre Sekrete enthalten massenhaft Brucellen. Auch das Euter kann infiziert sein und Brucellen mit der Milch ausscheiden. – Die Infektion des Menschen erfolgt über die Schleimhäute von Augen, Mundhöhle, Nase, durch Inhalation oder durch kleinste Hautverletzungen. Nach ca. 2–3 Wochen kommt es zu einem Primäraffekt an der Eintrittstelle, der aber häufig vermißt oder übersehen wird. Danach schließt sich ein langdauerndes, recht torpides, unterschwelliges Generalisationsstadium an mit intermittierenden Fieberschüben, typischem undulierendem Fieber, Milzschwellung und Leukopenie. Unbehandelt kommt es in einem dritten Stadium zu allen möglichen Organmanifestationen an der Leber, am Skelettsystem (Spondylitis brucellosa), an Lunge, Nieren, Hoden, Nebenhoden etc. Entscheidend für die Diagnose ist die Serologie mit Langsamagglutination und Komplementbindungsreaktion. Der Nachweis der beruflichen Herkunft bereitet im allgemeinen keine Schwierigkeiten.

Die *Ornithose* wird durch ein Virus von erkrankten Vögeln übertragen. Im Gegensatz zu den schweren Verlaufsformen der 20er Jahre durch die damals Psittakose genannte Erkrankung mit einer Letalität von 20–40% handelt es sich derzeitig um eine relativ leichte Infektionskrankheit, die von Fieber und pneumonischer Infiltration begleitet sein kann und sich im Erscheinungsbild kaum von grippalen Infekten unterscheidet. Die berufliche Ornithose wird im wesentlichen durch Enten und Puten, aber auch durch Hühner und Tauben sowie durch Ziervögel übertragen. Der entscheidende Infektionsweg ist die Inhalation des virushaltigen Staubes, z. B. beim Schlachten und Rupfen oder beim Transport in Käfigen.

Die *Salmonellosen* betreffen ein weites, schlecht übersichtliches Gebiet. Die Erreger von Typhus und Paratyphus A und B sind nur für den Menschen pathogen, spielen also hier gar keine Rolle. Unter nahezu allen Tierspezies der Säuger, Vögel und Fische einschließlich der Wildtiere sind Salmonellosen weit verbreitet. Die infizierten Tiere können erscheinungsfrei bleiben und zu Dauerausscheidern werden. Die Salmonellen sind auch im Fleisch der Schlachttiere enthalten, wo sie sich bei der Lagerung noch vermehren. Das gilt auch für weitere Nahrungsmittel mit Gefährdung auch der allgemeinen Bevölkerung. – Erkrankungen von Personen mit beruflicher Salmonellenexposition können als Berufskrankheit angesehen werden, wenn der übereinstimmende Typennachweis gelingt. Zumeist kommt es nicht zu Komplikationen, so daß nur eine Anerkennung dem Grunde nach erfolgt, aber keine Entschädigung mit einer MdE von mindestens 20%.

Toxoplasmosen sind nur in Ausnahmefällen als Berufskrankheit anzusprechen, da die Durchseuchung der Bevölkerung mit fast ausschließlich stummer Feiung enorm groß ist. Mittels serologischer Tests (z. B. Sabin-Feldmann) lassen sich in Mitteleuropa Durchseuchungsquoten von 50% und mehr, in Großstädten bis 70% und mehr nachweisen. Hauptkontaktträger sind Hunde und Katzen. Zu beachten ist der Sonderfall, daß eine berufliche Erstinfektion eine Schwangere betrifft. Je nach Zeitpunkt der Schwangerschaft können Aborte, schwere Mißbildungen des Kindes oder eine angeborene generalisierte Toxoplasmose mit bevorzugtem Befall von Nervensystem und Leber die Folge sein.

Die häufigste berufliche Zoonose ist die *Trichophytie*, die sogenannte Kälberflechte. Erreger ist Trichophyton verrucosum. Außer Rindern können auch Pferde, Schafe, Ziegen und Schweine infiziert und Kontaktquelle sein. Die Krankheit wird durch direkte Berührung übertragen. Die oberflächliche Form bevorzugt Handrücken, Unterarme, Gesicht und Hals. Die tiefen Trichophytien befallen den behaarten Kopf oder Bart. Die mykotische eitrige Bartflechte kann mit langwieriger Behandlung verbunden sein. Aufs Ganze gesehen resultieren keine relevanten Gesundheitsbeeinträchtigungen durch diese Zoonose.

An weiteren Zoonosen sind hier lediglich namentlich zu erwähnen: Rotlauf (Erysipeloid), Listeriose, Milzbrand, Tularämie, Rattenbißkrankheit, Rotz (Malleus), Leptospirosen, Tollwut, Q-Fieber und Bandwürmer (Cestoden).

BK-Nr. 3103
Wurmkrankheit der Bergleute, verursacht durch Ankylostoma duodenale oder Strongyloides stercoralis

Seit 1970 sind nur noch ganz vereinzelte Fälle zur Anzeige gekommen und kaum einer als entschädigungspflichtige Berufskrankheit anerkannt worden. Die Lebensbedingungen für den Hakenwurm (Ankylostoma duodenale) setzen ständige Temperaturen von 25–30° C und hohe Luftfeuchtigkeit wie in den Tropen voraus. Im Tunnel- und Bergbau bestehen in unseren Breiten derartige Bedingungen. Dort Tätige können gefährdet sein, wenn der Erreger eingeschleppt wird und dann im Larvenstadium perkutan in den Menschen eindringt. Zur Diagnose der Hakenwurmkrankheit sind die Eier im Stuhl nachzuweisen oder Larven aus dem Stuhl zu züchten. Bei Strongyloides sichern die im frischen Stuhl nachweisbaren Larven die Diagnose. An klinischen Symptomen ist besonders auf Abdominalschmerzen, zeitweilige Durchfälle, Anämie, Eosinophilie und Neigung zu Urticaria hinzuweisen. – Sorgfältige Untersuchung von Gastarbeitern aus tropischen Klimaten ist angezeigt, um der Einschleppung der Parasiten vorzubeugen.

BK-Nr. 3104
Tropenkrankheiten, Fleckfieber

Tropenkrankheiten sind den Tropen und Subtropen eigentümliche Erkrankungen, die infolge der besonderen klimatischen und sonstigen Verhältnisse dort bevorzugt auftreten. Fleckfieber ist keine Tropenkrankheit. Seine Beibehaltung unter dieser Nummer hat historische Gründe.

Aufgrund der modernen Verkehrsbedingungen und vermehrter Kontakte mit tropischen Ländern müßte eigentlich eine Zunahme dieser Berufskrankheiten erwartet werden. Das ist aber nicht der Fall, offenbar ein Ergebnis von hygienischen präventiven Maßnahmen wie Impfungen und Aufklärung. Die Entwicklung zeigt zwar eine Zunahme der Meldungen, nicht aber der erstmals entschädigten BK-Fälle:

	Angezeigte Fälle	Erstmals entschädigte Fälle
1960	150	13
1970	116	18
1980	444	22
1981	346	16
1982	355	23
1983	368	9

Zu registrieren sind aber relativ viele leichte Fälle, die dem Grunde nach anerkannt werden, aber keine bleibenden Folgen hinterlassen. Die Zahl der dem Grunde nach als BK anerkannten Fälle von Berufskrankheit betrug beispielsweise in den Jahren 1980–1983 jährlich etwa 220.

Zur Klinik der Krankheitsbilder muß hier auf die einschlägigen Lehrbücher über Tropenkrankheiten verwiesen werden [151]. Wie bei den Infektionskrankheiten und den Zoonosen sollen lediglich einige Hinweise aus arbeitsmedizinischer Sicht gegeben werden.

Die *Malaria* zählt zu den häufigsten beruflichen Tropenkrankheiten. Durch die Therapie und die klimatischen Bedingungen nach Rückkehr in die Heimat kommen alle Fälle zur Ausheilung. Nur in ganz besonderen Ausnahmefällen mögen Komplikationen zurückbleiben. Wie sich die Situation unter den veränderten Bedingungen der zunehmenden Resistenz der Malariaerreger gegenüber den Medikamenten gestaltet, bleibt abzuwarten. Über die konkreten prophylaktischen Maßnahmen des Tropenreisenden informiert das Malariamerkblatt des Hauptverbandes der gewerblichen Berufsgenossenschaften. In diesem wird auch darauf hingewiesen, daß der in den Tropen Tätige bei unklarer fieberhafter Erkrankung selbst auf Objektträger etwas eigenes Blut aufträgt, es auf etwa Pfennigstückgröße mit Hilfe einer Nadel oder eines Glasstäbchens ausbreitet, lufttrocknen läßt (vor Fliegen schützen) und bei Beendigung des Tropenaufenthaltes mit nach Hause bringt. Zu beachten ist, daß in jedem Erkrankungsfall, auch wenn der Kranke inzwischen wiederhergestellt ist, sogleich nach Rückkehr eine ärztliche Nachuntersuchung bei einem Tropeninstitut, einem Arzt mit der Zusatzbezeichnung »Tropenmedizin« oder einem ermächtigten Arzt veranlaßt wird.

Auch die *Amöbiasis* ist recht häufig. Unter Tropenrückkehrern ist nicht selten mit Amöbenträgern zu rechnen. Die Symptomatik mit zeitweiligen Durchfällen ist nicht sehr typisch. Wichtig sind Stuhluntersuchungen durch spezialisierte Einrichtungen, um die Entamoeba histolytica oder die Entamoeba coli nachzuweisen. Wichtigste Komplikation ist der Leberabszess mit schmerzhaft vergrößerter Leber, Fieber und Leukozytose. – Nur namentlich erwähnt seien noch die sehr selten als Berufskrankheit zur Anerkennung kommenden Tropenkrankheiten: Gelbfieber, Pappatacifieber, Rückfallfieber, Trachom, Schlafkrankheit, Bilharziose.

BK-Nr. 4101
Silikose

Allgemeines

Unter den Berufskrankheiten durch fibrogene Stäube sind die Silikosen die häufigsten. Bei fallender Tendenz (durch die zunehmend greifenden präventiven Maßnahmen) von 6.616 erstmals entschädigten Fällen im Jahre 1950 über 2.416 im Jahre 1965 sind 841 Fälle im Jahre 1982 registriert worden. Dazu kamen jeweils etwa 15% Silikotuberkulosen. Der Rentenbestand 1982 betrug an Silikotikern 25.207 und an Silikotuberkulotikern 2.362. Damit liegen sie mit einem Anteil von 36% an der Spitze aller BK-Rentenempfänger. Die Inzidenz der 1983 erstmals entschädigten Fälle von Silikose und Silikotuberkulose (zusammen 947) belegt mit einem Anteil von 22,4% den zweiten Platz hinter der Lärmschwerhörigkeit mit 34,4%. Unter Berücksichtigung ihrer durchschnittlichen starken Auswirkung auf die Arbeits- und Erwerbsfähigkeit sind die Silikosen bei komplexer quantitativ-qualitativer Bewertung die wichtigste Berufskrankheit. Ein sprachlich nicht sehr glücklicher, aber in die Sprachregelung eingegangener Begriff für Silikose erzeugenden Staub ist »silikogener« Staub.

Vorkommen, Gefährdung

Silikogener Staub ist Feinstaub, der freie kristalline Kieselsäure enthält. Als freie kristalline Kieselsäure werden die SiO_2-Modifikationen Quarz, Cristobalit und Tridymit bezeichnet. Unter Feinstaub wird der alveolengängige Staub mit einer Teilchengröße von $\leq 5\,\mu m$ verstanden. Eine Vielzahl mineralischer Arbeitsstoffe und Hilfsstoffe enthält freie kristalline Kieselsäure, insbesondere Quarz. Sowohl bei der Gewinnung der Rohstoffe wie bei ihrer Be- und Verarbeitung tritt silikogener Staub auf. Industriebereiche sind beispielsweise:
- Kohlen- und Erzbergbau,
- Stein- und Bauindustrie (Bohren, Zerkleinern, Schneiden, Schleifen, Strahlen),
- Keramische Industrie (Herstellung und Bearbeitung von Porzellan, Fliesen, Steinzeug, feuerfesten Steinen),
- Gießereiindustrie (Putzen und Sandstrahlen),
- Metallindustrie (Verwendung von Schleif- und Poliermitteln).

Außerdem enthalten verschiedene mineralische Stäube oft Quarz und können sogenannte Mischstaubsilikosen verursachen. Dazu gehören Silikate wie Talkum oder dessen Brennprodukt Steatit, die als Füllstoff, Schmier- und Gleitmittel in der Chemischen, Gummi-, Papier-, Lebensmittel- und in der Elektrokeramischen Industrie verwendet werden. Talkum enthält je nach Lagerstätte unterschiedlich hohe Anteile an kristalliner Kieselsäure, darüber hinaus aber auch Asbestfasern.

Pathogenese

Die Langzeitwirkung von silikogenem Staub wird durch die Menge des in den Atemtrakt gelangenden Feinstaubes und die individuelle Disposition zur Elimination des Staubes und Reaktion auf den in das Lungengewebe eingedrungenen Staub bestimmt. Im Alveolarbereich werden die Staubteilchen von $\leq 5\,\mu m$ Durchmesser von Alveolarmakrophagen aufgenommen. Diese zerfallen und setzen die Staubpartikel wieder frei, die erneut phagozytiert werden. Diese Staubteilchen werden durch die mukoziliare Reinigung über die Atemwege eliminiert oder nach Eindringen in das Lungengewebe auf dem

Entstehung

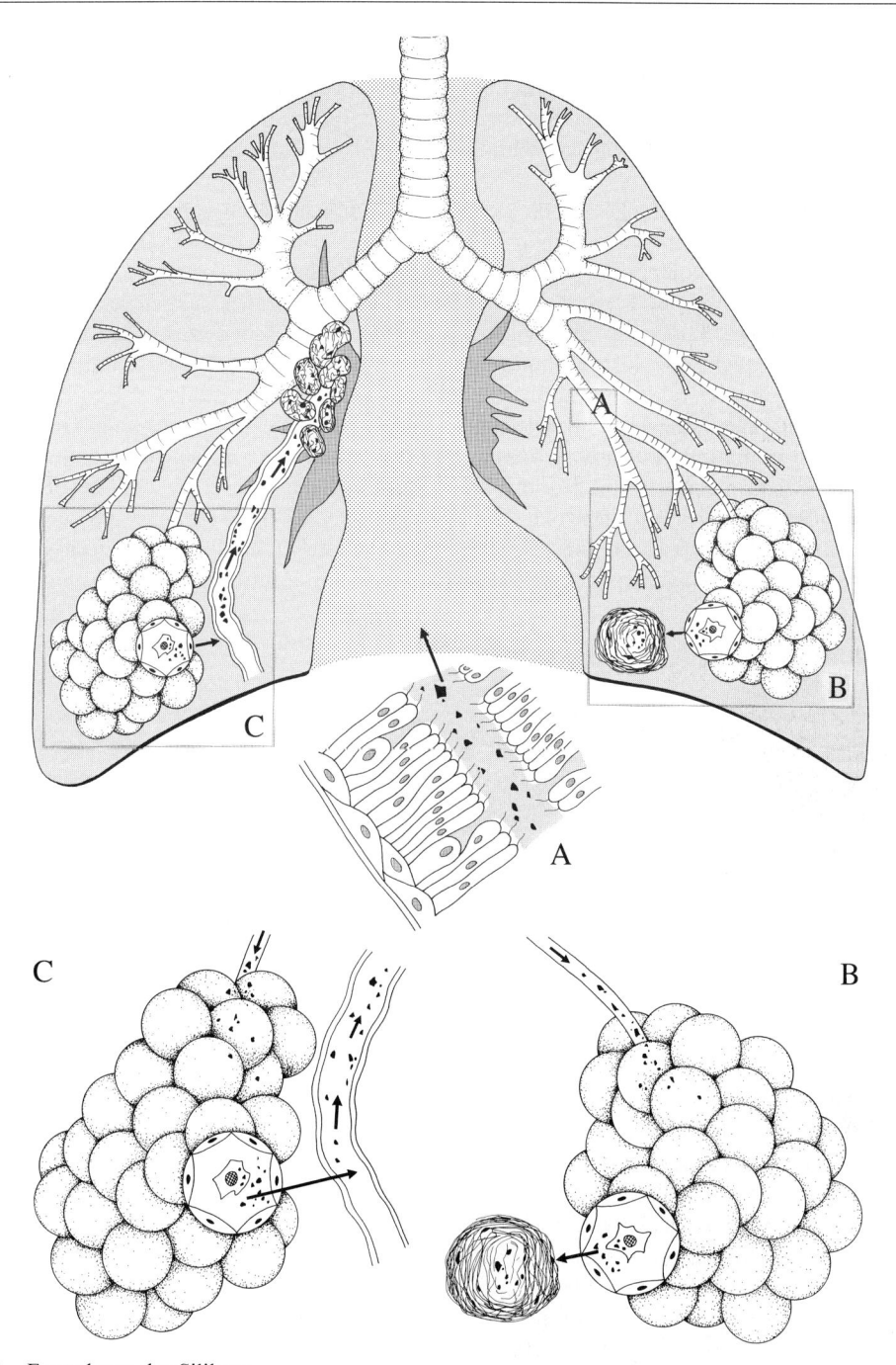

Abb. 11. Entstehung der Silikose.
Bei A ist der Abtransport der Staubteilchen nach oben mit dem mukoziliaren Schleimteppich dargestellt, bei B die Auseinandersetzung mit den Makrophagen und die Aufnahme der Staubteilchen durch die Alveolarwand sowie die Knötchenbildung. Bei C ist die Aufnahme der Staubteilchen in den Lymphstrom mit Absiedlung in den Lymphknoten an der Lungenwurzel mit Verkalkung angedeutet.

Lymphwege zu den pulmonalen Lymphknoten abtransportiert (Abb. 11). Ein Teil bleibt im Lungeninterstitium liegen und löst hier eine kollagene fibrotische Reaktion mit Knötchenbildung aus (Abb. 11, 12).

Wenn man von der Tatsache absieht, daß tuberkulöse Veränderungen eine erhöhte Prädisposition zum Erwerb einer Silikose bedeuten, ist der tiefere pathogenetische Mechanismus bis heute noch ungeklärt. Zahlreiche Indizien machen es wahrscheinlich, daß lokale immunpathologische Vorgänge über die interindividuell so verschiedene Silikosesuszeptibilität entscheiden. Erhöhtes Atemminutenvolumen, komplizierende Infekte, Bronchitiden mit Störung des Selbstreinigungsmechanismus, zusätzliche Einwirkung von Zigarettenrauch und anderer inhalierter Noxen spielen möglicherweise fallweise eine Rolle. Sie betreffen aber nicht den entscheidenden pathogenetischen Kern.

Im allgemeinen setzt man für die Entstehung der Silikose eine etwa 10–20jährige Expositionsdauer voraus. Sogenannte akute Formen nach nur wenigen Jahren und mit einem sehr progredienten Verlauf kommen vereinzelt vor.

Die zahlreichen vorwiegend in den mittleren bis oberen lateralen Lungenpartien sich etablierenden fibrotischen Knötchen mit hyalinem Kern und histiozytärem Reaktionssaum nehmen allmählich an Zahl zu. Morphologisch gibt es Unterschiede zwischen reinen Quarzstaubreaktionen (z. B. bei Sandsteinbildhauern) und Anthrakosilikosen (z. B. bei Bergleuten). Bei den letzteren bilden sich eher neben den rundlichen Knötchen bindegewebig-streifige Fibrosierungen aus. Zahlreiche Fälle von Silikosen ver-

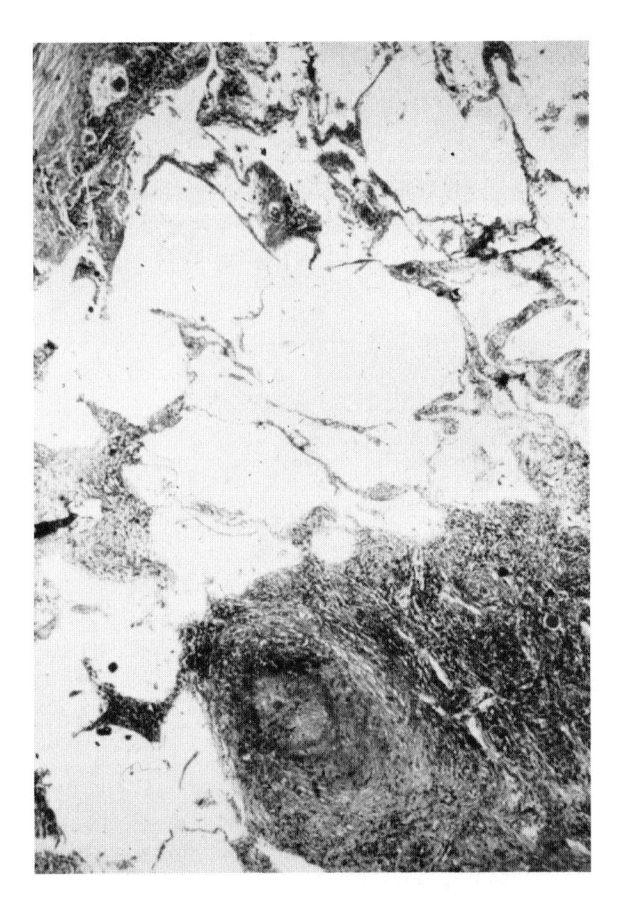

Abb. 12. Silikoseknötchen der Lunge mit hyalinfibrotischem Kern.

harren in diesem Zustand mit zahlreichen Knötchen, die bei genügender Anzahl röntgenologisch gut darstellbar sind. Solche Personen haben zwar eine beruflich bedingte Silikose, sind aber nicht krank, haben also noch keine entschädigungspflichtige Berufskrankheit.

Bei der Mehrzahl indessen schreitet der fibrosierende Prozeß fort, und es kommt zu lokalen Ventilationsstörungen mit sogenanntem perifokalem Emphysem. Bei weiterer Progredienz vergrößern sich die knötchenförmigen Gebilde und fließen zu mehr oder weniger großen Schwielen zusammen, die ihrerseits röntgenologisch erkennbar perifokale Emphyseme und ein basales Emphysem verursachen. Durch unterschiedliche Einflußfaktoren, z. T. durch Distorsion mit kranialwärts aufgeschrumpftem Hilus, werden obstruktive Bronchitiden unterhalten und Infekte bis zu rezidivierenden Bronchopneumonien begünstigt. Durch die fibrosierenden Veränderungen werden meist mäßige restriktive Ventilationsstörungen hervorgerufen, die erst bei stärker fortgeschrittenen Fällen klinisch relevant sind. Typischer sind die obstruktiven Ventilationsstörungen, die durch chronische Bronchitis bei morphologisch weiter fortgeschrittenen Silikosestadien verursacht werden. – Der Gasaustausch wird gestört, und nach einer Partialinsuffizienz mit arterieller Hypoxie in Ruhe oder nach Belastung kann sich eine Globalinsuffizienz mit zusätzlicher Erhöhung der Kohlensäurespannung entwickeln. – Durch die Umbauprozesse mit Einengung der pulmonalen Blutstrombahn wird das rechte Herz zunehmend belastet, und schließlich kommt es zur Rechtsherzinsuffizienz.

Krankheitsbild

Anfänglich gibt sich die Silikose nur röntgenologisch zu erkennen, wenn man von der Biopsie absieht. Selbst wenn ein Entschädigungsanspruch hier noch nicht besteht, ist die Erfassung doch von großer Bedeutung, um entsprechende Fälle unter Kontrolle der Berufsgenossenschaften oder anderer zuständiger Unfallversicherungsträger und des Staatlichen Gewerbearztes zu behalten, zur rechten Zeit prophylaktische Maßnahmen auszulösen und auch dem erhöhten Tuberkuloserisiko der Silikotiker durch möglichst frühzeitige Erfassung Rechnung zu tragen. Daraus ist zu entnehmen, daß der Hausarzt bei röntgenologischer Feststellung von Tüpfelschatten und entsprechender Berufsanamnese stets BK-Anzeige erstatten sollte, selbst wenn die Spirographie noch Werte im Normbereich ergibt.

Man hat sich international nach einer reich bewegten Nomenklaturvergangenheit auf eine einheitliche Staublungenklassifikation unter Federführung des Internationalen Arbeitsamtes (ILO) in Genf im Jahre 1980 geeinigt. Diese röntgenmorphologische Klassifikation liegt auch den gesetzlich vorgeschriebenen arbeitsmedizinischen Vorsorgeuntersuchungen zugrunde. Auf zentral auszuwertenden Vordrucken sind die Röntgenfilme nach der ILO-Klassifikation zu bewerten. Das setzt den Besitz der von der ILO herausgegebenen Standardfilme bei den für die Vorsorgeuntersuchungen ermächtigten Ärzten voraus. BOHLIG et al. haben eine sehr informative Bewertungsvorgabe geliefert [9]. Diese Einzelheiten können hier nicht dargestellt werden. Um aber den praktischen Bedürfnissen bei gelegentlichem Vorkommen von Silikosen in der Klientel des Allgemeinmediziners und Internisten entgegenzukommen, seien – notwendigerweise nur kursorisch – die morphologischen Ausprägungen der sogenannten Stadien skizziert.

Der früheren Silikose I entspricht eine mäßig zahlreiche Tüpfelung (Streuung nach ILO 1/1). Der frühen Silikose II entspricht eine stark ausgeprägte Tüpfelung (ILO 2/2). Außerdem verzeichnet die ILO-Klassifikation eine sehr dichtstehende erhebliche Tüpfelung mit Streuung 3/2. Die Trennstriche bezeichnen nicht etwa die beiden Lungenhälften, sondern ermöglichen weitere Abstufungen. Man könnte beispielsweise sagen, daß eine früher stark ausgeprägte Silikose II jetzt das Symbol 2/3 erhalten würde. Zum Durchmesser der Tüpfelschatten mit ihrer Differenzierung p, q oder r oder der Streifenschatten s, t, u sei auf die o. g. Publikation ver-

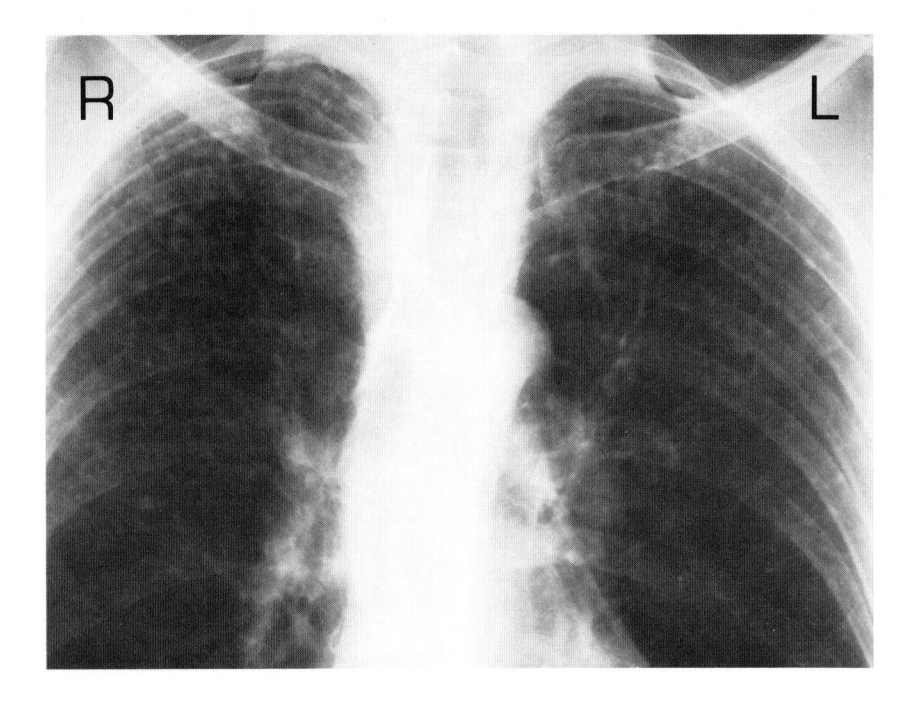

Abb. 13. Silikose 2/2 q/q bei 52jährigem Mann, der 15 Jahre bis 1957 als Bergmann im schlesischen Kohlebergbau gearbeitet hat.

wiesen. Wichtig ist die Kennzeichnung der Schwielen nach ihrer Größe. A-Schwielen haben einen Durchmesser von 1–5 cm. B-Schwielen haben insgesamt eine Flächensumme, die maximal so groß ist wie das rechte Oberfeld. C-Schwielen haben eine Flächensumme, die größer ist als das rechte Oberfeld. Bedeutungsvoll ist auch die röntgenologische Differenzierung des perifokalen Emphysems in Umgebung der Verschattungen und des basalen Emphysems mit vermehrter Durchstrahlbarkeit der Lungenunterfelder. Außerdem ist der Hilus hinsichtlich kranialwärts gerichteter Distorsionen zu bewerten. Diese Verziehung kommt vor allem bei Konfluenz der Knötchen in den Oberfeldern und bei Schwielenbildungen vor. Ferner sind bisweilen im Hilusgebiet und subpleural Verkalkungen der Lymphknoten (sogenannter Eierschalenhilus) nachzuweisen. Gelegentlich trifft man Silikosen mit starker Verkalkung der Knötchen an, die als »Schrotkornlunge« einprägsame Bilder liefern (Abb. 13–16).

Sehr sorgfältig ist eine begleitende Lungentuberkulose zu sichern oder auszuschließen, da auch heute noch bei Silikosen eine erhöhte Disposition zum Erwerb oder zur Reaktivierung einer Lungentuberkulose besteht. Schichtaufnahmen der Oberfeld-Spitzengebiete, vor allem dorsal in 5–8 cm Schichttiefe, sind hier angebracht. Zur Differentialdiagnose siehe unten. Zu beachten ist, daß im Inneren großer Schwielen ein kavernöser Zerfall auch ohne komplizierende Tuberkulose auftreten kann.

Typisch für die röntgenologischen Silikosestrukturen ist der bevorzugte Befall der Mittel- und Oberfelder, meistens rechts stärker als links ausgeprägt. Wenn Schwielen auftreten, so ordnen sich diese auf der p.a.-Aufnahme (ebenfalls mit rechtsseitiger Prädilektion) gern parallel zur Thoraxwand an und lassen typischerwei-

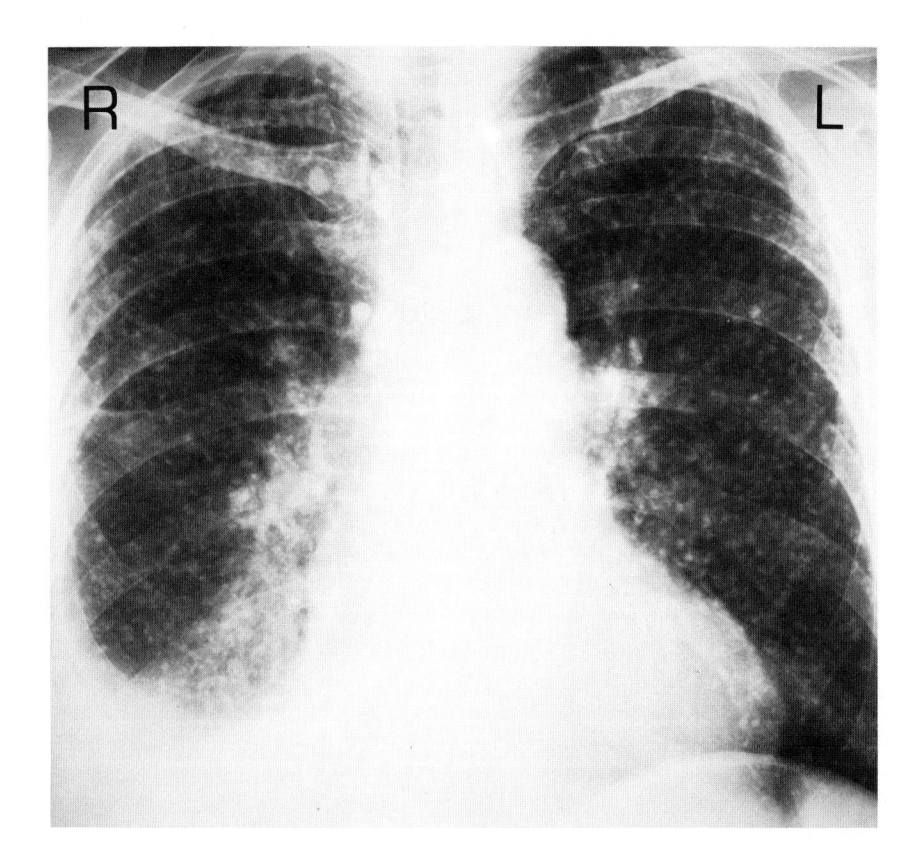

Abb. 14. Silikose 3/2 p/q bei 65jährigem Mann, der 5 Jahre im Steinbruch tätig war und 15 Jahre lang bis 1964 als Ofenmaurer Umgang mit Schamottesteinen hatte. Die Silikosestrukturen sind z. T. verkalkt (sogenannte Schrotkornlunge), rechts unten Pleuraschwarte.

se zwischen Thoraxwand und Schwiele einen nicht verschatteten Bezirk von 1–3 cm Breite stehen. Bei silikotuberkulotischen Mischschwielen hingegen bestehen oft Pleuraverbindungen und Verbindungen zum Hilus.

In Abbildung 17 sind die typischen röntgenmorphologischen Befunde bei Silikose und Silikotuberkulose graphisch abstrahiert dargestellt.

Der klinische Verlauf hängt von den morphologischen Ausprägungen und zahlreichen weiteren Faktoren ab. Für die Praxis des Arztes und Gutachters muß aber auf häufige Ausnahmen von dieser Regel hingewiesen werden. Epidemiologisch-statistische Ergebnisse können nicht unbedingt den Maßstab für die Bewertung des Einzelfalls abgeben. Es ist sicher richtig, daß im Mittel wesentliche Funktionseinbußen erst bei ausgeprägten Silikosen ab Stadium II resp. 2/2 oder gar erst bei Schwielen auftreten [81], aber der Erfahrene hat schon zu oft im Einzelfall Abweichungen von diesem statistischen Verhalten beobachtet, die nicht etwa durch stärkeres Zigarettenrauchen u. ä. zu erklären sind. Auf eine kurze Formel gebracht: Es gibt massive Silikosen mit C-Schwielen, die klinisch gesund sind, und es gibt andererseits mäßig ausgeprägte Silikosen 1/1 mit klinisch und funktionell relevanten Folgen.

Eine wesentliche Rolle spielt die *chronische*

Chronisch obstruktive Bronchitis

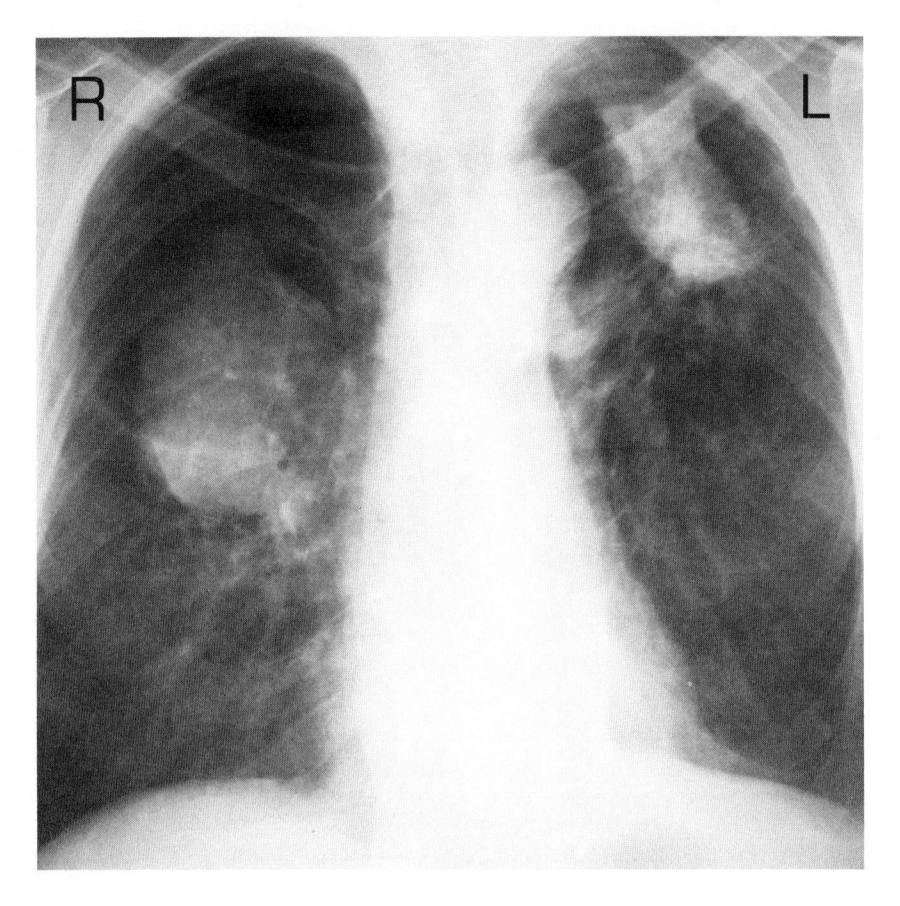

Abb. 15. Schwielensilikose, erhebliche Distorsion mit Raffung des linken Hilus nach kranial, perifokales Emphysem in Umgebung der Schwielen. Der 80jährige Mann war 16 Jahre bis 1956 im Erzbergbau Salzgitter unter Tage tätig gewesen (seltener Fall bei dieser Exposition).

obstruktive Bronchitis und das mit ihr bei längerem Bestehen verbundene *Lungenemphysem*, auch chronisch unspezifisches respiratorisches Syndrom (CURS) genannt. Zu den typischen Beschwerden gehören zeitweiliges Schweratmen, Husten, Auswurf, Atemnot bei Anstrengung. In bestimmten Phasen hört man die meist trockenen Atemnebengeräusche mit verlängertem Exspirium, bei Infekten auch feuchte Rasselgeräusche. Bei stärker ausgeprägtem Emphysem finden sich eingeschränkte Atemverschieblichkeit, hypersonorer Klopfschall und abgeschwächtes Atmen. In fortgeschrittenen Fällen sind Zyanose und Ruhedyspnoe festzustellen, gelegentlich auch eine Polyglubulie infolge der Hypoxie. Das EKG kann die Zeichen der Rechtsherzbelastung mit P pulmonale bieten, die klinische Untersuchung möglicherweise die Rechtsinsuffizienz mit Leberschwellung und Ödemen.

Die Ventilationsprüfung ergibt in typischen Fällen eine kombinierte restriktiv-obstruktive Ventilationsstörung mit verminderter Vitalkapazität, reduzierter espiratorischer Sekundenkapazität (FEV_1), erhöhter Resistance und bei der Blutgasanalyse eine Störung des Gasstoff-

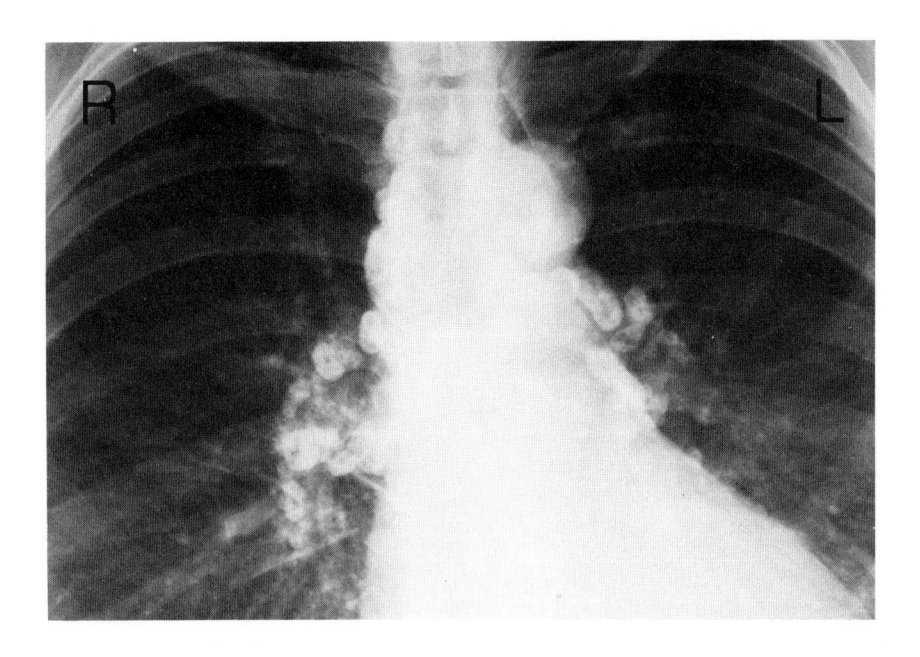

Abb. 16. Eierschalenhilus (verkalkte silikotische Lymphknoten) mit spärlicher Lungensilikose bei 64jähriger Frau, die nur 2 ½ Jahre bis 1940, aber unter starker Quarzstaubeinwirkung, Scheuersand abgefüllt hatte.

wechsels. Zur Bewertung der obstruktiven Komponente sollte – vor allem bei Begutachtungsfällen – der Azetylcholintest Anwendung finden, schon um bei einer eventuell erhöhten Reaktivität die therapeutischen Möglichkeiten abschätzen zu können.

Abb. 17. Synoptische Röntgenbefunde bei Silikose und Silikotuberkulose.
Typisch die beidseitigen zahlreichen Tüpfelschatten vorwiegend in den seitlichen Abschnitten der Mittel- und Oberfelder. Rechts oben reine silikotische Schwielen mit freiem Lungengewebe seitlich und nach der Mitte zu. Verkalkte Lymphknotensilikose im Bereich der Lungenwurzel und des Mittelfells rechts (Eierschalenhilus). Links oben silikotuberkulotische Mischschwiele mit unregelmäßiger Begrenzung, Verbindung zum Rippenfell nach oben und seitlich und »Abflußbahn« zur linken Lungenwurzel.

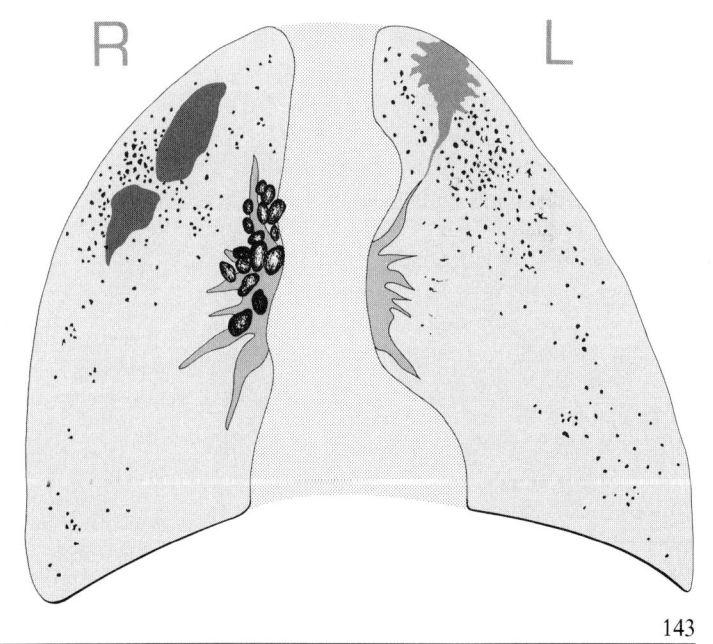

Im weiteren Verlauf kann sich der Zustand so weit verschlechtern, daß der Tod unter den Zeichen des Rechtsherzversagens eintreten kann. Im allgemeinen ist aber festzustellen, daß bei den heutigen Maßnahmen der Überwachung, Betreuung und Behandlung sich die durchschnittliche Lebenserwartung der Silikotiker stark der der Durchschnittsbevölkerung annähert.

Die Frage der Zugehörigkeit des chronisch unspezifischen respiratorischen Syndroms zur Silikose ist wegen der finanziellen Folgen bei der Bewertung der Minderung der Erwerbsfähigkeit eminent wichtig. Die Tatsache, daß in epidemiologischen Studien bei Männern im Alter von 45–60 Jahren Prävalenzen von 20–30% chronische Bronchitiden gefunden werden, darf keinesfalls vernachläßigt werden, ebensowenig der hohe Stellenwert des starken Zigarettenrauchens als kausaler Faktor der chronisch-obstruktiven Bronchitis. Bei morphologisch schwach ausgeprägten Silikosen ohne Komplikationen mit starkem Zigarettenrauchen sollten obstruktive Ventilationsstörungen nicht in Verbindung mit der Staublunge gebracht werden. Wenn aber in einem solchen Fall bei mehrjähriger weiterer Beobachtung der Betreffende das Rauchen aufgibt, die Silikose fortschreitet und sich die Ventilationswerte verschlechtern, so kommen wir in einen Problembereich, der bei dieser Konstellation die Anerkennung einer entschädigungspflichtigen Berufskrankheit nahelegt, falls die MdE mindestens 20% beträgt. Die vielfach beschriebene Überschußmorbidität an chronischer Bronchitis bei Quarzstaubexponierten sollte berücksichtigt werden. Selbst wenn eine Bronchitis als Vorschaden bestand, so geht diese bei Entwicklung einer Silikose so enge und nur schwer abtrennbare Wechselwirkungen mit dieser ein, daß hier im allgemeinen nicht willkürliche zahlenmäßige Abtrennungen vorgenommen werden sollten [90, 106].

Naturgemäß treffen *ischämische Herzkrankheiten* einschließlich der Myokardinfarkte und Silikose nicht selten zusammen. Die Frage des kausalen Zusammenhangs kann aufgrund einwandfreier großer statistischer Erhebungen dahingehend als entschieden angesehen werden, daß zwischen Silikose und Koronarsklerose und/oder Herzinfarkt kein ursächlicher Zusammenhang besteht. Dessenungeachtet ist aufgrund der üblichen Rechtsprechung bei schweren Silikosen mit einer MdE von mindestens 50% bei tödlich verlaufendem Myokardinfarkt der Tod als Folge der Berufskrankheit anzusehen, denn es ist nicht offenkundig, daß die Silikose gar keine Rolle beim Tode gespielt hat. Dabei könnte argumentiert werden, daß der Infarkt ohne Silikose nicht tödlich verlaufen wäre und der Betroffene noch mindestens ein Jahr länger gelebt hätte.

Ebenso wie die häufige Koinzidenz mit den Infarkten besteht auch ein häufiges Zusammentreffen von Silikose und *Bronchialkarzinom*. Hier ist ebenfalls aufgrund umfangreicher epidemiologischer Erhebungen, ganz im Gegensatz zur Asbestose, ein Kausalzusammenhang abzulehnen.*) Es gibt aber eine Ausnahme, nämlich die Entwicklung eines Plattenepithelkarzinoms im Bereich einer Schwiele im Sinne des Narbenkarzinoms oder im Bereich einer Kaverne innerhalb oder am Rande einer silikotischen Schwiele. – Auch das Zusammentreffen von Silikose mit *primär chronischer Polyarthritis* ist wahrscheinlich zufällig. Jedoch modifiziert dieses Zusammentreffen den morphologischen Verlauf der Silikose dahingehend, daß sich in der Lunge mehrere z. T. recht große bis 5 cm im Durchmesser betragende Rundherde bilden (Kaplan-Syndrom), die an Karzinommetastasen erinnern. Selbstverständlich kann in solchen Fällen der Gelenkrheumatismus nicht als Folge der Silikose betrachtet werden. Von Interesse ist, daß Per-

---

*) Nach neuesten Informationen von der Internationalen Kommission für Arbeitsmedizin ICOH (November 1985) ist diese Aussage zu relativieren, natürlich noch ohne praktische versicherungsrechtliche Schlußfolgerungen. Auf drei Vorträgen des 4. Internationalen Symposiums über Epidemiologie in der Arbeitsmedizin, 10.–12. September 1985, wurde berichtet, daß Silikotiker ein 3fach höheres Risiko haben, an Lungenkrebs zu sterben, was nicht für Quarzstaubexponierte ohne Silikose gelte.

sonen mit positiven Rheumafaktoren im Sinne der primär chronischen Polyarthritis, aber ohne Gelenkerkrankung, ebenfalls diese morphologische Rundherdvariante bieten können.

Ein sehr interessantes, aber kausal anders zu bewertendes Phänomen ist das gleichzeitige Auftreten einer *progressiven Sklerodermie*, dieser zumeist sehr schwer verlaufenden, Arbeitsfähigkeit, Erwerbsfähigkeit und Lebensdauer erheblich beeinträchtigenden Immunopathie, bei einer Silikose. Nachdem schon zahlreiche empirische Mitteilungen hierzu vorlagen, sind ZSCHUNKE und Mitarbeiter in einer landesweiten Fall-Kontroll-Studie in der DDR der Syntropie von Silikose und Sklerodermie nachgegangen. Bei einer Prävalenz von 98 männlichen Sklerodermiekranken (entspricht 0,002 % der männlichen Population) wurde in 79 Fällen eine berufliche Quarzstaubexposition (vorwiegend im Bergbau unter Tage) und in 47 Fällen eine Silikose festgestellt [118, 122]. Das hohe Sklerodermievorkommen bei Silikotikern überstieg das der männlichen Durchschnittsbevölkerung um das 110fache und legte einen – immunologisch begründeten – Kausalzusammenhang nahe. Auf dieser epidemiologischen Grundlage wird in der DDR die progressive Sklerodermie bei silikosekranken Männern in die Entschädigungspflicht der Silikose einbezogen. Die pathogenetischen Verknüpfungen sind noch nicht geklärt. Merkwürdig ist, daß bei Frauen mit progressiver Sklerodermie eine wesentlich geringere Syntropie mit Silikose nachweisbar ist. Bekannt ist die Tatsache, daß Sklerodermiekranke gehäuft, auch ohne Silikose, an Lungenfibrosen leiden [66].

Die *Differentialdiagnose* hat alle Lungenerkrankungen mit multiplen fleck- und streifenförmigen Verschattungen im Röntgenbild zu berücksichtigen. Der wichtigste Hinweis zugunsten der Silikose ist die nachweisbare mehrjährige Einwirkung quarzhaltiger Feinstäube und die fehlende Rückbildungstendenz der röntgenologischen Veränderungen. Ohne Vollständigkeit anzustreben seien die folgenden differentialdiagnostisch in Betracht kommenden Erkrankungen aufgeführt:

– Asbestose:
entsprechende berufliche Einwirkungen, mehr streifig-strähnige Schattenstrukturen, bevorzugt Mittel- und Unterfelder, »vikariierendes« Emphysem der Oberfelder, häufig diffuse Pleuraverdickung, öfter Pleuraplaques;

– Hartmetallfibrose:
typische Berufsanamnese mit Metallkarbiden bzw. -oxiden, z. B. Wolfram und Kobalt, mehr linear-fibröse Röntgenstrukturen;

– Siderose:
bevorzugtes Vorkommen bei Elektroschweißern, sehr kleine, distinkt begrenzte Tüpfel mit retikulärer Maschenzeichnung über allen Lungenabschnitten, keine Tendenz zu Ventilationsstörungen, Rückbildungsfähigkeit;

– Berylliose:
typische Arbeitsplatzanamnese, im Einzelfall schwierige Differentialdiagnose (eventuell Mediastinoskopie erforderlich);

– Reizgasvergiftung:
typische Vorgeschichte mit akuter Einwirkung von Reizgasen, allerdings oft mit freiem Intervall bis 24 Stunden; Bronchiolitis obliterans reagiert gut auf Cortisone;

– Alveolitis:
typische Vorgeschichte mit fieberhaften Episoden und Schüttelfrost nach bestimmten Expositionen, Nachweis präzipitierender Antikörper und erhöhte Immunglobuline (Farmerlunge, Vogelhalterlunge, Bagassose);

– Sarkoidose:
stärkere Hilusbeteiligung, häufiger Nachweis des »Angiotensin converting enzyme« (ACE), aber nicht spezifisch; Beteiligung weiterer Organe wie Augen, Leber, Nieren, kleine Knochen, guter Cortisoneffekt;

– Miliartuberkulose:
klinisch eindrucksvoller Verlauf mit Fieber, schlechtem Allgemeinzustand, oft Nachweis umschriebener tuberkulöser Prozesse;

– Stauungsfibrose:
chronische Linksherzinsuffizienz, typisch bei Mitralstenose, Bevorzugung der röntgenologischen Verdichtungen mehr zentral und

Mittel- und Unterfelder, Rückbildung nach operativer Beseitigung der Stenose;
- Lungenkarzinose:
kurlinisch meist schweres Gesamtbild, Nachweisbarkeit des Primärtumors.

Über Diagnostik, Pathogenese und Funktionsstörungen der fibrotischen Zustände gibt ULMER eine ausführliche, dennoch konzise Übersicht [102].

Medizinische Maßnahmen

MAK: 0,15 mg/m³ Quarzfeinstaub
4,0 mg/m³ quarzhaltige Mischstäube
(Quarzgehalt unter 1 Gewichtsprozent)

Der Verlauf der Silikose folgt eigenen Gesetzen und ist nicht beeinflußbar. Rückbildungen kommen nicht vor. Scheinbare Rückbildungen von Knötchen im Röntgenbild resultieren aus perifokalen Überblähungen des Lungengewebes. Nicht selten bleiben die Befunde stationär bis zum Lebensende. Sehr selten gibt es akzelerierte Verläufe. In der Regel schreiten die Veränderungen langsam fort und bewirken Einschränkungen der Atmungs- und Herz-Kreislauffunktionen. Das immanente erhöhte Tuberkuloserisiko muß man stets im Auge haben.

Die Therapie mit Cortison und Immunsuppressiva hat sich als unwirksam erwiesen. Die Akten über die Effektivität des Polyvinylpyridin-N-Oxid sind noch nicht geschlossen. Die Tatsache, daß es sich trotz jahrelanger Propagierung durch einzelne nicht durchgesetzt hat, gibt zu Skepsis Anlaß.

Trotz dieser negativen Bilanz darf man aber keineswegs die Hände in den Schoß legen. Die erste Maßnahme ist die Herausnahme aus der Exposition; Ausnahme: ältere Arbeiter mit geringgradiger Silikose und ohne Funktionseinschränkungen können am Arbeitsplatz verbleiben, wenn die Einhaltung des MAK-Wertes gesichert ist. Von großer Bedeutung ist die Behandlung der obstruktiven Bronchitis, die die sekundäre Emphysembildung begünstigt. Man kann die entsprechenden Maßnahmen als gezielte präventiv orientierte Polypragmasie im Rahmen der ständigen ärztlichen Führung bezeichnen. Rauchverbot ist unbedingt zu realisieren, Alkoholgenuß dagegen in Grenzen erlaubt. Eine Adipositas, zu der Silikotiker im allgemeinen nicht neigen, ist diätetisch anzugehen.

Für die Bronchospasmolyse stehen wirksame Präparate aus der Gruppe der Beta-Adrenergika als Tabletten oder als Dosieraerosol zur Verfügung. Als Beispiel für ein gutes Kombinationspräparat mit Betastimulation in Verbindung mit einem Parasympathikolytikum sei Berodual® erwähnt, weil durch die Kombination der beiden Wirkgruppen die Nebenwirkungen vermieden werden. – Die Infektbekämpfung sollte konsequent erfolgen. Bereits bei grippalen Infekten, die sehr gerne bei Bronchitis-Vorbelasteten eine bakterielle Superinfektion triggern, sollte man eine 5–7tägige Stoßtherapie mit Breitbandantibiotika geben. Langfristige bakterielle Mischinfektionen mit purulentem Auswurf oder gar fieberhaften Phasen müssen energisch bekämpft werden. Notfalls ist Klinikeinweisung erforderlich. – Die Gabe von Prednisolon kann im Einzelfall nützlich sein. Im allgemeinen ist bei Silikose von Kortikoiden als Dauertherapie abzuraten. Fortgeschrittene Stadien mit Rechtsherzbelastung bedürfen der Gabe von Glykosiden und Diuretika in milder Dosierung.

Etwa 4wöchige Heilverfahren in Kurorten sind in bestimmten Erkrankungsphasen von erheblichem Nutzen. Durch physiotherapeutische Maßnahmen, Atemgymnastik, Inhalationsverfahren und optimale pharmakotherapeutische Einstellung im Hinblick auf das chronisch unspezifische respiratorische Syndrom und bestehende Herz-Kreislaufbelastungen kann die Prognose des Silikoseverlaufs erheblich verbessert werden.

BK-Nr. 4102
Silikotuberkulose

Allgemeines

Das Zusammentreffen von Silikose und Lungentuberkulose ist nicht zufällig. Die beiden Krankheiten haben einen kausal begründeten Syntropismus in dem Sinne, daß Tuberkulosekranke oder Personen mit tuberkulotischen Restherden häufiger eine Silikose aquirieren und andererseits Silikotiker häufiger eine Lungentuberkulose bekommen oder daß bei ihnen häufiger eine Lungentuberkulose endogen oder exogen stimuliert reaktiviert wird. Dieses regelhafte Verhalten hat dazu geführt, daß der Gesetzgeber das Zusammentreffen beider Erkrankungen – in welcher Reihenfolge auch immer – individuellen Kausalerörterungen durch Gutachter entzogen und es in einer BK-Nummer fixiert hat. Voraussetzung ist lediglich der Nachweis der Aktivität der Lungentuberkulose. Erstaunlich ist das Phänomen, daß der Anteil der aktiven Tuberkulosen bei Silikosen konstant geblieben ist, obwohl in der Gesamtpopulation die Inzidenz der Tuberkulose rückläufig ist. Die nachfolgende Aufstellung der Anzahl der erstmals entschädigten Fälle gibt die wesentlichen Eckjahre wieder:

Jahr	Silikosen und Silikotuberkulosen	davon Silikotuberkulosen	% 3 von 2
1	2	3	
1950	7.540	924	12,3
1960	4.245	454	10,7
1970	1.522	227	14,9
1980	1.130	129	11,4
1981	1.083	153	14,1
1982	1.142	135	11,8

Vorkommen, Gefährdung

Es lassen sich keine besonderen Regionen oder Beschäftigtengruppen ausmachen, die sich von den quarzstaubexponierten und an Silikose erkrankten Personen unterscheiden.

Pathogenese

Hierzu bestehen lediglich Spekulationen hinsichtlich des gestörten zellulären, lymphogenen und mukoziliären Selbstreinigungsmechanismus, der sozusagen doppelt belastet und überfordert ist.

Krankheitsbild

Die tuberkulösen Veränderungen verhalten sich in der klinischen Symptomatik wie bei der Tuberkulose ohne Silikose. Sie können praktisch zunächst lange stumm bleiben, so daß sie erst bei den regelmäßigen Röntgenüberwachungsuntersuchungen aufgedeckt werden. Sie können sich auch durch subfebrile Temperaturen, Fieberschübe, Nachtschweiße, Husten, Thoraxschmerzen, Auswurf, fallweise auch durch Hämoptoe und Pleuritiden äußern. Der Tuberkulintest ist oder wird positiv.

Die röntgenologischen Veränderungen sind wie folgt zu kennzeichnen, wobei unter 1. der Vollständigkeit halber der Zustand beschrieben wird, der nicht unter der BK-Nr. 4102 einzuordnen ist (Abb. 17).

1. Es liegt eine Silikose, gleichgültig welchen Ausprägungsgrades, vor. Daneben lassen sich ein Primärkomplex mit Hiluskalk und einem kleinen verkalkten Herd im Mittel bis Oberfeld oder auch ein- oder doppelseitige bindegewebig indurierte Spitzenverschattungen, oft mit Pleurakuppenverdichtung, nachweisen. Diese

tuberkulotischen Resterscheinungen haben keinen Krankheitswert und sind, wie eine Spitzenschichtung, Beschwerdebild und Laborproben bestätigen, inaktiv. Es handelt sich hier um eine Silikose nach Nr. 4101, welche lt. ILO das vorgegebene Zusatzzeichen tbu (= Tuberkulose inaktiv) erhält.

2. Es liegt eine klassische Silikose vor. Daneben lassen sich gemischtförmige, exsudative flau begrenzte Herdbildungen, meist im Oberfeld oder im Spitzengebiet, nachweisen, oft pleuranahe und mit Pleurabeteiligung, gegebenenfalls mit Kavernenbildung. Hier läßt sich unter Zuhilfenahme der paraklinischen Befunde (Bakteriennachweis usw.) die Diagnose Silikose plus aktive Lungentuberkulose stellen. Sie wird gemäß ILO mit dem Zusatzsymbol tba (= Tuberkulose aktiv) belegt.

3. In der Mehrzahl der Fälle ist aber eine saubere morphologische Trennung der silikotischen und der tuberkulotischen Veränderungen, der Schwielen, der Infiltrationen, der produktiven Herdsetzungen usw. nicht möglich. Es handelt sich um echte Mischprozesse, bei denen dann auch eine differenzierte Klassifikation nach ILO unzweckmäßig ist. Diese Fälle sind als aktive Silikotuberkulosen im engeren Sinne zu bezeichnen.

Der Verlauf ist im allgemeinen unter den Bedingungen der üblichen Tuberkulosebehandlung mit chemotherapeutischen Mitteln, Ruhe, Frischluft, Kuren gut zu beherrschen und hat hinsichtlich der Tuberkulose keine andere Prognose als die sonstigen Tuberkulosen. Wenn die Tuberkulose nach etwa 1–2jähriger Behandlung wieder inaktiv geworden ist, wird der Fall aus der BK-Nr. 4102 in die BK-Nr. 4101 umgestuft. Bisweilen setzen die tuberkulösen Komplikationen Veränderungen am Rippenfell mit Schwartenbildung oder geben der Silikose hinsichtlich ihrer Funktionsbeeinträchtigung einen negativen Schub, so daß nach Überstehen der aktiven Tuberkulose relevante Dauerschäden zurückbleiben. Die MdE während der aktiven Tuberkulose nach Beendigung der Arbeitsunfähigkeit ist mit 50–70% zu bewerten, danach für eine Stabilisierungsphase von etwa einem halben Jahr mit 30% und danach mit 0%, sofern nicht durch die Silikose oder die Tuberkulosefolgen Einschränkungen der Atmungs- und Kreislauffunktion bestehen. Die abrupte Absenkung der MdE nach Beendigung der Arbeitsunfähigkeit auf unter 20% wird von manchen Autoren befürwortet. Wir halten es für besser, in einer Übergangsphase der Heilungsbewährung, trotz normalisierter paraklinischer Befunde, noch eine MdE in geringer Höhe beizubehalten, um der reduzierten Arbeits- und Lebensweise unter Schonbedingungen zum Zwecke der Rezidivprophylaxe gerecht zu werden.

Medizinische Maßnahmen

Sie entsprechen den üblichen antituberkulotischen Behandlungsrichtlinien. In der Regel, aber nicht in jedem Fall, sollte nach Überstehen einer aktiven Silikotuberkulose keine erneute Exposition gegenüber Quarzstäuben und anderen atemwegsaggressiven Stoffen erfolgen.

BK-Nr. 4103
Asbestose

BK-Nr. 4104
Asbestose in Verbindung mit Lungenkrebs

BK-Nr. 4105
Durch Asbest verursachtes Mesotheliom des Rippenfells und des Bauchfells

Allgemeines

Die Berufskrankheiten durch Asbeststäube zeigen zunehmende Tendenz, während die Silikosen einschließlich der Silikotuberkulosen laufend abnehmen. Ausgehend vom Jahre 1960 (gleich 100% gesetzt) betrug die Inzidenz der quarzstaubbedingten entschädigten BK-Fälle 1982 (repräsentativ für 1980–1982) nur noch 26,6% und die Inzidenz der asbeststaubbedingten entschädigten Fälle 821,7%. Die absoluten Zahlen der erstmals als Berufskrankheit entschädigten Fälle lauten:

Jahr	1980	1981	1982	1983
Asbestosen	96	112	105	130
Asbestosen + Bronchialkarzinome	19	24	28	33
Mesotheliome	36	68	56	74
Gesamt	151	204	189	237

Aus Abbildung 18 sind mit entsprechender Zeitversetzung gegenüber dem Asbestverbrauch die Inzidenzen der Asbestosen und einem noch längeren Zeitabstand die Inzidenzen der asbestbedingten Malignome zu erkennen.

Der Asbest ist außerordentlich weit in der Arbeitsumwelt verbreitet und reicht durch früher noch sehr sorglose Verwendung in Baustoffen, Bau- und Dachplatten auch in die allgemeine Umwelt hinein. Die beruflichen Expositionen können nachfolgend für die drei BK-Nummern gemeinsam besprochen werden, während Pathogenese und Krankheitsbild eine gesonderte Darstellung erfordern.

Angesichts verschiedener schwerwiegender arbeitsmedizinischer und volkswirtschaftlicher Probleme ist vorgeschrieben, daß alle im Rahmen der Vorsorgeuntersuchungen angefertigten Röntgenaufnahmen einschließlich der medizinischen Daten bei der Zentralen Erfassungsstelle asbeststaubgefährdeter Arbeitnehmer in 8900 Augsburg 1, Postfach 10 00 95, ausgewertet werden.

Vorkommen, Gefährdung

Wegen seiner hervorragenden technischen Eigenschaften der Wärmedämmung und Hitzebeständigkeit bei starker mechanischer Festigkeit und Elastizität und guten elektrischen Isolie-

Asbestverbrauch

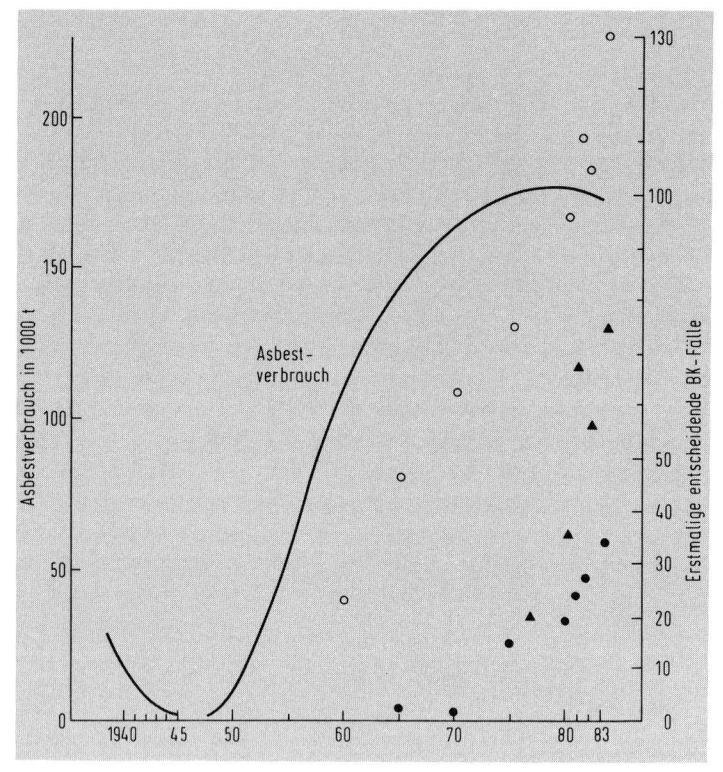

Abb. 18. Asbestverbrauch in Deutschland und Bundesrepublik 1938–1983 und jährliche Inzidenzen erstmals entschädigter Berufskrankheiten durch Asbest; in Anlehnung an WOITOWITZ, BEIERL et al. [113].
○ = Asbestosen
● = Asbestosen in Verbindung mit Lungenkrebs
▲ = Mesotheliome

reigenschaften hat sich der Asbest zahlreiche technische Anwendungsgebiete vor allem in den letzten 3–4 Jahrzehnten erobert. Die Welt-Asbestproduktion liegt bei jährlich 5 Millionen Tonnen. Die größten Abbauvorkommen befinden sich in der Sowjetunion, in Kanada, Südafrika, Rhodesien und Australien. Die Bundesrepublik ist einer der Hauptabnehmer. Hier werden jährlich Produkte aus etwa 150.000 bis 200.000 t Rohasbest hergestellt, wobei die asbesthaltigen Produkte ein Vielfaches des verarbeiteten Rohasbestes betragen. Im wesentlichen handelt es sich dabei um den Serpentinasbest Chrysotil (sogenannter Weißasbest), ferner um den Amphibolasbest Krokydolith (sogenannter Blauasbest) sowie Amosit und Antophyllit. Von den zahlreichen Gefahrenquellen durch eingeatmeten Staub haben neben der Aufbereitung und Aufschließung von Rohasbest vor allem folgende Tätigkeiten Bedeutung bei der Herstellung oder Bearbeitung von:

- Asbesttextilprodukten wie Garnen, Bändern, Schnüren, Seilen, Tüchern, Schläuchen, Hitzeschutzkleidung;
- Asbestzementprodukten wie witterungsbeständigen Platten und Dachteilen, Brandschutzelementen, Rohrsystemen;
- Reibbelägen wie Brems- und Kupplungsbelägen;
- Spritzmassen zur Wärme- und Schallisolierung;
- Dichtungen und Leitungssystemen in der chemischen Industrie;
- asbesthaltigem Papier und Pappe;
- Füllstoffen bei Farben, Fußbodenbelägen, Dichtungsmassen, Gummireifen, Thermoplasten, Kunstharzen und
- Talkum, der oftmals Asbest enthalten kann.

Diese Tätigkeiten erstrecken sich über verschiedene Industriezweige, vor allem die Bau- und Baumaterialienindustrie, den Schiffbau, die Textil- und die chemische Industrie. – Nicht zu vernachlässigen sind Asbesteinwirkungen bei Abbruch- und Abwrackarbeiten im Rahmen von Demontagen, Umbauten und Reparaturen.

Pathogenese

Eingeatmete Asbeststäube werden größtenteils wieder ausgeatmet bzw. mit dem mukoziliaren Strom der Atemwege abtransportiert und mit dem Sputum abgesondert oder verschluckt. Als pathogene Asbeststäube gelten Partikel mit einer Länge von über 5 µm und einem Durchmesser von unter 3 µm. Ein kleiner Teil der in die Alveolen gelangten Fasern setzt sich, wie für die Quarzstäube beschrieben, mit den Alveolarmakrophagen auseinander. Längere in das Lungengewebe gelangende Fasern werden von Zellresten und Eiweißen umhüllt und z. T. nicht weiter abgebaut. Die Ummantelungen dieser sogenannten Asbestkörperchen (Abb. 19, 20) enthalten Eisen und geben eine positive Reaktion mit Berliner Blau. Die bis 250 µm langen Fasern können sich durch die Alveolenwand in das Lungengewebe einspießen, wenn sie einen geringeren Faserdurchmesser um 0,5 µm und weniger haben.

Asbeststäube sind fibrogen und karzinogen. Im Prinzip kann man stark abstrahiert sagen, daß die karzinogene Potenz um so größer ist, je länger die Fasern (bis zu 100 µm und mehr) und je kleiner ihr Durchmesser (bis herunter zu 0,1 µm) ist. Wahrscheinlich hat vor allem das

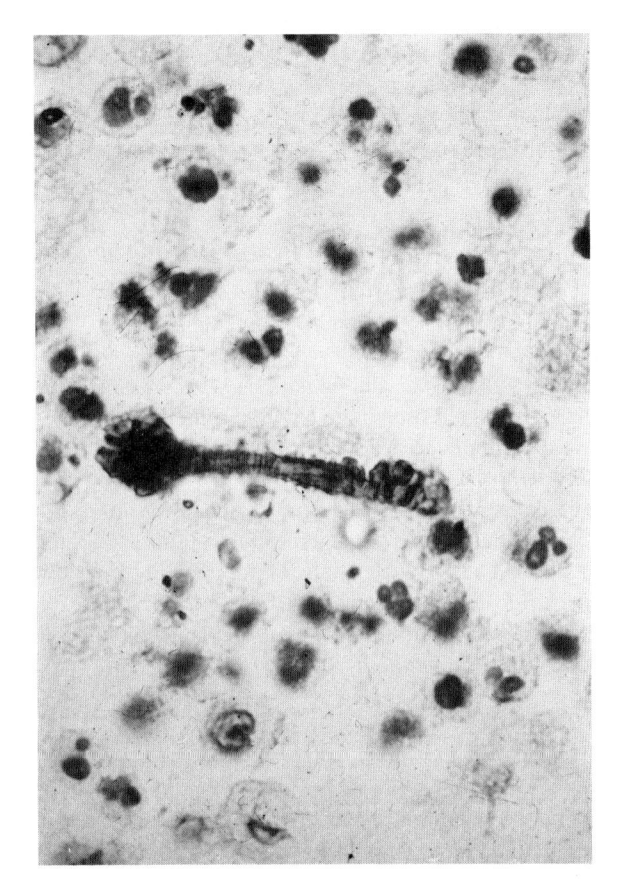

Abb. 19. Asbestkörperchen im Sputum.

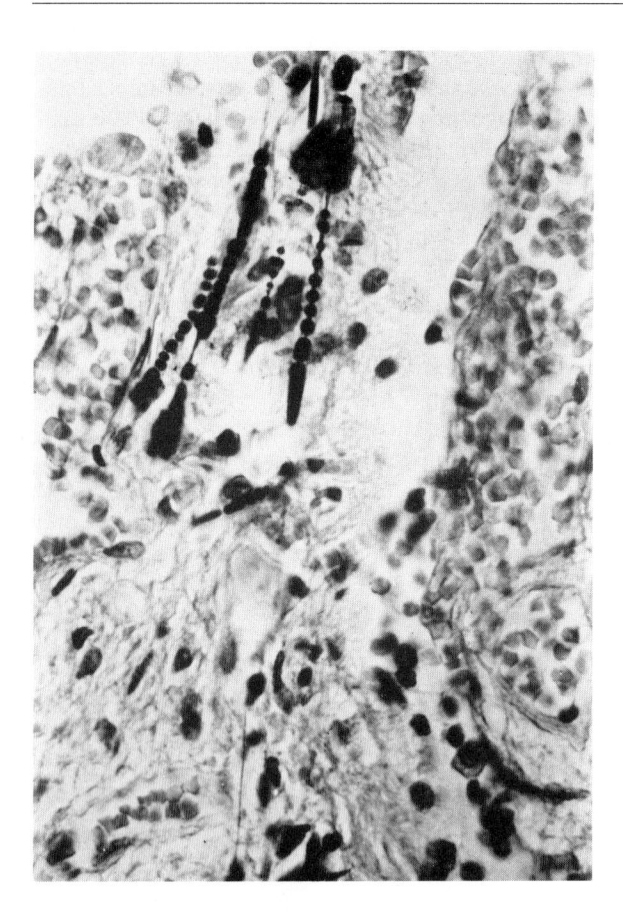

Abb. 20. Asbestkörperchen im Lungengewebe.

Krokydolith stärkere karzinogene Potenz. Die derzeitig immer noch am häufigsten beobachtete Asbestwirkung ist die Fibrose im Lungengewebe, ähnlich wie bei der Silikose. Doch im Gegensatz zur Silikose bilden sich nicht mehr oder minder rundliche Knötchen, vielmehr entwickelt sich eine diffuse interstitielle Fibrose der Alveolarsepten, die sich weiter interlobulär unter Verödung von Lungenkapillaren und Reduktion von Alveolen ausbreitet. Recht typisch für die Asbestlangzeitwirkung ist das Vordringen von Asbestfasern in den Pleuraspalt, wodurch rezidivierende Pleuritiden – meist ohne wesentliche klinische Erscheinungen – ausgelöst werden. Im weiteren Verlauf kommt es zu flächenhaften fibrotischen Pleurareaktionen mit Ausbildung hyaliner Beete und Plaques auf den Pleurablättern einschließlich der basalen zwerchfellnahen Abschnitte. Diese Pleurafibrosen und -hyalinosen haben eine starke Tendenz zur Verkalkung. Ihre funktionelle Bedeutung ist zumeist nicht erheblich, zumal der Pleuraspalt im allgemeinen nicht verlötet.

Während die Asbestfibrose der Lungen dem Grunde nach der Dosis-Wirkungsbeziehungs-Regel folgt, gilt das nur bedingt für die Entstehung der Bronchialkarzinome und der Mesotheliome. Deshalb kann die Einhaltung der TRK zwar einer Asbestfibrose vorbeugen, für die Malignome jedoch bestehen diesbezüglich noch Unsicherheiten, obwohl in empirisch gestützten mathematischen Modellen sich auch hier Quantitäts-Risikoraten errechnen lassen. Wegen der eminent langen Latenzzeit müssen wir die künftige Entwicklung bei möglichst exakter Erfassung und Dokumentation der Arbeitsumwelt- und Umweltbelastung beobachten. Abbildung 21 zeigt die nach dem derzeitigen epidemiologi-

Abb. 21. Zeitliche und grobquantitative Beziehungen zwischen inhaliertem Asbeststaub und Langzeit- und Spätwirkungen an den Thoraxorganen; nach BOHLIG und OTTO [9].

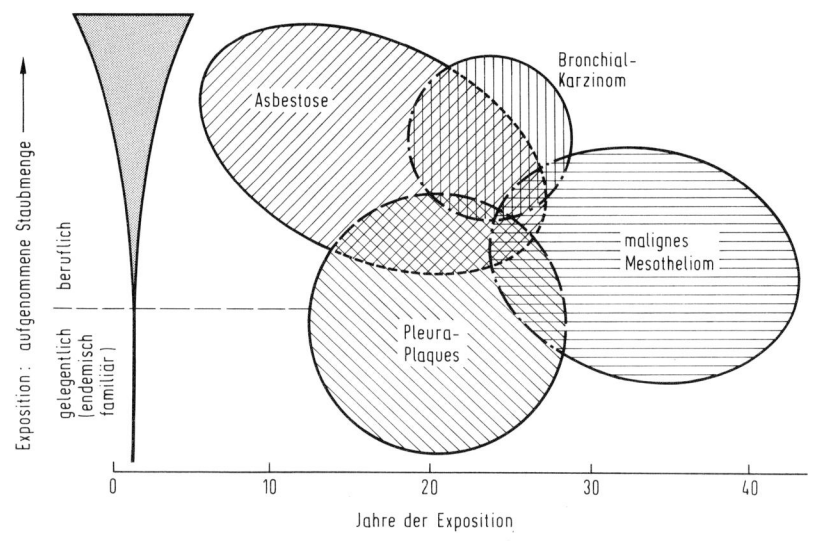

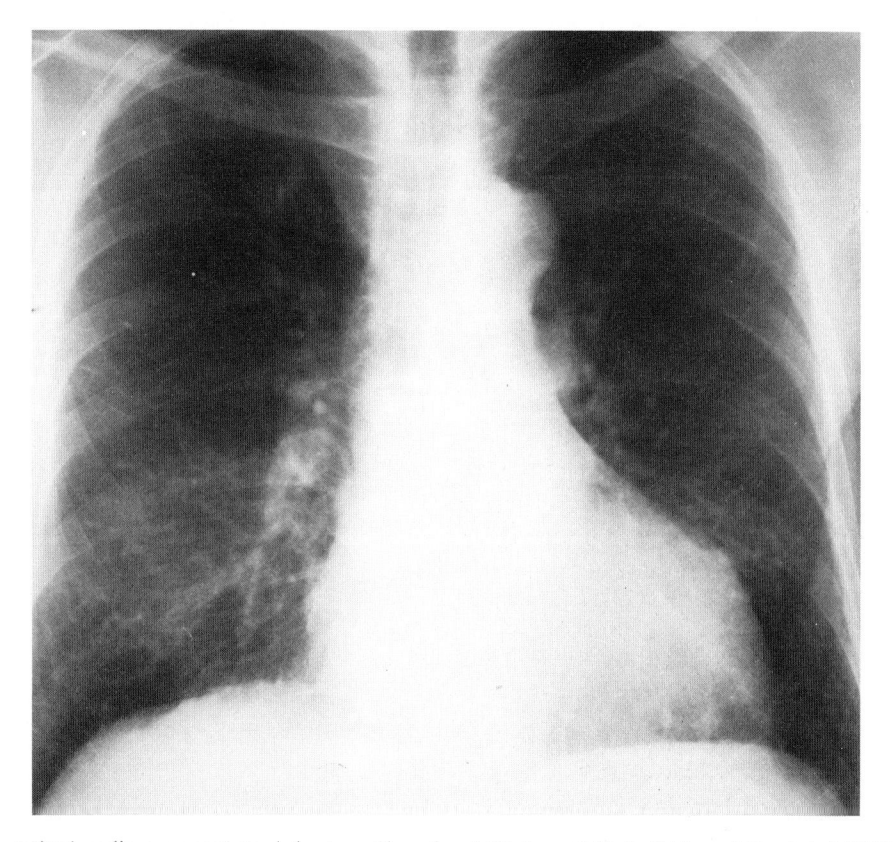

Abb. 22. Mittelgradig ausgeprägte Asbestose über den Mittel- und Unterfeldern 2/2 s/t bei 77jährigem Mann, der 20 Jahre bis 1966 Verlade- und Transportarbeiten von Asbestzementprodukten verrichtet hatte; Aufnahme: Dr. Jacques, Wunstorf.

schen Wissen bekannten zeitlichen Zusammenhänge zwischen aufgenommenem Asbeststaub und seinen möglichen Langzeit- und Spätwirkungen. Besonders hinzuweisen ist auf die Möglichkeit der Induktion der stochastischen gut- und bösartigen Effekte am Rippenfell bis zu 30 und mehr Jahren.

Krankheitsbild

Die Latenzzeit zwischen Staubeinwirkung und Erfassung der Asbestose beträgt im allgemeinen 10–15 Jahre. Die Expositionszeit selbst beträgt im allgemeinen mindestens 3 Jahre, es sind aber – das gilt vor allem für die Induktion von Malignomen – auch kürzere Expositionszeiten beobachtet worden.

Am Beginn finden sich, stärker als bei der Silikose, restriktive Funktionsstörungen mit Dyspnoe bei Belastung. Später treten bronchitische Beschwerden hinzu. Pleuraergüsse werden oft nur als Nebenbefund festgestellt. Über den Unterfeldern, vor allem vorn und seitlich, kann man etwa bei der Hälfte der Fälle auskultatorisch ein feinblasiges, klingendes Knisterrasseln wahrnehmen. Die diffusen Pleuraverdickungen und umschriebenen Pleuraplaques entziehen sich der Erfassung durch Perkussion und Auskultation. Die Funktionsstörungen sind durch das restriktiv betonte Muster und die alveolären Diffusionsstörungen der Blutgase bestimmt. Im Verlauf treten dann auch obstruktive Ventilations- und Verteilungsstörungen hinzu, ferner Lungenemphysem und Druckerhöhung im klei-

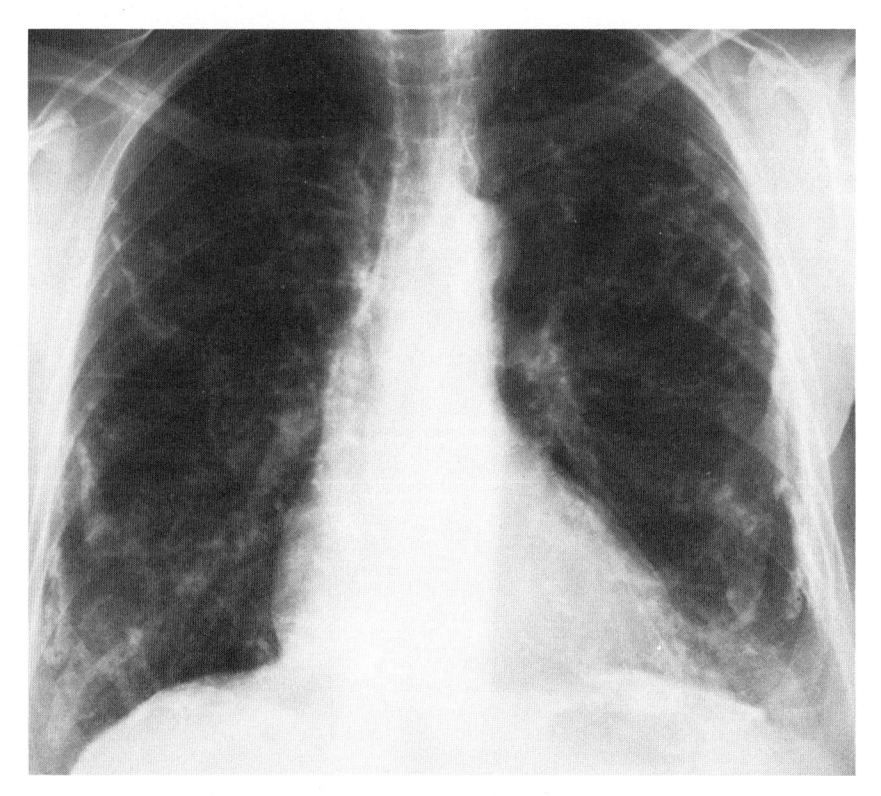

Abb. 23. Zahlreiche en face dargestellte verkalkte Pleuraplaques, im linken Unterfeld eben beginnende Asbestfibrose der Lunge. Die 60jährige Frau war 8 Jahre bis 1943 mit der Herstellung von Isolierummantelungen für Heizungsrohre beschäftigt.

Abb. 24. Im Profil dargestellte asbestbedingte Pleuraplaque in Höhe des 4.–6. linken vorderen Interkostalraumes, darüber diffuse Pleuraverdickung von 8 mm Stärke, die sich deutlich vom Schulterblattrand abgrenzen läßt; Aufnahme: Dr. Jacques, Wunstorf.

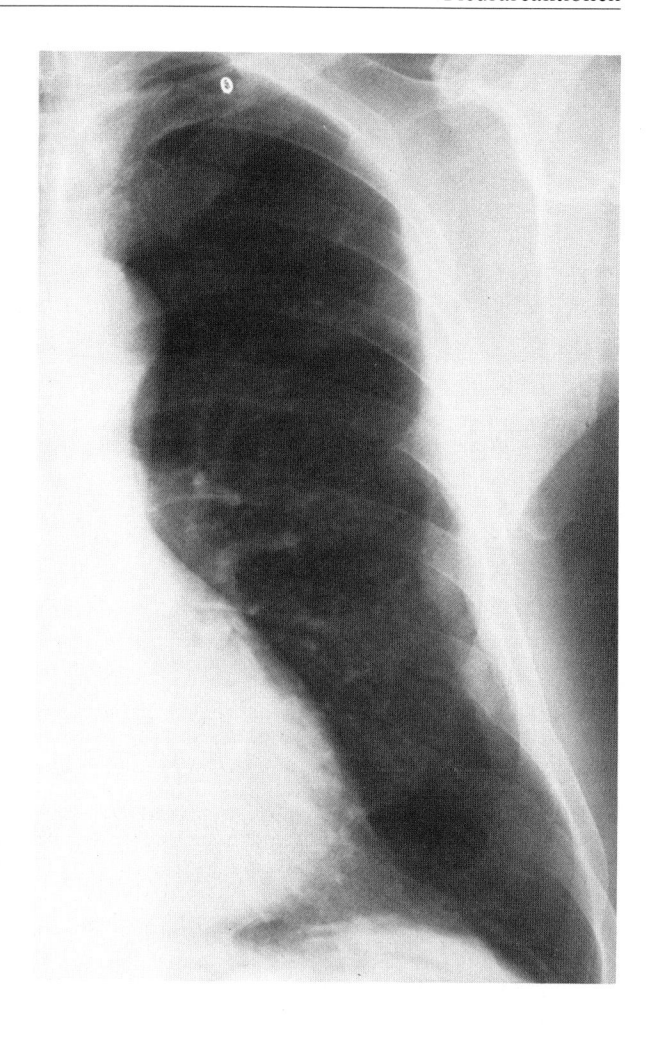

nen Kreislauf mit Rechtsherzbelastung. Schließlich kommt es – häufiger und stärker ausgeprägt als bei Silikosen – zur Globalinsuffizienz. Komplizierende Bronchiektasen und Bronchopneumonien sind zu beobachten.

Wie bei allen Pneumokoniosen ist die diagnostische Hauptsäule die Thorax-Röntgenaufnahme. Prädilektionsort der streifigen bis retikulären Verschattungen sind die Unter- und Mittelfelder, während die Oberfelder ein »vikariierendes« Lungenemphysem erkennen lassen. Recht typisch sind verwaschene, unscharfe Begrenzungen der Zwerchfell- und Herzränder sowie basalpleuritische Residuen. – Häufig findet man diffuse Pleuraverdickungen bei der p. a.-Aufnahme an den seitlichen Thoraxpartien, die mehrere bis zu 10 und mehr Millimeter stark sein und bis zu den Lungenspitzen reichen können. Der Ungeübte erkennt diese diffusen Pleuraverdickkungen oft nicht, da er sie für Begleitschatten der Rippen bzw. für die Rippenränder selbst hält. Aber wenn man die Rippenränder genau verfolgt, lassen sich diese zarten »Mantelschwarten« abgrenzen. Wichtig zur besseren Erkennung ist eine etwas härtere Aufnahmetechnik mit 100–120 kV in etwas gedrehter Position. Diese Pleuraverdickungen sind nicht spezifisch. Ihre Erkennung ist aber frühdiagnostisch bedeutungsvoll, wenn sie mit den streifig-fibrösen Verschattungen der Unterfelder und der erfragten

Synopse der Asbestwirkungen

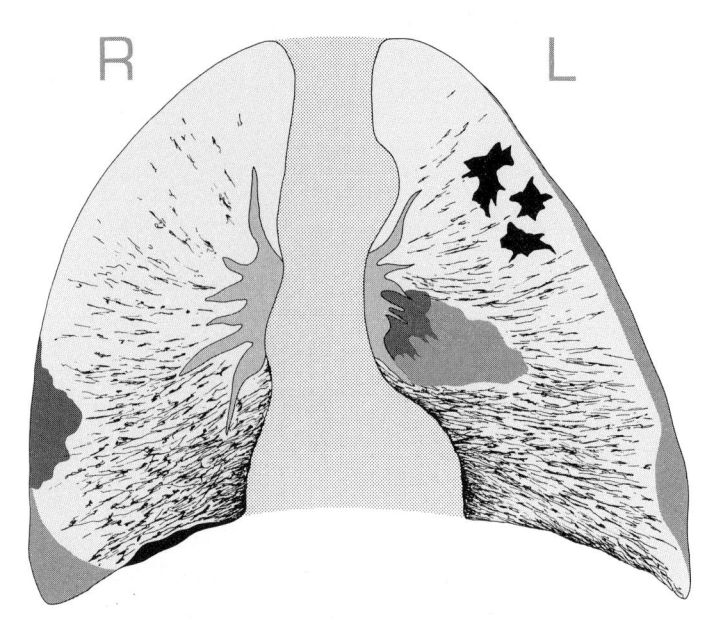

Abb. 25. Synoptische Röntgenbefunde bei Asbestose sowie Asbestose mit Bronchialkarzinom und Mesotheliom. Beidseitige Asbestose mit zahlreichen unregelmäßigen fleckförmig-streifigen Verschattungen, typisch über den Mittel- und Unterfeldern mit Pleuraschwarte rechts unten. Links unten ist eine im Profil abgebildete Pleuraplaque dargestellt, darüber an der Thoraxwand diffuse Pleuraverdickung. Links oben mehrere hirschgeweihartige en face getroffene Plaques mit Verkalkung. An der linken unteren Lungenwurzel Bronchialkarzinom mit Atelektase. Das Zwerchfell ist verwaschen und rauh begrenzt, zeigt rechts eine Verkalkung. Über dem rechten Unterfeld, der seitlichen Thoraxwand aufsitzend ein unregelmäßig begrenztes Mesotheliom.

beruflichen Asbestexposition zusammentreffen. Diese Trias löst in jedem Fall eine BK-Verdachtsanzeige aus (Abb. 22–24).

Ein weiteres und typischeres Zeichen einer Asbestwirkung sind Pleuraplaques, die, seitlich getroffen, sich balkon- oder nasenartig darstellen. En face getroffen bilden sie unregelmäßige, z. T. bizarre, hirschgeweihartig geformte Figuren, die zudem eine Tendenz zur Verkalkung haben (Abb. 23). Die ILO-Klassifikation der Pneumokoniosen berücksichtigt diese Pleuraveränderungen wie auch die lungenfibrotischen Strukturen. Jedoch entzieht sich die Asbestose einer so klaren Stadieneinteilung wie die Silikose. In jedem Fall ist man gut beraten, wenn man der ILO-Bewertung eine freie deskriptive Darstellung des Röntgenbefundes voranstellt.

Die typischen röntgenmorphologischen Befunde der Asbestlangzeit- und Spätwirkungen sind graphisch in Abbildung 25 dargestellt.

Die *Differentialdiagnose* entspricht den Erwägungen bei der Silikose. Besondere Laborkriterien sind der unkomplizierten Asbestose nicht eigen. Man kann versuchen, mittels Sputumuntersuchungen Asbestkörperchen (Abb. 19) nachzuweisen. Doch die Ausbeute ist zumeist spärlich. In besonderen Fällen kann es erforderlich sein, die Diagnose durch transbronchiale oder durch Thorakotomie gewonnene Biopsie zu sichern. Um Asbest als Ursache einer Lungenfibrose zu sichern, ist der Nachweis von Asbestkörperchen im Lungengewebe eine sehr sensible Methode (Pathologisches Institut der Städtischen Klinik Dortmund, Prof. Dr. H. Otto). Ein Lungengewebswürfel von 1 cm Kantenlänge wird in Natriumhypochlorid aufgelöst. Das Lysat wird über Millipore-Filter (Porengröße 1,2 μm) filtriert. Auf dem Millipore-Filter werden die Asbestkörperchen nach Aufhellung mit Cyclohexanon mittels mikroskopischer Betrachtung ausgezählt [18]. Bei Asbestosen findet man zumindest 10.000 Asbestkörperchen/cm^3 Lunge, und zwar die höchsten Zahlen in den Unterlappen, wo die Asbestose am stärksten ausgeprägt ist, mit Zahlen bis über 3 Millionen Asbestkörperchen/cm^3 Lungengewebe. Bei Normalpersonen lassen sich Zahlen von 0–20 nachweisen, bei asbestexponierten Gesunden um 30 und wesentlich höher. Da die Asbestkörperchen unverwechselbare Strukturen sind, belegen diese Untersuchungen im übrigen die ubiquitäre, wenn auch spärliche Verbreitung des Asbests in der gesamten Umwelt, deren karzinogene Potenz noch nicht sicher beurteilbar, aber nach den weltweiten epidemiologischen Studien keinesfalls dramatisch ist.

Zur Bewertung der Funktionsstörungen bei Asbestose sind eine große Lungenfunktionsprüfung, gegebenenfalls mit Compliance, und Blutgasanalyse mit Belastung erforderlich. HAIN und Mitarbeiter haben an 118 Asbestosefällen die Schwere des Röntgenbefundes mit der Ausprägung von Funktionsstörungen und der Höhe der Minderung der Erwerbsfähigkeit (MdE) durch die Asbestose in Beziehung gesetzt. Sie messen vor allem der Vitalkapazität, der spezifischen Compliance (Compliance/intrathorakales Gasvolumen), der spiroergometrisch bestimmten Dauerbelastungsgrenze (Watt/kg Körpergewicht) und dem intraarteriellen Sauerstoffdruck bei ergometrischer Leistungsspitze für die Bewertung der Funktionseinschränkung und der MdE die größte Bedeutung zu, während sich die CO-Diffusionskapazität im allgemeinen als weniger geeignet erweist [35a].

Die Asbestose zeigt keinerlei Tendenz, mit Tuberkulose zu koinzidieren. Im Hinblick auf das Bronchialkarzinom ist bei der Röntgendiagnostik höchste Aufmerksamkeit geboten. In Zweifelsfällen, speziell bei Verdacht auf Mesotheliomentwicklung und bei unklaren Prozessen im Retrokardialraum und im Zwerchfellbereich, ist eine computertomographische Untersuchung angezeigt [79].

Medizinische Maßnahmen

TRK: 0,05 mg/m^3 Asbest bzw.
1 Faser je 1 cm^3 Raumluft = 1 × 10^6 Fasern/m^3
2,0 mg/m^3 asbesthaltiger Feinstaub bei $\leq$ 2,5 Gewichts% Asbest

Die Therapie unterscheidet sich nicht von der Behandlung bei Silikosen. Die Fürsorgeuntersuchungen werden nach G 1.2 durchgeführt. Auch die Kontraindikationen für den Umgang mit Asbest sind übereinstimmend.

Eine besondere Disposition zum Erwerb einer Asbestose besteht erfahrungsgemäß bei erheblicher Adipositas mit einem Broca-Wert von etwa $\geq$ 30, vor allem in Verbindung mit therapeutisch nicht behobener Hypertonie (systolisch ab 150 mmHg, diastolisch ab 100 mmHg). Die Gefahr der Entstehung einer Asbestose wird bei dieser Konstellation für so konkret angesehen, daß aus einem sich hieraus ergebenden Arbeitsplatzwechsel und dessen sozialen und ökonomischen Folgen die Verpflichtung zur Gewährung von Übergangsleistungen gemäß § 3 BKVO durch den Unfallversicherungsträger resultiert. In diesem Sinne hat das Bundessozialgericht in einem strittigen Fall am 22.3.1983 (2 RU 22/81 –) entschieden. – Bezüglich der Eignung der Zigarettenraucher siehe BK-Nr. 4104.

Asbestose in Verbindung mit Lungenkrebs

Lungenkrebse sind nach der geltenden BK-Liste nur dann als entschädigungspflichtige Berufskrankheit anzusehen, wenn gleichzeitig eine Asbestose der Lungen besteht. Das Zusammentreffen von Asbestose und Lungenkrebs ist statistisch so häufig, daß der Gesetzgeber mit der Setzung dieser BK-Nummer den grundsätzlichen kausalen Zusammenhang bejaht. Indessen gibt es über verschiedene pathogenetische Mechanismen noch Unklarheiten. Typisch sind Plattenepithelkarzinome und die Lokalisation in den Unterlappen. Doch gelten diese Kriterien nicht als Voraussetzung, so daß auch Adeno- und kleinzellige anaplastische Karzinome und auch bei Lokalisation in den Oberlappen die Voraussetzungen der BK erfüllen [106, 115]. – Die Vorstellung, daß die Karzinome aus der Asbestfibrose als einer Quasi-Präkanzerose hervorgehen, trifft den Kern der Pathogenese nicht. Es ist also wahrscheinlich – um ein anschauliches Bild zu gebrauchen – nicht so, daß das Lungenkarzinom ein Kind der Asbestfibrose ist, sondern daß Asbestfibrose und Lungenkrebs Geschwister und die Folge der Asbesteinwirkung sind.

Für den in der Praxis tätigen Allgemeinmediziner, Internisten und Pulmonologen stellt sich bei Entdeckung oder Verdächtigung eines Bronchialkarzinoms immer die Frage: Lag eine mehrjährige berufliche Asbeststaubexposition vor? Läßt sich etwa gleichzeitig eine, wenn auch geringe, Fibrose der Lungen nachweisen? Bestehen Pleuraplaques oder diffuse Pleuraverdickungen? Im Zweifelsfall ist unbedingt eine BK-Anzeige zu erstatten. Durch histologischen Nachweis einer sogenannten Minimalasbestose mit Fibrose und Asbestkörperchen wird die Berufskrankheit als solche identifiziert. Problematisch sind Fälle, bei denen zwar eine erhöhte Zahl von Asbestkörperchen auf dem Millipore-Filter, beispielsweise von $50/cm^3$ Lungengewebe, eine im Prinzip pathogene Asbestexposition, aber nicht den vom Gesetzgeber geforderten Langzeiteffekt der Asbestose bestätigt. Die derzeitige Situation erfordert zentral zu entscheidende Präzedenzfälle, nach denen man sich künftig zu richten hätte. Eine brauchbare Regelung zur Bejahung der BK-Nr. 4104, auch bei nicht nachweisbarer Lungenasbestfibrose, könnte wie folgt lauten:

- gesicherte, mindestens 3 jährige, bei kürzerer Zeit massive, berufliche Asbeststaubexposition (falls Asbestkörperchen gezählt werden, müßten mindestens $30/cm^3$ Lungengewebe nachweisbar sein),
- typische Latenzzeit von 15–25 Jahren seit Beginn der Asbesteinwirkung,
- gleichzeitiges Vorhandensein der typischen Pleuraplaques (oder mantelförmigen Pleuraverdickungen über den Mittel- und Unterfeldern).

Selbstverständlich ist das Zigarettenrauchen mit seinem multiplikativen Effekt hinsichtlich der Bronchialkarzinogenität zu berücksichtigen, wobei der Asbeststaub im Prinzip stets die Bedeutung einer wesentlichen Teilursache beansprucht.

Wie in der Morphologie unterscheidet sich der Lungenkrebs bei Asbestose auch in der Therapie nicht vom nichtberuflichen Lungenkrebs. Da fortgesetztes starkes Zigarettenrauchen die karzinotropen Effekte der Asbesteinwirkung überadditiv – möglicherweise multiplikativ – verstärkt, ist dem Arbeitnehmer dringend das Einstellen des Zigarettenrauchens anzuraten. Wenn das nicht befolgt wird, bedingt die Entwicklung einer chronisch obstruktiven Bronchitis ohne Zweifel den Arbeitsplatzwechsel.

Durch Asbest verursachtes Mesotheliom des Rippenfells und des Bauchfells

Im Gegensatz zum Bronchialkrebs bestehen bei den außerordentlich malignen Mesotheliomen keine Probleme in der kausalen Interpretation, wenn eine berufliche Asbeststaubexposition nachweisbar ist. Dieser Tumor, der in der Gesamtbevölkerung extrem selten vorkommt, bevorzugt die Asbestexponierten so stark, daß bei der BK-Nr. 4105 nicht wie beim Bronchialkrebs das gleichzeitige Vorliegen einer Asbestose gefordert wird. Bei zahlreichen in vielen Ländern wie in den USA und Kanada, aber auch in Deutschland durchgeführten Fall-Kontroll- und Längsschnittstudien liegt die katamnestisch zu erhebende Asbeststaubexposition bei Mesotheliomfällen um 60–80%. Dieser Anteil dürfte noch höher sein, da wahrscheinlich auch noch verdeckte berufliche und nichtberufliche (z. B. Hobby-)Tätigkeiten von wenigen Monaten Dauer als Ursache in Betracht kommen. Die statistischen belegten Zusammenhänge von Asbestverbreitung und Mesotheliom sind Anlaß, das Mesotheliom als einen Signaltumor zumindest der beruflichen Asbeststaubgefährdung zu bezeichnen. – Nachdem eine Reihe von Fällen als Quasi-Berufskrankheit durch Asbest anerkannt

Klinische Symptome

worden war, wurde das Mesotheliom durch Asbest 1977 in die Liste der Berufskrankheiten aufgenommen.

Die z. T. aufgestellten Forderungen des Nachweises von weiteren asbestbedingten Veränderungen an Lunge und Pleura sind unbillig. Das Zusammentreffen einer beruflichen Asbestexposition und der Erkrankung an Mesotheliom nach entsprechender Latenzzeit von 30 Jahren (± 15 Jahre) begründet in jedem Fall den dringenden Verdacht für die Anzeige und die Bestätigung für die Entschädigung als Berufskrankheit, wenn nicht besondere Fakten dem entgegenstehen. Sehr zu bedenken im Hinblick auf die Erfassung als Berufskrankheit sind Publikationen von Seiten der Pathologen, die z. B. im Berliner Raum bei 124 autoptisch nachgewiesenen Pleuramesotheliomen in den Jahren 1957–1983 nur in 10 Fällen die Klärung als berufliche Asbestfolge verzeichneten [37]. Bis in die jüngste Zeit hinein muß also noch mit einer Dunkelziffer nicht als Berufskrankheit identifizierter Fälle gerechnet werden.

Die dominierenden klinischen Symptome sind Atemnot, Husten, Auswurf, Thoraxschmerzen, gelegentlich Fieber und Blut im Sputum. Manchmal ist ein Spontanpneu mit seinen dramatischen Beschwerden der Anlaß den Arzt aufzusuchen. Entscheidend für die Diagnose ist die typische Röntgenaufnahme mit den starken Verschattungen, die von der Thoraxwand oder vom Zwerchfell ausgehen (Abb. 26). Klinische Abklärung und Therapieversuch sind dringend geboten. Die Computertomographie erfaßt die Ausbreitung des Tumors besser als das Röntgenbild. Biopsie ist erforder-

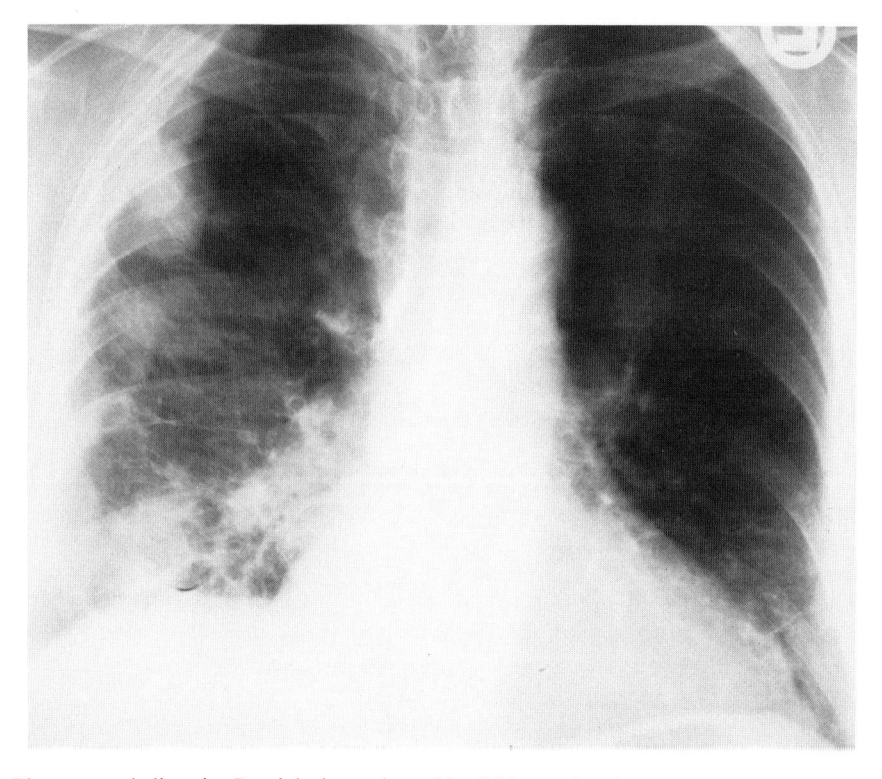

Abb. 26. Pleuramesotheliom im Bereich des rechten Oberfeldes und gering ausgeprägte Asbestfibrose. Der 63jährige Mann hat 13 Jahre lang bis 1970 bei der Endmontage von Eisenbahnwagen Kabelbretter und Futterhölzer mit Asbestabdichtungen verlegt; Aufnahme: Dr. Jacques, Wunstorf.

lich. – Die bisherigen Erfolge durch operative Eingriffe in Verbindung mit zytostatischer Therapie beschränken sich lediglich auf eine durchschnittlich um einige Monate verlängerte Überlebenszeit.

Peritonealmesotheliome durch Asbest sind ebenso gut gesichert wie die Pleuramesotheliome, aber wesentlich seltener. Außerdem gibt es vereinzelte Fälle von asbestbedingten Perikardmesotheliomen. Alle anderen Tumorformen, angefangen vom Larynxkarzinom bis zu den Tumoren im Magen-Darmbereich, kommen zwar bei Asbestexponierten etwas häufiger vor, die Übermorbidität ist aber nicht ausreichend, um im Einzelfall einen Kausalzusammenhang zu begründen. Bei Pankreaskarzinom ist histologisch sorgfältig zu prüfen, ob es sich nicht um ein Pleuramesotheliom (infolge Durchwanderung von Asbestnadeln mit dem Lymphstrom) handelt.

BK-Nr. 4106
Erkrankungen der tieferen Atemwege und der Lungen durch Aluminium oder seine Verbindungen

Allgemeines

Es handelt sich um ein gemischtförmiges Bild des chronisch unspezifischen respiratorischen Syndroms und diffuser interstitieller Lungenfibrose. Durch verbesserte Arbeitsbedingungen ist diese Erkrankung, die auch als Aluminose oder Korundschmelzerlunge bezeichnet wird, sehr selten geworden.

Vorkommen, Gefährdung

Ein Gesundheitsrisiko besteht in der Herstellung von Aluminiumpulver (Pyroschliff), vor allem beim Feinstampfen, Sieben und Mischen sowie durch Schmelzzerstäubung. Das Ausschmelzen von Aluminiumoxid aus Bauxit sowie die Herstellung von Aluminiumlegierungen können eine Gefahrenquelle sein.

Pathogenese

Die Aufnahme erfolgt in Staub-, Rauch- oder Dampfform über die Atemwege. In den Bronchiolen und perialveolär kommt es zu kollagen-fibröser Reaktion mit hyaliner Degeneration. Es bilden sich keine Knötchen wie bei Silikose, und die Hiluslymphknoten pflegen nicht beteiligt zu sein. Emphysembildung und Distorsionen sowie Bronchitis sind typisch, und es besteht Neigung zum Spontanpneu. Prädilektionsort sind die Mittelfelder. Die Entwicklungsdauer schwankt zwischen einigen Monaten bis zu mehreren Jahren. Allmählich kann sich ein Cor pulmonale entwickeln.

Krankheitsbild

Die Symptomatik ist geprägt durch die chronisch obstruktive Bronchitis, Tendenz zu Bronchopneumonien, Emphysem, Spontanpneu. Im Röntgenbild finden sich eine vermehrte fibrös-streifige Zeichnung, vor allem in den Mittelfeldern, bei entzündlichen Komplikationen zusätzlich weichfleckige Verschattungen. Funktionsdiagnostisch sind frühzeitig Zeichen der kardiorespiratorischen Insuffizienz festzustellen. – Die Differentialdiagnose hat die Palette der Lungenfibrosen wie bei Silikose zu berücksichtigen. Hauptpunkt für die Erkennung ist die typische Berufsanamnese.

Medizinische Maßnahmen

Die Rückbildungstendenz ist gering. Es kommt vor allem auf die Beherrschung der sekundären bakteriell-entzündlichen und obstruktiven Komplikationen an.

BK-Nr. 4107
Erkrankungen an Lungenfibrose durch Metallstäube bei der Herstellung oder Verarbeitung von Hartmetallen

Allgemeines

Durch wesentlich verbesserte arbeitshygienische Maßnahmen werden heute nur noch recht selten Lungenfibrosen infolge Herstellung oder Verarbeitung von Hartmetallen festgestellt. Derzeit betragen die Fallzahlen der Anzeigen 30–40 und der erstmaligen Entschädigungen im Durchschnitt 5 pro Jahr.

Vorkommen, Gefährdung

Hartmetalle sind pulvermetallurgische Werkstoffe, die sich durch ihre große Verschleißfestigkeit, Temperatur- und Korrosionsbeständigkeit auszeichnen. Die Sinterhartmetalle bestehen vorwiegend aus Karbiden von Metallen wie Wolfram, Titan, Tantal, Molybdän, Chrom und Vanadin. Als Bindemittel dienen Kobalt, Nickel und Eisen. Die Hartmetalle werden in zwei Sinterstufen bei 900 und bei 1500°C hergestellt. Sie werden als Schneidwerkzeuge in der spangebenden Metallbearbeitung, als Mahlmittel bei Gesteinbearbeitung und als Verschleißschutz eingesetzt. Nachbearbeitung von gesinterten Hartmetallen erfolgt durch Naßschleifen mit Diamant- und Korundstein.

Pathogenese

Der in die Lunge gelangende Staub oder Rauch erzeugt eine interstitielle Lungenfibrose. Als typische Komplikation treten dann obstruktive Atemwegserkrankungen hinzu. Die Pathogenese der Lungenfibrose ist in Anbetracht der vielen und unterschiedlich vorhandenen Bestandteile der Hartmetalle noch nicht sicher geklärt. In den letzten Jahren verdichtet sich die Annahme, daß Kobalt die Hauptrolle spielt. Vor allem beim Schleifen soll Kobalt in ionisierter Form auftreten und, als Aerosol inhaliert, sich mit körpereigenem Eiweiß verbinden und so als Hapten zu chronischen allergischen Reaktionen führen. Kobalt wird auch resorbiert und mit dem Urin ausgeschieden, so daß man den Kobaltgehalt im Blut und Urin als Maßstab der Expositionsintensität nutzen kann [38]. Japanische Autoren weisen vor allem dem ebenfalls in den Hartmetallen enthaltenen Wolfram eine pathogene Rolle zu. – Zur Frage der »Zahntechnikerlunge« siehe Abschnitt Quasi-Berufskrankheiten.

Krankheitsbild

Frühsymptome nach mehrjähriger Expositionsdauer sind Atemnot und trockener Husten. Später treten Zyanose, Polyglobulie und eine Rechtsherzbelastung hinzu. Typisch ist ein restriktives Funktionsmuster mit Diffusionsstörungen. Die Thorax-Röntgenaufnahme zeigt eine netzförmig-streifige Zeichnungsvermehrung, bei entzündlichen Komplikationen mit eingestreuten weicheren Fleckschatten. Die Hilusregion ist verdichtet. Prädilektionsstellen der Lungenveränderungen sind die Unterfelder und die perihilären Abschnitte. Pleurabeteiligung in Form diffuser Verdickungen kommt vor [39].

Die *Differentialdiagnose* gegenüber Silikose wird durch die unterschiedliche Lokalisation (bei Silikose mehr laterale Abschnitte der Mittel- und Oberfelder) erleichtert. Im übrigen ist die gesamte Palette der Lungenfibrose wie bei der Silikose in Betracht zu ziehen. Die Berufsanamnese, gegebenenfalls Biopsie bringen die Entscheidung.

Medizinische Maßnahmen

Die Behandlung ist symptomatisch. Der Entwicklung schwerer Formen ist durch regelmäßige Überwachungsuntersuchungen vorzubeugen, die allerdings noch nicht in den Berufsgenossenschaftlichen Grundsätzen verankert sind. Bei Arbeitsplatzwechsel kommen rehabilitative Maßnahmen und im gegebenen Falle die Zahlung von Ausgleichsgeld oder Ausgleichsrente, gegebenenfalls neben der Rente aufgrund einer MdE, in Betracht.

BK-Nr. 4108
Erkrankungen der tieferen Atemwege und der Lungen durch Thomasmehl (Thomasphosphat)

Allgemeines, Gefährdung, Pathogenese

Es handelt sich um eine fast nur noch historisch bedeutsame Berufskrankheit, deren Pathogenese wegen des seltenen Auftretens noch nicht sicher geklärt ist. Thomasphosphat ist ein Abfallprodukt der Stahlerzeugung nach dem Gilchrist-Thomas-Verfahren. Die feingemahlene Thomasschlacke wird als Düngemittel verwendet. Sie besteht überwiegend aus Teilchen unter 5 µm und setzt sich aus Phosphaten, Silikaten, Eisen-, Mangan- und Kalziumoxiden zusammen. Außerdem sind Magnesia, Schwefel und Vanadiumpentoxid in geringer Menge enthalten. Gefährdet sind Tätigkeiten beim Vermahlen der Thomasschlacke, bei Verpacken, Transport und Ausbringung des Düngemittels.

Wahrscheinlich handelt es sich nur um akute und subakute Einwirkungen, wobei die Hauptrolle den Mangan- und Vanadiumverbindungen zukommen dürfte. Aufgrund der toxisch irritativen Schädigungen wird ubiquitär oder fakultativ vorhandenen Bakterien der Weg bereitet, so daß es zu Bronchitiden und Bronchiolitiden mit peribronchitischen Infiltrationen bis zu Bronchopneumonien und lobären Pneumonien kommen kann. Durch rezidivierende subakute Intoxikationen können sich chronisch verlaufende Erkrankungsbilder, aber keine diffusen Fibrosen, entwickeln. Das Röntgenbild weist keine besonderen Kriterien auf, die es gestatten würden, die Erkrankung aus dem Sammeltopf der entzündlich-fibrotischen Lungenerkrankungen herauszuheben. Entscheidend für die Diagnose ist auch bei dieser Berufskrankheit die Arbeitsanamnese.

Medizinische Maßnahmen

Das Krankheitsbild ist durch Antibiotika voll beherrschbar. Im übrigen ist symptomatisch zu behandeln.

BK-Nr. 4201
Farmer-(Drescher-)Lunge

Allgemeines

Bei der Farmerlunge handelt es sich um eine relativ junge Berufskrankheit, die nach Sonderentscheidungen in 39 Fällen 1972–1975 nach § 551 Abs. 2 RVO [106] seit 1977 neu in die deutsche BK-Liste aufgenommen wurde. Wenn es sich auch derzeitig nur um vereinzelte Fälle handelt, dürfte, nachdem die allergische Pathogenese in den Hauptzügen aufgeklärt ist, immer wieder mit ihrem Vorkommen gerechnet werden. So wurde 1985 allein aus Münchener Kliniken über 21 Fälle von Farmer-, Befeuchter- und Vogelhalterlunge (s. a. Quasi-Berufskrankheiten), d. h. exogen-allergischer Alveolitis mit der typischen klinischen und immunologischen Symptomatik berichtet. Die Autoren stellen dabei die Bedeutung der bronchoalveolären Lavage mit ausgeprägter Lymphozytenvermehrung sowie des Expositionstests als diagnostische Maßnahmen im Frühstadium besonders heraus [57].

Vorkommen, Gefährdung

Staub von verschimmeltem Stroh, Getreide, Heu und anderen landwirtschaftlichen Materialien enthält, vor allem bei feuchter Witterung, Sporen thermophiler Aktinomyzeten, als Pathogene vorrangig Micropolyspora faeni, Thermoactinomyces vulgaris und Thermomonospora viridis. Vor allem beim Dreschen von feuchtem Getreide und beim Verfüttern von Heu und Stroh kommt es zu stärkeren Einwirkungen.

Pathogenese

Die Pilzsporen mit einem mittleren Durchmesser von 1 µm sind lungengängig und induzieren als Antigene die Bildung von Antikörpern, die bei einem Teil der Fälle als Teil der erhöhten Immunglobulin-G-Fraktion nachweisbar sind. Die Krankheitsentstehung entspricht dem Allergietyp III nach GELL und COOMBS [14]. Ort der Antigen-Antikörper-Reaktion sind die Alveolarwände und die terminalen Bronchiolen. Durch Zelluntergang und Entzündung fibrosiert das perialveoläre Interstitium. Danach finden sich (in den akuten Erkrankungsphasen) Bronchiolitis obliterans, Vaskulitis, Granulome und Epitheloidzellen. Bei den chronischen Verlaufsformen dominiert die Fibrose mit perifokaler Emphysembildung und Rechtsherzbelastung.

Krankheitsbild

Die akute Verlaufsform nach vorangegangener Sensibilisierung ist gekennzeichnet durch
– subjektiv: Atemnot, Schweißausbruch, Schüttelfrost, Husten, Auswurf;
– objektiv: Fieber, Zyanose, feinblasige Rasselgeräusche bei Auskultation, Leukozytose, Eosinophilie, Vermehrung der γ-Globuline, Nachweis präzipitierender Antikörper (nicht obligatorisch);
– röntgenologisch multiple miliare, rundliche bis streifige Verschattungen,
– funktionsdiagnostisch restriktive, teilweise auch obstruktive Ventilationsstörung.

Rezidive der akuten Zustände treten in Abhängigkeit von erneuten Expositionen nach einem Zeitintervall von mehreren bis zu 24 Stunden auf.

Die protrahierte Verlaufsform entwickelt sich primär chronisch oder nach subklinisch bleibenden subakuten Schüben. Führendes Symptom ist hier die röntgenologisch nachweisbare, feinstreifige, sich über alle Lungenabschnitte erstreckende Fibrose. Die Differentialdiagnose hat alle diffusen Lungenfibrosen (siehe bei Silikose) zu berücksichtigen. Die Differenzierung gegenüber der Sarkoidose kann recht schwierig sein. Die Diagnose der Farmerlunge gelingt durch den Nachweis präzipitierender Antikörper mit der Methode nach OUCHTERLONY, zweidimensionaler Immunelektrophorese oder weitere immunologische Verfahren, während allergologische Hautproben nicht zeichnen. Reexpositions-Karenz-Beobachtung, im Einzelfall auch arbeitsplatzanaloge inhalative Provokationstestung (unter sorgfältigen Kautelen) können diagnostische Aufschlüsse geben. Auf die Lungenbiopsie kann im allgemeinen verzichtet werden. Typisch für die Farmerlunge ist, wenn die Prozesse nicht zu weit fortgeschritten sind, die Ansprechbarkeit auf die Kortikoidbehandlung.

Medizinische Maßnahmen

Das Meiden der pathotropen Exposition steht im Vordergrund. Die akuten Formen sprechen gut auf Kortikoide an. Auch bei den chronischen Fibrosen sollte Langzeitbehandlung mit Kortikoiden versucht werden.

BK-Nr. 4202
Erkrankungen der tieferen Atemwege und der Lungen durch Rohbaumwoll- oder Flachstaub (Byssinose)

Allgemeines

Nachdem in verschiedenen Fällen aufgrund von Einzelentscheidungen nach § 551 Abs. 2 RVO Leistungen wie bei Berufskrankheit gewährt worden waren, ist die Byssinose seit 1977 eine definierte und in die BK-Liste aufgenommene Berufskrankheit. Die Zahl der Fälle ist gering. Zwischen 4–23 Anzeigen wurden jährlich erstattet und 0–5 Fälle jährlich erstmals entschädigt.

Vorkommen, Gefährdung

Fasern ungereinigter Rohbaumwolle enthalten 5–20 Gewichts% Verunreinigungen in den zerkleinerten Teilen von Blättern, Stengeln, Samenblättern und Samen. Auch die Aufbereitung und Verarbeitung von Flachs und Hanf stellt eine entsprechende Gefährdung dar. Unterschiedlich starke Einwirkung der Stäube ist möglich beim Zerkleinern, Ausklopfen, Hecheln, Mischen, Putzen, Spinnen, Zwirnen und Weben.

Pathogenese

Die wechselhaften Diskussionen über die Pathogenese sprechen nunmehr eindeutig zugunsten eines nicht-antigenen Histaminliberators, der die typischen Bronchokonstriktionen als Vorstufe der Byssinose hervorruft, aufgrund folgender Fakten:
– Baumwoll- und Flachsstaub führt auch bei gesunden nichtvorbelasteten Personen zur Bronchokonstriktion.
– Der Zeitverlauf entspricht der Freisetzung eines gespeicherten Mediators.

- Die Stäube setzen Histamin aus dem Lungengewebe auch ohne vorherige Sensibilisierung frei.
- Die Atemwegskonstriktion ist mit einem gleichzeitigen Anstieg des Histamins im Blut verbunden, und die Konstriktion kann durch ein Antihistaminikum in geringer Dosierung unterbunden werden.

Der eigentliche kausale Faktor in den genannten Textilstäuben (chemische Agenzien, Bakterien, Pilze, Viren u. a.) ist bis heute noch nicht identifiziert worden. – Durch die ständig wiederholten Zustände von Bronchokonstriktion bildet sich allmählich das Bild der unspezifischen respiratorischen Erkrankung mit Lungenemphysem heraus.

Krankheitsbild

Am Anfang treten gelegentlich montags, also am Beginn des Schichtzyklus, Zustände von Brustenge und bronchitische Reizzustände mit Husten auf. Diese typische Montagssymptomatik verfestigt sich allmählich. Nach dem Urlaub sind die Erscheinungen besonders eindrucksvoll. Im weiteren Verlauf treten die bronchospastischen Zustände an mehreren oder allen Tagen der Arbeitswoche auf, und schließlich bildet sich der Zustand der chronisch obstruktiven Bronchitis mit Lungenemphysem und Rechtsherzbelastung heraus. Fieber ist selten, es sei denn, daß komplizierende Bronchopneumonien hinzutreten.

Wenn man in relativ frühen Krankheitsphasen die exspiratorische Sekundenkapazität (FEV_1) am Montag vor und nach der Schicht prüft, kann man die expositionsbezogene Reduktion der exspiratorischen Leistungsfähigkeit objektivieren. Das Röntgenbild weist keinerlei typische Kriterien auf und unterscheidet sich nicht von dem beim chronischen unspezifischen respiratorischen Syndrom. Immunologische Veränderungen sind, wie der Pathogenese zu entnehmen, nicht nachweisbar. Die Zeit bis zum Auftreten der Montagssymptomatik beträgt zwischen 1 und 10 Jahren, bis zum Auftreten des ausgeprägten Krankheitsbildes 8–10 Jahre.

Die *Differentialdiagnose* hat die große Zahl der ätiopathogenetisch unterschiedlichen chronisch obstruktiven Atemwegserkrankungen zu berücksichtigen, wobei allergische Formen durch Hauttestungen und inhalative Antigentests ausgeschlossen werden können. Die Pneumokoniosen sind durch Vorgeschichte und Thorax-Röntgenaufnahme abzugrenzen. Die typische Montagsanamnese gibt gute Hinweise.

Medizinische Maßnahmen

MAK: 1,5 mg/m^3 Baumwollstaub

Die Therapie der voll entwickelten Krankheitsbilder unterscheidet sich in keiner Weise von den übrigen Formen der chronischen unspezifischen respiratorischen Syndrome. Antihistaminika reduzieren die Wirkung der Staubinhalation, die regelhafte Anwendung entsprechender Medikamente kann aber nicht empfohlen werden. Der Einsatz von Atemschutzgeräten kommt nur bei kurzen besonders stauberzeugenden Tätigkeitsphasen in Betracht.

Arbeitnehmer an entsprechenden Arbeitsplätzen sollten vor Aufnahme der Tätigkeit und in zweijährlichen Abständen untersucht werden. Personen mit einer chronischen Bronchitis und anderen chronischen Atemwegs- und Lungenerkrankungen sind für derartige Tätigkeiten ungeeignet, ebenso Personen mit ausgeprägter unspezifischer bronchialer Hyperreaktivität (positiver Azetylcholintest).

BK-Nr. 4301
Durch allergisierende Stoffe verursachte obstruktive Atemwegserkrankungen, die zur Unterlassung aller Tätigkeiten gezwungen haben, die für die Entstehung, die Verschlimmerung oder das Wiederaufleben der Krankheit ursächlich waren oder sein können

Allgemeines

Diese Berufskrankheit umfaßt alle allergischen obstruktiven Atemwegserkrankungen unter der Voraussetzung des Aufgebens der verursachenden Tätigkeit oder analoger potentiell kausaler Tätigkeiten. Zu den Atemwegen gehören die Nasenwege einschließlich der Nasennebenhöhlen, Larynx, Trachea, Bronchien bis zu den terminalen Bronchiolen und der Alveolarwand. Der Disput über die Zugehörigkeit der obstruktiven Nasenschleimhauterkrankungen ist 1984 dahingehend entschieden, daß diese die begrifflichen Voraussetzungen der BK-Nr. 4301 erfüllen, eine Entscheidung, die den prophylaktischen Bemühungen zur Eindämmung dieser Berufskrankheit entgegenkommt.

Bis 1976 waren die obstruktiven Atemwegserkrankungen unter der Nr. 41 erfaßt: »Bronchialasthma, das zur Aufgabe der beruflichen Beschäftigung oder jeder Erwerbstätigkeit gezwungen hat«. Mit der neuen Bezeichnung ist der nicht einheitlich verwendete Begriff Bronchialasthma vom Tisch. Der Begriff der obstruktiven Atemwegserkrankungen ist umfassender als Bronchialasthma und wird zugleich den praktischen Gegebenheiten, z. B. auch der Einbeziehung der Rhinopathien, besser gerecht. Außerdem sind mit der seit 1977 gültigen BK-Liste die chemisch-irritativen oder toxisch verursachten Erkrankungsformen abgetrennt und unter der eigenen Nr. 4302 zusammengefaßt. Hierdurch besteht jetzt eine informativere und operativ besser nutzbare Differenzierung der Pathogenese dieser Erkrankungsgruppe.

Die Entwicklung zeigt die nachfolgende Zahlenreihe:

	Angezeigte Fälle	Erstmals entschädigte Fälle
1965	412	97
1970	458	131
1975	781	108
1980	1366	121
1981	1582	129
1982	1518	115
1983	1406	139

Es ist zu beachten, daß bis 1975 die toxisch-irritativen Formen in den Zahlen enthalten sind. Außerdem ist zu berücksichtigen, daß die dem Grunde nach als berufsbedingt festgestellten Fälle mit einer MdE unter 20%, die aber durch Arbeitsplatzwechsel, Umqualifizierung und Übergangsleistungen einen erheblichen individuellen und sozialen Aufwand bedingen, hierbei nicht erfaßt sind. Des weiteren sind jene Fälle nicht erfaßt, die keine Rentenleistung erhalten, weil zum Zeitpunkt des Eintritts der

Berufskrankheit bereits wegen berufsunabhängiger Leiden völlige Erwerbsunfähigkeit bestand.

Bei der allgemeinen zunehmenden Neigung zu allergischen Reaktionen und bei verbesserter Aufklärung der Fälle ist mit einer weiteren Zunahme der Berufskrankheiten nach dieser Nummer zu rechnen. Es kommt sehr darauf an, die Erkrankungen nicht zu spät zu erfassen, um irreversiblen Verläufen vorzubeugen.

Vorkommen, Gefährdung

Die Zahl der beruflichen Allergene, die obstruktive Atemwegserkrankungen hervorrufen können, ist gewaltig. Es handelt sich ganz überwiegend um Vollantigene organischer pflanzlicher oder tierischer Herkunft. Die wichtigsten, ohne Anspruch auf die richtige Rangfolge, sind die Stäube aus Mehl und Kleie aller Getreidearten, verschiedenen Holzarten, Rizinus-, Rohkaffee-, Kakaobohnen, Lykopodium, Algen aus Verstäubungsgeräten, Zwiebeln von Narzissen und Tulpen, Blüten, Futtermitteln, Jute und Kapok, Insekten, speziell Bienen, Federn, Tierhaaren, Tierepidermis, Rohseide und Perlmutter. Daneben sind zu erwähnen Arzneimittel, z. B. Antibiotika, parasubstituierte Sulfonamide, Fermente wie Proteasen in Waschmitteln. Ein potentielles Allergen ist auch das p-Phenylendiamin (Ursol).

Den zahlmäßig größten Anteil haben die Erkrankungen durch Mehlstauballergie. So hat der Begriff »Bäckerasthma« eine gewisse Popularität erlangt. Fast 90% der Fälle der BK-Nr. 4301 entfallen auf die Berufsgenossenschaft Nahrungsmittel und Gaststätten. Zu erwähnen sind außerdem die chemische Industrie, der Einzelhandel und der Gesundheitsdienst.

Pathogenese

Die beruflichen staubförmigen Inhalationsallergene erreichen den Organismus mit der Atmung. In Abhängigkeit von Dauer und Konzentration der Allergeneinwirkung sowie der individuellen Disposition kommt es zur Antikörperbildung, bevorzugt in der Immunglobulin-E-fraktion dargestellt, und nach erneutem inhalativem Kontakt zur Antigen-Antikörper-Reaktion. Bei den obstruktiven Atemwegserkrankungen handelt es sich überwiegend um den Reaktionstyp I nach GELL und COOMBS, der sich durch Sofortreaktionen auszeichnet. Diese sind durch humorale Freisetzung von Mediatorsubstanzen wie Histamin, Serotonin, Prostaglandin bedingt, die über vegetative Rezeptoren den Bronchiolenspasmus hervorrufen. Seltener als Typ I (IgE) kommt auch der verzögerte Reaktionstyp III (Nachweis präzipitierender Antikörper mit Erhöhung der IgG-Fraktion nach Antigeneinwirkung vor. Zwischen Inhalation und Reaktion vergehen 3–30 Stunden. Bei diesem Reaktionstyp besteht neben der Obstruktionsneigung die Möglichkeit der Induktion von diffusen fibrotischen Gewebsreaktionen mit Alveolitis wie bei der Farmerlunge.

Krankheitsbild

Wegen der Häufigkeit und des prototypischen Verhaltens soll das Krankheitsbild in seinem Verlauf bei Personen der Mehlberufe dargestellt werden [114], wobei von den identifizierten Erkrankungsfällen, nicht etwa von einer longitudinal beobachteten Bäckerpopulation, ausgegangen wird.

Stadium I (Rhinopathie)

Während der ersten 20 Berufsjahre (Eintrittsalter im Mittel 15 Lebensjahre) treten die Erscheinungen der allergischen Rhinopathie (bei der Hälfte der Fälle schon vor dem 21. Lebensjahr) auf. Es handelt sich um salvenartige Niesattacken und wäßrigen Fließschnupfen, der bei einem kleineren Teil der Fälle verbunden ist mit absoluter passagerer Verlegung der Nasenatmung in enger zeitlicher Verbindung mit der Exposition. Bei einem kleinen Teil kommt es zu ähnlichen konjunktivalen Reizungen. Mögliche Komplikationen sind sekundäre Infektionen der Nasennebenhöhlen.

Stadium II (Bronchopathie)

Nach 3 Jahren weiterer Exposition treten anfallsartige Beschwerden wie Atemnot, Husten, teilweise mit Auswurf, auf. Die Allergose erreicht damit die tiefer liegende Etage der unteren Atemwege. Jede erneute Einatmung des Allergens während der Arbeit führt zur Antigen-Antikörper-Reaktion mit akut einsetzender obstruktiver Ventilationsstörung mit Lungenüberblähung. Durch zähe Schleimsekretion im Bereich der kleinen Bronchien sind während der akuten bis subakuten Zustände trockene Atemnebengeräusche wie Giemen, Brummen, Pfeifen, teilweise mit verlängertem Exspirium zu auskultieren. An arbeitsfreien Wochenenden und im Urlaub bilden sich die Erscheinungen vollkommen zurück.

Stadium III (Bronchopathie mit Sekundärkomplikationen)

Zunächst entwickelt sich eine unspezifische bronchiale Hyperreagibilität, die auch bei Einatmung sonstiger Noxen wie Tabakrauch, Kaltluft oder Bratendünste Atembeschwerden verursacht. Diese Hyperreagibilität ist durch inerte Staubeinatmung oder mit dem Azetylcholintest zu objektivieren. An weiteren Erscheinungen folgen: nächtliche Luftnotanfälle, belastungsabhängige Atemnotzustände, chronisch obstruktive Ventilationsstörungen auch in allergenfreien Intervallen, Lungenemphysem, Rechtsherzbelastung, pulmokardiale Ruheinsuffizienz. Es besteht eine erhöhte Anfälligkeit gegenüber Bronchialinfekten. Virusinfekte werden von langdauernden bakteriellen Superinfektionen gefolgt. Die weitere Prognose ist eher ungünstig und hängt in diesem Stadium von der Beherrschung der Obstruktion durch Broncholytika und Prednison ab.

Bei im Grundsatz gleichen klinischen Bildern differieren die zeitlichen Verhältnisse bei den verschiedenen Allergenen und auch in Abhängigkeit von der Intensität der Einwirkung. Bei der Atemwegsallergose z. B. durch Proteasen in Waschmitteln ist der zeitliche Ablauf stark gerafft. Nach längstens 2jähriger Exposition pflegen die ersten Erscheinungen aufzutreten [117].

Die Diagnose im Stadium I ist wegen der sehr typischen arbeitsbezogenen Reaktionsweise nicht schwierig. Problematisch in dieser Phase ist die Bewertung der Krankheitsrelevanz, sofern nicht komplizierende Nasennebenhöhlenprozesse auftreten. Es handelt sich um zumeist jugendliche Personen im Alter von etwa 20 Jahren, die ihre Lehre beendet haben und im Prinzip nicht geneigt sind, ihren Arbeitsplatz aufzugeben.

Die Diagnose im Stadium II bietet keine Schwierigkeiten. Es kommen in Betracht:
- Hauttests;
- arbeitsplatzbezogene Inhalationstests [112] mit Zunahme der Totalresistance bei der bodyplethysmographischen Untersuchung,
- Nachweis von Immunglobulin E mit immunologischen Verfahren, z. B. radio immuno assay sorbent test (RAST) (falschpositive oder falschnegative Ergebnisse kommen vor), gegebenenfalls Nachweis von IgE wie bei Farmerlunge,
- z. T. bereits Hyperreaktivität der Atemwege beim inhalativen Azetylcholintest.

Symptome wie Eosinophilie im Blut oder Sputum sind nicht häufig. Die Thorax-Röntgenaufnahme erbringt keine positiven Ergebnisse. Die Lungenfunktionsdiagnostik und das EKG liefern in den freien Intervallen zwischen den anfallsartigen Phasen keine Hinweise.

Die ätiologische Diagnose im Stadium III mit teilweise schon inveterierten Bildern der permanenten chronisch obstruktiven Bronchitis und ihren Folgen kann schwierig sein. Die Ausgangslage verbietet nicht selten inhalative Antigentests oder arbeitsplatzbezogene Inhalationstests. Die Hauttests können durchaus eine Sensibilisierung anzeigen, aber die positive Reaktion allein ist kein ausreichendes Argument für die Begründung der spezifischen Kausalität. Die ätiologische Eingrenzung als allergische Berufskrankheit ist erschwert durch die Tatsache, daß chronisch obstruktive Bronchitiden mit und ohne Lungenemphysem eine eminent häufige Erkrankung speziell der männlichen Bevölkerung im Alter von 40–60 Jahren sind, an der ursächlich der Zigarettenkonsum einen erheblichen Anteil hat.

Die für die Kausalität bedeutungslose Funktionseinbuße, die aber für die Bewertung des Krankheitszustandes, seiner Therapiebedürftigkeit und nicht zuletzt der MdE (im Falle der Berufskrankheit) maßgebend ist, wird mit den modernen Methoden der Ventilationsdiagnostik unter Einsatz der Bodyplethysmographie (die einen duldungspflichtigen Eingriff darstellt) und der Blutgasanalytik bestimmt. – Die entscheidende Frage für den praktizierenden Arzt betrifft den Zeitpunkt der Verdachtsmeldung. WOITOWITZ empfiehlt die Anzeige bereits im Stadium I [114], weil dieses der sicherste Weg wäre, um der ungünstigen weiteren Krankheitsentwicklung vorzubeugen. Die seit 1984 gültige Einbeziehung der oberen Atemwege in die BK-Nr. 4301 und die von Fall zu Fall mögliche Akzeptierung des Krankheitswertes derselben würden ein solches Vorgehen ermöglichen. Dennoch darf man dieses Problem nicht allein aus der Perspektive eines selektierten Krankengutes von berufsbedingten Erkrankungen des II. bis III. Stadiums betrachten. Es ist durchaus die individuelle Situation der Betroffenen zu bedenken. GRIESHABER wies darauf hin, daß nur ein kleiner Teil der Personen mit Fließschnupfen an obstruktiver Atemwegsstörung erkrankt, daß also der prädiktorische Wert der allergischen Rhinopathie nicht ausreiche, um so weittragende Entscheidungen wie den Berufswechsel zu treffen [34]. Epidemiologische Längsschnittstudien sind erforderlich, um diese Frage aufzuklären. Bis dahin empfiehlt es sich, Patienten mit intervallmäßiger Rhinopathie in die ärztliche Langzeitbeobachtung zu nehmen und erst beim »Etagenwechsel«, dem Beginn des Stadiums II, die BK-Verdachtsanzeige zu erstatten. Bei rechtzeitiger Auslösung des folgenden Feststellungsverfahrens besteht in der Regel ausreichend Zeit, um die Berufskrankheit relativ problemlos zu sichern und außerdem der Entwicklung des dritten Stadiums vorzubeugen.

Medizinische Maßnahmen

Für Vorsorgeuntersuchungen bei Tätigkeiten an Arbeitsplätzen, an denen mit vermehrtem Auftreten von Atemwegsobstruktionen aus allergischer oder aus chemisch irritativer Ursache zu rechnen ist, gelten die Berufsgenossenschaftlichen Grundsätze G 23, durch die Thorax-Röntgenaufnahme und Messung des Atemwegswiderstands nach dem Oszillationsprinzip vorgeschrieben sind.

Aus dem Arbeitskreis von ULMER wurde kürzlich eine instruktive Darstellung aus arbeitsmedizinischer Sicht zu Therapie und Prävention gegeben [42], auf die sich die folgenden Ausführungen stützen. An erster Stelle steht die Meidung aller inhalativ-toxischen und als Allergen bekannten Stoffe, vor allem des kausalen Allergens und auch des Zigarettenrauchens. – Jeder angehende Bronchialinfekt muß optimal therapiert und mit allen Mitteln zur Ausheilung gebracht werden. Dazu gehören auch inhalative Kortikoide in Verbindung mit niedrig dosierten Gaben von Betasympathikomimetika und Atropinabkömmlingen. Die Therapie der chronisch obstruktiven Bronchitis beruht auf drei Prinzipien:
– Bronchodilatation,
– Glukokortikosteroide,
– Antibiotika.

Für die Bronchodilatation stehen uns die Katecholaminderivate zur Verfügung, die möglichst inhalativ genommen werden sollen: Berotec®, Bricanyl®, Sultanol®, Alupent®. Die Anticholinergika wie Atrovent® und Ventilat® haben eine gute therapeutische Breite, die Kombination eines Sympathikomimetikums und eines Atropinderivates (Berodual®) in einem gemeinsamen Inhalat hat sich vorzüglich bewährt. Theophyllin peroral kommt erst in zweiter Linie in Betracht. – Auch für die Glukokortikoide ist die inhalative Zufuhr wegen geringerer Nebenwirkungen zu empfehlen, auch um die gegebenenfalls peroral verabreichten Dosen zu verringern. – Die Antibiotikatherapie ist zur Überwindung akuter Exazerbationen durch bakterielle Infekte erforderlich. Man sollte sich nicht mit den wenig treffsicheren Bakterienkultivierungen aus dem Sputum aufhalten, sondern eines der Tetrazykline oder ein Breitspektrumpenizillin geben.

BK-Nr. 4302
Durch chemisch-irritativ oder toxisch wirkende Stoffe verursachte obstruktive Atemwegserkrankungen, die zur Unterlassung aller Tätigkeiten gezwungen haben, die für die Entstehung, die Verschlimmerung oder das Wiederaufleben der Krankheit ursächlich waren oder sein können

Allgemeines

Die Anzahl dieser seit 1977 unter einer eigenen BK-Nummer figurierenden Krankheiten zeigt ansteigende Tendenz:

	Angezeigte Fälle	Erstmals entschädigte Fälle
1980	225	21
1981	353	30
1982	385	36
1983	396	34

Diese Berufskrankheit stellt sowohl an den Arzt bei der Erfassung wie an den Gutachter bei der Sicherung der beruflichen Verursachung noch höhere Anforderungen als die allergischen Erkrankungsformen. – Auch akute Intoxikationen durch die entsprechenden Noxen nach Kurzzeitexposition sind als Berufskrankheit und nicht als Arbeitsunfälle zu melden und zu dokumentieren.

Vorkommen, Gefährdung

Die Schadstoffe kommen in Form von Gasen, Dämpfen, Stäuben oder Rauchen vor. Im einschlägigen Merkblatt BKVO (Lauterbach, UV, 3. Aufl., 36. Lfg., September 1979, Anh. S. 78/2 bis 78/4) werden von den zahlreichen in Betracht kommenden Noxen genannt.

– leicht flüchtige organische Arbeitsstoffe, z. B. Akrolein, Ethylenimin, Chlorameisensäureethylester, Formaldehyd, Phosgen;
– schwer flüchtige organische Arbeitsstoffe, z. B. einige Härter für Epoxidharze, bestimmte Isocyanate, Maleinsäureanhydrid, Naphthochinon, Phthalsäureanhydrid, Paraphenylendiamin;
– leicht flüchtige anorganische Arbeitsstoffe, z. B. nitrose Gase, einige Phosphorchloride, Schwefeldioxid;
– schwer flüchtige anorganische Arbeitsstoffe, z. B. Persulfat, Zinkchlorid.

Pathogenese

Lokal führen die chemisch-irritativen Stoffe zur Reizung sensorischer Rezeptoren der Bronchialschleimhaut mit reflektorischer Bronchokonstriktion. Die toxisch die Schleimhaut schädigenden Stoffe greifen vorwiegend an den mittleren und tieferen Atemwegen an. Bei massiver toxischer Einwirkung kommt es zur Alveolarschädigung mit dem Ergebnis der akuten sog. Reizgasvergiftung. Prototypen der entsprechenden Noxen sind Phosgen, nitrose Gase, Dimethylsulfat. Wenn man von den akuten Reizgasintoxikationen mit Lungenödem absieht, sind die pathologischen Reaktionen recht einheitlich: Schleimhautschwellung, Hypersekretion, umschriebene Nekrosen, bronchopneumonische Herdsetzung, Metaplasie des Zylinderepithels zu Plattenepithel mit Störung der mukoziliaren Reinigungsvorgänge, Sekretansammlung, Bronchiektasien, Emphysembildung.

Krankheitsbild

Je nach Noxe, Intensität, Dauer und Häufigkeit der Einwirkungen kommen akute, subakute, rezidivierende oder primärchronische Verlaufsformen vor. Die in der Pathogenese bezeichneten Wirkungen werden früher oder später subjektiv und objektiv faßbar. Wie bei den allergischen Erkrankungsformen gibt es Durchgangsphasen mit erhöhter unspezifischer Reaktivität. Schwere Verläufe enden im Zustand der kardiorespiratorischen Insuffizienz mit chronischem Cor pulmonale. Klinisch handelt es sich um die Bilder des chronisch unspezifischen Syndroms, die geprägt sind von den obstruktiven Ventilationsstörungen, den rezidivierenden Infekten und vom Lungenemphysem mit seinen Folgen.

Die ätiodifferentialdiagnostische Abgrenzung von den durch Zigarettenrauchen verursachten obstruktiven Bronchitiden und den primär infektiven Formen kann außerordentlich schwierig sein. Das gilt um so mehr, als man die Möglichkeit der wesentlichen Teilverursachung und der richtunggebenden Verschlimmerung durch die Arbeitsstoffe zu berücksichtigen hat. Der arbeitsbezogene inhalative Provokationstest gestattet bei der zumeist bestehenden unspezifisch erhöhten Irritabilität des Bronchialsystems nicht die saubere Abgrenzung wie bei den allergischen Bronchitiden. Unter Abwägung der Berufsanamnese, des Krankheitsverlaufs und der konkurrierenden Noxen muß von Fall zu Fall entschieden werden. Unter Anlehnung an ein von COHRS (persönliche Mitteilung) empfohlenes Schema, das zugleich die Indikation zum Arbeitsplatzwechsel und Maßnahmen nach § 3 BKVO berücksichtigt, sollte die Zusammenhangsfrage nach folgenden Gesichtspunkten beurteilt werden, wobei eine im Prinzip pathotrope berufliche Einwirkung vorausgesetzt wird (s. unten).

Im Zweifelsfall sollte bei nachgewiesener oder wahrscheinlicher beruflicher Einwirkung eines Schadstoffes Anzeige nach Nr. 4302 erstattet werden. Kennlinien der Begutachtung, die auch die diagnostische Strecke einbeziehen, zeichnet STRESEMANN [91].

Medizinische Maßnahmen

Die Vorsorgeuntersuchungen erfolgen wie bei BK-Nr. 4301 nach G 23. Dort finden sich

		Arbeitsplatzbezogener Inhalationstest	
		negativ	positiv
Azetylcholintest	negativ	BK: nein § 3: nein	BK: ja § 3: ja
	positiv	BK: nein § 3: je nach Ausprägung	BK: in Abhängigkeit von Anamnese § 3: ja

auch Hinweise zur Durchführung des Azetylcholintestes (Abb. 27). – Die präventiven und therapeutischen Maßnahmen entsprechen denen der allergisch obstruktiven Erkrankungen.

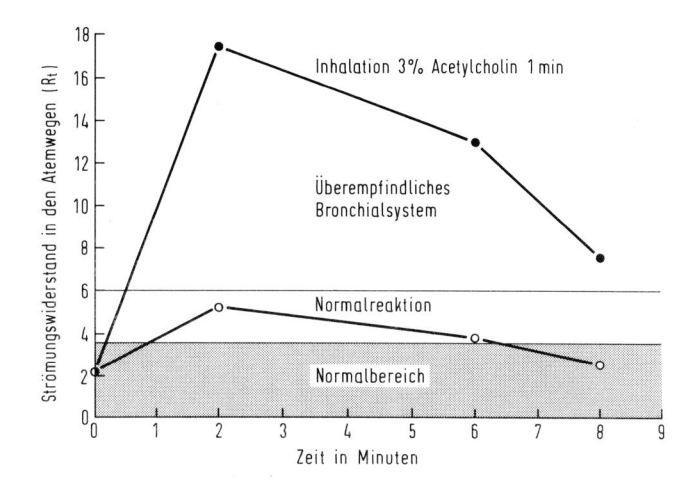

Abb. 27. Azetylcholintest, Verhalten der Atemwegsresistance bei gesundem Probanden und bei einer Person mit verstärkter Bronchialirritabilität. Bei dieser erhöht sich die R_t auf weit über 6 cm H_2O/l/sec; aus ULMER, REICHEL, NOLTE [103].

BK-Nr. 5101
Schwere oder wiederholt rückfällige Hauterkrankungen, die zur Unterlassung aller Tätigkeiten gezwungen haben, die für die Entstehung, die Verschlimmerung oder das Wiederaufleben der Krankheit ursächlich waren oder sein können

Allgemeines

Die Berufsdermatosen gehören zu den am weitesten im Arbeitsleben verbreiteten Krankheiten. Was die Anzahl der angezeigten Fälle anbelangt, ist eine ständige Zunahme zu verzeichnen, während die Zahl der erstmals entschädigten Fälle etwa gleichbleibende Tendenz zeigt. Diese auseinandergehende Schere der Inzidenzen beruht auf einer zunehmenden Erfassung der Berufsdermatosen durch die Praktiker bereits in Stadien, die der Vorbeugung chronischer Schäden noch zugänglich sind, so daß die Zahl der Fälle mit einer MdE von mindestens 20% relativ klein bleibt.

	Angezeigte Fälle	Erstmals entschädigte Fälle
1950	3212	150
1960	6208	532
1970	6313	539
1980	10931	397
1981	10930	466
1982	9778	447
1983	9030	422

Durch ihre Häufigkeit sind die Berufsdermatosen den Dermatologen gut geläufig. Man kann davon ausgehen, daß die in der Klientel des Hautarztes häufigen Kontaktekzeme in 40 bis 50% beruflicher Herkunft sind. U. a. aus diesem Grunde wurde mit Wirkung vom 1.7.1972 (18. Zusatzvereinbarung zum Abkommen Ärzte/Berufsgenossenschaften) das sogenannte Hautarztverfahren eingeführt. Es dient der Unterstützung des Nichtdermatologen im Vorfeld einer BK-Anzeige. Schon dann, wenn nur die Möglichkeit gegeben ist – nicht erst, wenn ein begründeter Verdacht vorliegt – soll der Hausarzt den Versicherten einem Hautarzt vorstellen, der an den Unfallversicherungsträger einen Bericht bezüglich erforderlicher präventiver Maßnahmen im Sinne des § 3 BKVO erstattet. Die BK-Anzeige wird dann durch die zuständige Berufsgenossenschaft veranlaßt.

Eine wichtige Voraussetzung für die Anerkennung der Berufskrankheit ist die Aufgabe der schädigenden Tätigkeit oder aller anderen Tätigkeiten mit analogen Schädigungsmöglichkeiten. Weitere Einschränkungen sind die Schwere oder die wiederholte Rückfälligkeit. Es besteht generelle Übereinkunft, daß als schwer nicht nur sehr ausgeprägte und therapeutisch schlecht beherrschbare Fälle gelten, sondern auch Erkrankungen leichterer Ausprägung, die mindestens etwa 10 Monate andauern. Die wiederholte Rückfälligkeit setzt zumindest drei Krankheitsschübe mit freien Intervallen, also Erstmanifestation und zwei Rezidive, voraus.

Des weiteren ist zu beachten, daß Verätzungen als Arbeitsunfälle gelten und zu melden sind. Alle Hauterkrankungen durch Listenstoffe nach Nr. 1101 bis 1202 und 1303 bis 1309 fallen unter die Berufsdermatosen nach Nr. 5101, es sei denn, sie sind das Ergebnis einer systemischen Wirkung, wie das generell bei Nr. 1310 (z. B. Dioxin) der Fall ist. Auch Lostschäden nach Nr. 1311 und Strahlenhautschäden nach Nr. 2402 und Trichophytien als Zoonosen nach Nr. 3102 gehören nicht in die Kategorie der Berufsdermatosen nach Nr. 5101. Außerdem haben die Hautkrebse eine Sonderstellung.

Einen aktuellen und umfassenden Grundriß der Arbeitsdermatologie gibt ZSCHUNKE [123a].

Vorkommen, Gefährdung

Bei der ungeheuren Ausbreitung der potentiellen Hautnoxen können nachfolgend nur die wichtigsten, und zwar geordnet nach pathogenetischen Gesichtspunkten, genannt werden, wobei diverse der Schadstoffe bivalente Effekte haben.

Toxisches Ekzem bewirkende Stoffe (Synonyma für toxisches Ekzem sind degeneratives Ekzem, Abnutzungsdermatose):
- Lösungsmittel
- Alkalien: Zemente, Reinigungsmittel
- Netzmittel
- Mineralöle
- Holzinhaltsstoffe
- Fermente
- Pflanzen

Allergisches Ekzem (Kontaktekzem) bewirkende Stoffe:
- Metalle, Metalloide und ihre Verbindungen (Nickel, Chrom, Kobalt, Quecksilber, Beryllium, Platin, Arsen)
- Amine
- Formaldehyd
- Alkaloide
- Mono- und Oligomere mancher Plaste
- p-Phenylamin und parasubstituierte Aromate wie Procain, Sulfanilamid usw.
- pflanzliche Substanzen, Teakholz, Mahagoni, Pappelholz
- Gummiinhaltsstoffe
- Pflanzenschutzmittel
- Pflanzen (z. B. Rizinusbohnen)

- Penizillin, Streptomycin, Chlorpromazin und weitere Medikamente
- Desinfektionsmittel

Akne bewirkende Stoffe:
- emulgierte und reine Mineralöle
- Teer, ungereinigte Ruße
- Perchloraphthalin, TCD-Dioxin, polychlorierte Biphenyle

Pathogenese

Während die akute toxische Dermatitis Folge einer einmaligen kurzfristigen Einwirkung hauttoxischer Stoffe ist, entsteht das *toxische Ekzem* durch protrahierten wochen- und monatelangen Kontakt mit den Substanzen in niedriger Konzentration. Toxische Dermatitis und toxisch induziertes Ekzem unterscheiden sich nicht nur morphologisch, sondern auch durch die Tatsache, daß bei letzterem die interindividuell unterschiedliche Suszeptibilität über das Auftreten der Krankheit entscheidet.

Das *allergische Ekzem* entsteht durch Sensibilisierung, die fast ausschließlich durch direkten Kontakt der Haut mit dem Allergen in Gang gebracht wird. Deshalb ist das berufliche allergische Ekzem ein Kontaktekzem. Bei eingetretener Sensibilisierung kommt es vor (z. B. bei Terpentin, Mehl, Penizillin und Chlorpromazin), daß auch durch über die Atemwege und den Intestinaltrakt zugeführtes Allergen ein Ekzemschub ausgelöst wird. – Die dermatologisch wesentlichen Allergene sind zumeist Haptene (Halbantigene), die sich nach dem Eindringen in die Haut mit Proteinen zum Vollantigen verbinden. Unter Vermittlung der Lymphwege wird das gesamte Integument sensibilisiert. Mit bestimmten Stoffen können nur sehr wenig Menschen sensibilisiert werden, mit anderen hingegen ist bei hinreichendem Kontakt jeder sensibilisierbar (z. B. Dinitro-o-chlorbenzol, Platinkomplex- und Berylliumsalze). Hierfür sind genetische Faktoren, die aber nicht mit der Atopie übereinstimmen, verantwortlich. Ferner kann die Sensibilisierung durch fortgesetzte Alkalieinwirkungen und mechanische Hautreizungen erleichtert werden.

Die Zeitdauer bis zur Sensibilisierung, die von Wochen bis zu Jahrzehnten reichen kann, ist neben den personalen Faktoren abhängig von der Stärke des Allergens und der Allergenkonzentration. Wenn die Sensibilisierung einmal eingetreten ist, bleibt sie oft noch jahrelang bestehen, besonders bei Chromat-, Terpentin- und Formalinallergie. Die Sensibilisierung kann ein Leben lang ohne jede klinische Hautmanifestation verbleiben. Uns interessiert hier das Ekzem, welches bei Kontakt mit dem Allergen rezidivierend aufzutreten pflegt.

Krankheitsbild

Befallen sind vorwiegend Hände, Unterarme, Gesicht und Hals, also die Hautpartien, die einer Berührung mit dem Allergen am meisten ausgesetzt sind. Die Erkrankung beginnt mit Rötung und Schwellung der Haut. Dann treten intraepidermale Bläschen hinzu, die sich unter Hinterlassung von Krusten zurückbilden. In späteren Stadien beherrschen Papeln, Lichenifizierung, Desquamation und Rhagaden das Bild. Bisweilen werden nicht alle Phasen durchlaufen, und die Rückbildung kann schon nach der Erythemphase eintreten. Das toxische oder degenerative Ekzem durch Alkalien (Maurerekzem) oder Lösungsmittel unterscheidet sich vom allergischen durch eine betonte Lichenifikation der Haut und das Nebeneinander von Rhagaden, Nässen, Bläschen und Krusten.

Eine besondere Form der toxisch-degenerativen Hautschädigung ist die »Lackhand« der Friseusen. Durch die alkalischen Salze der Thioglykolsäure in Kaltwellpräparaten entwickeln sich ödematöse Schwellung und Hautrötung an der Grifffläche der Hände. Durch vermehrte Schweißbildung sind die Hände sehr feucht und glänzen lackähnlich. Nach Arbeitsunterbrechung tritt rasch Heilung ein. Ähnliche Bilder entstehen bei der Herstellung von pharmazeutischen Enzympräparaten.

In den Anfangsstadien ist das Ekzem mit starkem Juckreiz verbunden. Der Verlauf ist bei Allergenkarenz günstig. Bei sehr verbreiteten Allergenen (z. B. Chromat) ist die Prognose hinsichtlich von Rezidiven ungünstig.

Die Diagnose kann schwierig sein, weil manche exogene allergische Ekzeme das Bild des endogenen Ekzems mit Beteiligung der Gelenkbeugen imitieren können. Ein wichtiges Kriterium ist das Verhalten der Haut bzw. des Ekzems in Abhängigkeit von der Arbeitsplatzsituation (Karenz, Reexposition). Zur Hauttestung eignen sich vor allem die nicht mit Schockrisiko verbundenen epikutanen Läppchenproben. Im Handel befindliche Testpflaster werden auf der gesund erscheinenden Rückenhaut aufgebracht. Die Ablesung erfolgt nach 24, 48 und gegebenenfalls nochmals nach 72 Stunden. Das Ergebnis wird in 6 Stufen klassifiziert, die in etwa den Sensibilisierungsgrad kennzeichnen [106]. Durch Standardepikutanteste oder spezielle dem berufsbezogenen Verdacht entsprechende Testblöcke »Duftstoffe«, »Farbstoffe«, »Technische Öle und Fette«, »Kunststoffe und Harze«, »Gummistoffe«, »Salbengrundlagen« gelingt es, die kausal relevanten Agenzien herauszubekommen. Neben monovalenten Sensibilisierungen kann man auch auf Gruppen- oder sogenannte polyvalente Sensibilisierungen stoßen. Man muß sich darüber klar sein, daß das positive Testergebnis keineswegs beweist, daß die betreffende Substanz auch die Ursache des vorliegenden Ekzems ist. Das Testergebnis hat also nur Indizienwert. Wenn aber nach der Testung das Ekzem sich verstärkt oder »aufflammt«, spricht diese Fernreaktion eindeutig dafür, daß man mit der kausalen Noxe getestet hat.

Die Alkalireaktionsproben zur Bestimmung der Pufferkapazität der Haut sind umstritten. Hierzu wie zu intrakutaner Hauttestung und Einzelheiten der Epikutantestung siehe [5, 106].

Akne. Die beruflichen Akneerkrankungen durch Mineralöle entstehen wahrscheinlich durch Eindringen der Öle in die Epidermis. Sie reichern sich im Stratum lucidum an und verdrängen die normalen Lipide, welche den Verhornungsprozeß steuern. Durch diesen Verdrängungseffekt der zur Peroxidbildung fähigen normalen Hautlipide kommt es zu Parakeratose, Akanthose und hyperplastischer Reaktion an den Follikelmündungen. Jugendliche im Aknealter und Dysseborrhoiker erkranken häufiger als andere. Die systemisch bedingten Akneerkrankungen durch Chlorverbindungen, wie z. B. das Dioxin, sind stärker ausgeprägt als die Ölakne und weisen eine bemerkenswerte Tendenz zur Generalisierung auf [122]. Außerdem finden sich bei diesen gleichzeitig zum Teil Leberschäden wie bei der Perna-Krankheit (siehe BK-Nr. 1310).

Medizinische Maßnahmen

Für die arbeitsmedizinischen Vorsorgeuntersuchungen sind die Berufsgenossenschaftlichen Grundsätze G 24 maßgebend. Ungeeignet für gefährdende Tätigkeiten sind chronisch Hautkranke und alle Personen mit rezidivierenden allergischen Ekzemen. Die Vorhersage, ob bestimmte Personen, z. B. solche aus Atopikerfamilien (Ekzemneigung, Urtikaria, Bronchialasthma), besonders prädestiniert sind, ein allergisches Berufsekzem zu entwickeln, ist strittig und noch nicht so belegt, daß sie einen Ausschluß von bestimmten Arbeiten berechtigen könnte. Neuere Längsschnittstudien sprechen allerdings dafür, daß Jugendliche aus Atopikerfamilien, die Merkmale wie weißer Dermographismus, Heuschnupfen oder Sebostase, gegebenenfalls in Verbindung mit Dyshidrosis der Hände aufweisen, eine höhere Suszeptibilität für berufsallergische Ekzeme, z. B. im Friseur- und Baugewerbe, haben [47]. Jugendliche Neurodermitiker sollten vor Berufen gewarnt werden, bei denen es zu starken Hautverschmutzungen kommt (metallverarbeitende und Bauberufe). Ferner sollten sie alle Berufe meiden, in denen die Gefahr einer IgE-vermittelten Sensibilisierung besteht, z. B. Bäcker, Tierpfleger, Tierarzt. Hautgesunde aus Atopikerfamilien sollten bei Einsatz in Berufen mit einem gewissen Hautgesundheitsrisiko besonders sorgfältig, gegebenenfalls in kürzeren Zeitabständen, überwacht werden.

Nur bedingt geeignet sind Personen mit Hyperhidrosis und Akrozyanose für den Friseurberuf, für Tätigkeiten mit Formalinkontakt und Umgang mit den o. g. Stoffen, die ein toxisches Ekzem bewirken können. Nur bedingt geeignet sind Personen mit seborrhoischem und sebostatischem Hauttyp für den Umgang mit mineralischen Ölen, mit chlorierten Naphthalinen, Phenolen, Dioxinen usw. – Um nicht unnütze und letztlich für einen Dauerberuf nicht nutzbare Ausbildungen zu riskieren, empfiehlt es sich, Personen mit bedingter Eignung ärztlich engmaschig zu überwachen, um noch rechtzeitig eine adäquate Berufsberatung zu geben, wenn es nicht schon vorher möglich war, primär Ungeeigneten – z. B. vom Friseurberuf – abzuraten.

Das Primum der Behandlung ist die Meidung der Noxe im Beruf und auch im Alltagsleben. Im übrigen gelten die allgemeinen Grundsätze der Hautbehandlung.

BK-Nr. 5102
Hautkrebs oder zur Krebsbildung neigende Hautveränderungen durch Ruß, Rohparaffin, Teer, Anthrazen, Pech oder ähnliche Stoffe

Allgemeines

Im Jahre 1775 beobachtete Sir PERCIVAL POTT, ein englischer Wundarzt, erstmalig den Skrotalkrebs bei Schornsteinfegern und bezog ihn auf die Einwirkung von Teer und Ruß. Hundert Jahre später wurden Hautkrebse bei Arbeitern mit Exposition gegenüber Kohlenteer und Schmierölen beschrieben. In den 30er Jahren dieses Jahrhunderts stellte man fest, daß polyzyklische aromatische Kohlenwasserstoffe karzinogen sind und vor allem Lungenkrebse verursachen. Benzo(a)pyren wurde als erstes Karzinogen identifiziert. Seitdem sind zahlreiche weitere Karzinogene aus der Gruppe der polyzyklischen Kohlenwasserstoffe beschrieben worden (vgl. Abschnitt: Quasi-Berufskrankheiten).

Wenn auch eine gewisse Dunkelziffer, insbesondere im Hinblick auf die Präkanzerosen, anzunehmen ist, muß man doch den Hautkrebs als eine seltene Berufskrankheit mit eher fallender Inzidenz bezeichnen. In den 80er Jahren wurden jährlich bei etwa 20–30 Anzeigen 3–7 Fälle als erstmals entschädigte Berufskrankheiten registriert.

Vorkommen, Gefährdung

Die Agenzien sind in der BK-Nr. genannt. Zu den »ähnlichen Stoffen« gehören Erdwachse, Asphalte, Schmieröle, die bei über 300° C sieden. Folgende Bestandteile oder Verunreinigungen von Arbeitsstoffen sind u. a. zu beachten: Methylenchloranthren, Dibenzpyren, Dibenzanthrazen, Benzanthrazen, Tetramethylphenanthren, Dibenzcarbazol, Benzakridin.

Die wichtigsten Gefahrenquellen sind Steinkohlendestillation, Wartung von Kaminen und rauchabführenden Abzügen, Herstellung von Briketts aus Kohlenstaub und Pech, Teeren und Asphaltieren von Straßen, Teeren von Schiffen, Herstellung von Belägen, Rohren, Platten etc. aus Pech und Silikaten, Herstellung von Teerpappe, Holzimprägnierung mit Teer oder Anthrazenöl.

Pathogenese/Krankheitsbild

Aus chronisch entzündlichen Hautveränderungen entstehen im Laufe von Jahren Follikulitiden und multiple Warzen, vor allem an ungeschützten Hautregionen wie Gesicht, Nacken, Handrücken, aber auch bei besonderer berufsbedingter Verschmutzung in der Skrotalgegend. Aus diesen Präkanzerosen entwickeln sich spinozelluläre Karzinome, wobei als begünstigender Faktor ultraviolette Strahlen, Infrarotstrahlen, mechanische, thermische und chemische Einflüsse eine Rolle spielen. Auch Basaliome werden beobachtet.

Medizinische Maßnahmen

In der sekundären Prävention sind gründliche Körperpflege und Lichtschutz zu beachten. Aufgetretene Neubildungen sind zu exzidieren und histologisch abzuklären. Die Prognose ist günstig.

BK-Nr. 6101
Augenzittern der Bergleute

Diese »Berufskrankheit« hat heute nur noch historisches Interesse. In der Bundesrepublik werden keine oder nur noch ganz vereinzelte Fälle anerkannt. Von den anfänglichen und nicht gut begründeten Diskussionen, die alle möglichen Einwirkungen von Methan, mechanischen Faktoren etc. erörterten, ist substantiell nichts übrig geblieben, nachdem die Beleuchtungsverhältnisse unter Tage wesentlich verbessert worden sind. Vieles deutet darauf hin, daß – abgesehen vom Beleuchtungsmangel – eine sehr starke psychosomatische Komponente mitgewirkt hatte.

Quasi-Berufskrankheiten

Wie im allgemeinen Abschnitt ausgeführt wurde, sind beruflich bedingte Erkrankungsfälle, die noch nicht in der gesetzlich verbindlichen Liste der Berufskrankheiten erfaßt sind, von großem Interesse für die Weiterentwicklung des Berufskrankheitenrechts. Es sollen hierzu einige Hinweise gegeben werden, da alle in der Gesundheitspraxis tätigen Ärzte aufgrund der von ihnen zu erstattenden Anzeigen in die Bearbeitung dieses Komplexes eingebunden sind. Eine umfassende Auswertung entsprechender Fälle in der Zeit August 1963–1981 wurde vom Hauptverband der gewerblichen Berufsgenossenschaften in einer Broschüre veröffentlicht [131].

Aus der möglichen Diskrepanz zwischen dem Stand der Rechtsetzung und dem Stand der Wissenschaft kann sich im Einzelfall ein Problem der sozialen Gerechtigkeit ergeben. Zur Lösung dieses Spannungsverhältnisses ist 1963 die Bestimmung des § 551 Abs. 2 in die Reichsversicherungsordnung eingeführt worden. Danach ist im Einzelfall eine Erkrankung *wie* eine Berufskrankheit zu entschädigen, auch wenn sie nicht in der Berufskrankheiten-Verordnung bezeichnet ist, wenn nach neuen Erkenntnissen die übrigen für die Anerkennung erforderlichen Voraussetzungen vorliegen. Das Bundessozialgericht hat in einer Grundsatzentscheidung die folgenden Voraussetzungen bezeichnet:

1. Es muß eine bestimmte Personengruppe bei ihrer Arbeit in erheblich höherem Maße als die übrige Bevölkerung bestimmten Einwirkungen ausgesetzt sein (der Begriff »Personengruppe« kann auch auf eine Einzelperson angewendet werden, wenn bei dieser besondere Einwirkungen vorliegen, die theoretisch aber auch bei anderen Personen in denkbar gleicher Lage bestehen würden).

2. Diese Einwirkungen müssen nach den Erkenntnissen der medizinischen Wissenschaft geeignet sein, Krankheiten solcher Art zu verursachen.

3. Diese Erkenntnisse müssen bei der letzten Ergänzung der Anlage 1 zur BKVO (das ist die BK-Liste) noch nicht in ausreichendem Maße vorgelegen haben oder ungeprüft geblieben sein.

4. Der ursächliche Zusammenhang der Krankheit mit der gefährdenden Arbeit muß im konkreten Fall hinreichend wahrscheinlich sein.

Bis Ende Dezember 1981 wurden insgesamt 1.285 Erkrankungsfälle nach § 551 Abs. 2 RVO gemeldet und 121 Fälle anerkannt. Nachfolgend können wir die Erkrankungsfälle unberücksichtigt lassen, die inzwischen Eingang in die BK-Liste gefunden haben, das sind vibrationsbedingte Durchblutungsstörungen, Asbestmesotheliom, Farmerlunge, Byssinose.

Den »*Malignomen*« kommt eine besondere Bedeutung als einem Gebiet zu, auf welchem ein großer Nachholbedarf an Wissen über deren kausale Beziehungen zu beruflichen Einwirkungen besteht. Schätzungen über den berufsbedingten Anteil am Krebsgeschehen in der Bevölkerung klaffen weit auseinander. Sie reichen von 0,1 bis 40% [51]. – Erfaßt durch Benennung der Schadstoffe sind die bösartigen Tumorerkrankungen unter folgenden Nummern der BK-Liste und können im gegebenen Falle entsprechend entschädigt werden:

1103 Chromverbindungen
1104 Cadmiumverbindungen
1108 Arsenverbindungen
1110 Beryllium
1301 Aromatische Amine
1302 Vinylchlorid
1303 Benzol
1310 Mono- und Dichlordimethyläther
2402 Ionisierende Strahlen
4104 Asbest (Bronchialkarzinom)
4105 Asbest (Mesotheliom)
5102 Peche, Teere (Hautkrebs)

Darüber hinaus gibt es aber eine Reihe als Karzinogene identifizierter Arbeitsstoffe, die in G 40 der Berufsgenossenschaftlichen Grundsätze [126] und in der UVV Arbeitsmedizinische Vorsorge [127] aufgeführt sind. Eine ausführliche Begründung für die Einstufung karzinogener Arbeitsstoffe gibt die TRgA 910 [138]. Bei diesen Stoffen, z. B. Nickel [78], Kobalt und deren Verbindungen müßte im Falle von Bronchialkarzinomen Anzeige und Entschädigung als Quasi-Berufskrankheit erfolgen. Das gilt auch für Bronchialkrebse bei Einatmung von Dämpfen aus Steinkohlenteeren und Stäuben in Eisengießereien, Ofenblöcken, bei Dachisolierungen und im Straßenbau, die polyzyklische aromatische Kohlenwasserstoffe, speziell Benzo(a)pyren enthalten [67].

Adenokarzinome der Nasenhaupt- und Nasennebenhöhlen nach langjähriger und intensiver beruflicher Exposition gegenüber Eichen- oder Buchenstäuben können im Einzelfall als Berufskrankheit nach § 552 Abs. 2 RVO angezeigt und entschädigt werden [35]. Aufgrund der epidemiologischen Daten aus den Krebsregistern diverser Länder ist an dem grundsätzlichen Zusammenhang der genannten Adenokarzinome mit Holzarbeiten nicht zu zweifeln. Doch ist das wirksame Karzinogen noch nicht identifiziert worden [71]. Es kann sich dabei u. a. um chemische Verbindungen vom Typ der chlorierten Phenole handeln, die zum Zwecke des Holzschutzes oder der Holzbearbeitung eingebracht werden, oder auch um genuine Holzkomponenten wie beispielsweise ein Oxidationsprodukt des Sinapaldehyds, welches sich tierexperimentell als karzinogen erwiesen hat. Die Studie der in Deutschland beobachteten Fälle [35] spricht mehr zugunsten der genuinen Holzkomponenten mit Bevorzugung der Hartholzstäube Eiche und Buche.

Aus der Begutachtungspraxis sei kurz ein Fall dargestellt. Der 61jährige Mann war 31 Jahre lang bis 1979 als Holzarbeiter und Holzfäller zu etwa 40% der Arbeitszeit gegenüber Buchen- und Eichenstäuben ausgesetzt. 1983 wurde bei ihm ein papillär wachsendes Nasenschleimhautkarzinom festgestellt. Die Anerkennung wie eine Berufskrankheit nach § 551 Abs. 2 RVO kam nicht in Betracht, da zwar die Expositionsbedingungen ausreichend waren zur Annahme eines Kausalzusammenhanges zwischen Berufstätigkeit und Krankheit, jedoch der Tumortyp nicht den bisher vorliegenden Erfahrungen (gefordert ist Adenokarzinom) entsprach.

Was den Formaldehyd als Karzinogen anlangt, reichen die vorliegenden epidemiologischen Daten für menschliche Populationen in keiner Weise aus, um auch nur eine Verdachtsanzeige zu begründen [135].

Von chemischen Noxen ist das in der Kunststoffindustrie verwendete *Styrol* suspekt im Hinblick auf Schäden am zentralen und peripheren Nervensystem einschließlich von Befindensstörungen sowie auf eine Leberschädigung. Durch die moderne Technologie liegt aber im allgemeinen die Raumluftkonzentration weit unterhalb des MAK-Wertes von 420 mg/m^3, so daß man wohl kaum noch Gesundheitsschäden antreffen dürfte [120].

Nach Beobachtung von akuten, subakuten bis chronischen Vergiftungen durch *organische Zinnverbindungen*, vor allem in den 50er Jahren, wurden etwa seit 1980 mehrfach Intoxikationen mitgeteilt. Die Organzinnverbindungen finden in der Kunststoffindustrie als Stabilisatoren, bei der Herstellung von Farben als Oxidationshemmer und in der Landwirtschaft als Pestizide Verwendung. Neurologisch relevante Verbindungen sind das Triethylzinn und das Trimethylzinn. Typische Vergiftungen hierdurch sind verbunden mit Orientierungsstörungen, Halluzinationen, Umtriebigkeit, Aggressivität, temporalen epileptiformen Anfällen mit entsprechenden EEG-Veränderungen, schlaffen Lähmungen, Ataxie. Als Dauerschäden wurden zerebelläre Ataxie und Wesensveränderungen mit Merkschwäche beobachtet [46]. Derartige Fälle wären bei akuter Intoxikation als Arbeitsunfall zu melden, bei Erkrankung nach länger dauernder Einwirkung als Berufskrankheit nach § 551 Abs. 2 RVO. Die übrigen Zinnverbindungen haben vor allem irritative Wirkung auf Haut, Schleimhäute und Alveolarepithel [152].

Die *Argyrose* ist durch eine lokale oder totale Silberimprägnation der Haut und der Augenbindehäute gekennzeichnet. Sie entsteht durch beruflichen Umgang mit Silber und Silberverbindungen, vor allem in der chemischen Industrie. Die Haut zeigt eine Graufärbung, speziell an Körperstellen, die dem Licht oder stärkerem Druck ausgesetzt sind. Eine Anerkennung nach § 551 Abs. 2 konnte früher nicht erfolgen, da der Krankheitswert in Abrede gestellt wurde und keine neuen wissenschaftlichen Erkenntnisse zu dem schon lange bekannten Phänomen vorlagen. Aufgrund eines Urteils des Bundessozialgerichts vom 20. März 1981 ist hier jedoch eine Änderung eingetreten. Neuerdings stellt die Argyrose auch ohne organischen Schaden oder Funktionseinschränkung aus medizinischer Sicht eine Krankheit nach Nr. 5101 der BK-Liste dar, weil sie von den Regelbefunden eines gesunden Menschen abweicht. Bei der Einschätzung der MdE ist zu berücksichtigen, daß die Tätigkeit aufgegeben werden muß und zukünftig Schwierigkeiten bei einer Anstellung sowie Unannehmlichkeiten im Umgang mit fremden Menschen und seelische Konflikte auftreten können [131]. Bei neu auftretenden Erkrankungsfällen von Argyrose sind diese also nach der Haut-BK-Nummer und nicht nach § 551 Abs. 2 anzuzeigen.

Nach einer gewissen Fallhäufung wurde die Vitiligo durch *Paratertiärbutylphenol*, z. T. kombiniert mit Leberfunktionsstörungen und Struma, wie eine Berufskrankheit entschädigt [131]. Dennoch wurde die Erkrankung nicht in die letztgültige Liste aufgenommen. VALENTIN hat aufgrund verfestigter empirischer Kenntnisse vorgeschlagen, sie generell als Berufskrankheit anzuerkennen und zu entschädigen [104].

Zu beachten als Quasi-Berufskrankheit ist die sogenannte *Zahntechnikerlunge*. In einigen neueren Publikationen wurden bei Zahntechnikern mittels Atomabsorptionsspektroskopie in transbronchialen Bioptaten in Verbindung mit histologischen Veränderungen erhöhte Mengen von Aluminium, Gold, Kobalt und Chrom im Vergleich zu autoptischen Proben bei Kontrollpersonen mitgeteilt [59, 101]. Während noduläre interstitielle Fibrosen mit den erhöhten Metallanteilen (aus den bearbeiteten Werkstoffen) korrelieren, kommen streifige Fibrosen mehr bei Substanzen vor, die aus den Schleifinstrumenten (Sandpapier, Korundsteinchen der Bohrmaschine) stammen. Es lassen sich aber keine relevanten Funktionsstörungen der Ventilation und der Gasdiffusion feststellen [72]. Die Zahntechnikerlunge trägt Züge der Pneumokoniose, die aber weder unter der Silikose-Nummer noch unter der Hartmetallunge nach Nr. 4107 einzuordnen ist. Sie könnte im Einzelfall, wenn die entsprechende Histologie mit Funktionsstörungen korrespondiert, wie eine Berufskrankheit nach § 551 Abs. 2 RVO entschädigt werden. Bisher sind allerdings derartige Fälle noch nicht beobachtet worden.

Relativ häufig stellt sich die Frage der *Siderose* bzw. *Siderofibrose* bei Elektroschweißern als Quasi-Berufskrankheit. Nach langjähriger Tätigkeit als Elektroschweißer, vor allem bei Schweißarbeiten in engen Räumen, z. B. im Schiffsbau, findet man röntgenologisch multiple, meist unregelmäßige streifige bis punktförmige Verschattungen der Lunge (Abb. 28). Im allgemeinen sind aber keine relevanten Ventilations- oder Diffusionsstörungen nachzuweisen, so daß wegen fehlender klinischer Bedeutung sich die Frage der Entschädigung nicht stellt. Wenn obstruktive Ventilationsstörungen vorhanden sind, läßt sich zumeist verstärktes langjähriges Zigarettenrauchen nachweisen. Im allgemeinen können Fälle von »Schweißerlunge«, d. h. Lungensiderose und chronische Bronchitis, nicht wie eine entschädigungspflichtige Berufskrankheit interpretiert werden [131]. Es ist aber von Fall zu Fall unter bestimmten Voraussetzungen möglich, daß eine Siderofibrose mit gemischten Ventilationsstörungen als Quasi-Berufskrankheit zur Anzeige und zur Entschädigung gebracht wird. Dabei sind die Fragen des beruflichen Faktors als wesentliche Teilursache oder der richtunggebenden Verschlimmerung zu würdigen.

Röntgenmorphologisch ähnliche Bilder wie die Siderosen liefern die *Lungenfibrosen durch Alveolitis,* die aber meist mit erheblichen restriktiven Ventilationsstörungen und Diffusionsstörungen einhergehen. Diese allergischen Alveolitiden kommen nicht nur durch landwirtschaftliche Arbeitsstoffe wie bei der Farmerlunge

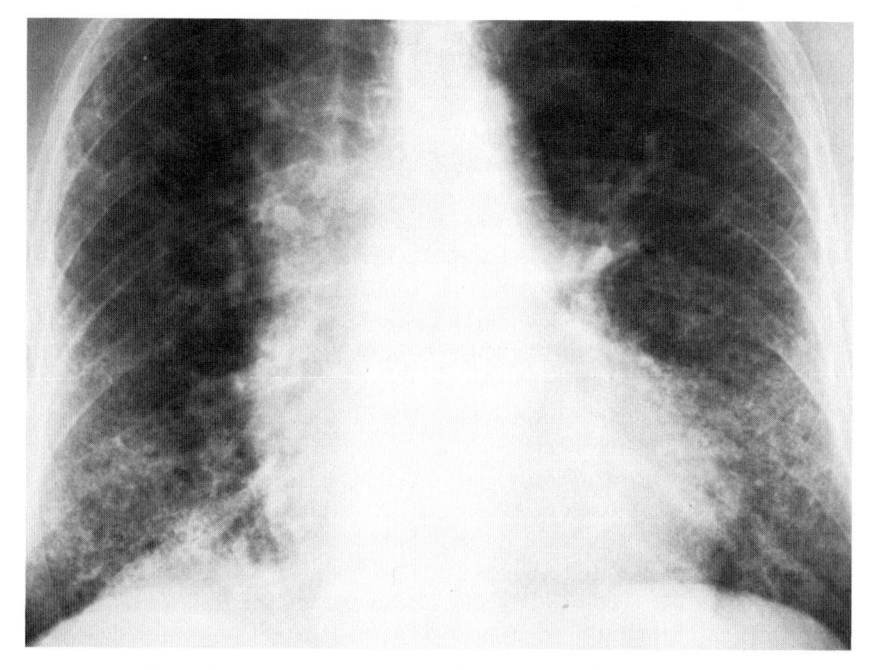

Abb. 28. Ausgedehnte Siderofibrose mit typischer sehr feinfleckig-retikulärer Struktur vorwiegend der Mittel- und Unterfelder. Der 63jährige Mann war 17 Jahre bis 1963 in einer Eisenerzgrube unter Tage eisenhaltigen Stäuben ausgesetzt. Bei ihm sind eine restriktive Ventilations- und eine Sauerstoffdiffusions-Störung nachweisbar.

BK-Nr. 4201 vor, sondern auch durch Pilzkontamination aus Luftbefeuchteranlagen, durch Hölzer, Pilzeiweiße, Vogelfedern, Eiweiße aus Milchprodukten usw. Die Erkrankung ist immunologisch und histologisch eindeutig zu klären. Die Funktionseinschränkungen sind objektiv zu ermitteln. So besteht im Einzelfall kein Problem, derartige Erkrankungen wie eine Berufskrankheit zur Entschädigung zu bringen. Es kommt nur darauf an, bei entsprechenden Fällen von Lungenfibrose an die beruflich bedingte allergische Alveolitis zu denken und die diagnostische Abklärung – entsprechend der Farmerlunge – einzuleiten. – Im Grunde würde es den objektiven Gegebenheiten entsprechen, wenn die Nr. 4201 nicht ausschließlich auf landwirtschaftliche Berufe beschränkt, sondern allgemeingültig für alle beruflich entstandenen allergischen Alveolitiden wäre.

Abschließend ist auf einige Krankheiten hinzuweisen, die nicht in Betracht kommen für eine Anerkennung wie eine Berufskrankheit, ohne daß hier die Gründe im einzelnen erörtert werden können. Die degenerativen Wirbelsäulenschäden kommen weder als Folge von Schwerarbeit noch von Ganzkörpervibration in Betracht, da epidemiologische Studien keine ausreichende Überschußmorbidität bei entsprechend Belasteten ergeben haben und der Gutachter im Einzelfall bei diesen in bestimmten Altersgruppen extrem häufig vorkommenden Verschleißschäden überfordert wäre, einen Kausalzusammenhang wahrscheinlich zu machen.

Derzeitig ist der Descensus vaginae ebenfalls grundsätzlich als Quasi-Berufskrankheit durch Schwerarbeit abzulehnen. Doch geben die Untersuchungen weiblicher Bauarbeiter durch DDR-Autoren Anlaß, dieser Frage systematisch weiter nachzugehen, da ohne Zweifel die körperliche Schwerarbeit neben Adipositas, Geburtenzahl und Alter einen wesentlichen kausalen Teilfaktor für die Senkung der Genitalorgane darstellt [29].

Ähnliches wie für die Verschleißerkrankungen der Wirbelsäule gilt für die Koronarerkrankungen bis hin zum Herzinfarkt in bezug auf berufliche psychische Überlastungen. Abgesehen von stärksten akuten psychischen Traumen mit Arbeitsunfallcharakter ist es nach dem derzeitigen Wissensstand im Einzelfall unmöglich, beruflichen Faktoren eine wesentliche kausale Rolle beizumessen. Das gilt auch für die Hochdruckkrankheit.

Abzulehnen sind auch in jedem Fall (z. T. bei bestehenden laienhaften Kausalvorstellungen) Gelenkrheumatismus und Nierenleiden durch Kälteeinwirkungen, Gastritis und Magengeschwür durch berufliche psychische Einflüsse, Varizen durch Arbeit im Stehen, Lungenemphysem durch Blasen von Musikinstrumenten.

Dieser Abschnitt muß zwangsläufig unvollständig sein, denn es dürften zahlreiche Möglichkeiten bestehen, daß Menschen durch die Berufsarbeit im Sinne der Rechtsvorschriften krank werden, Möglichkeiten, die man bei dem derzeitigen Wissensstand allenfalls vage erkennen kann. Nicht vergessen darf man aber in diesem Zusammenhang, daß die menschliche Gesundheit durch die berufliche Arbeit vor allem positiv geprägt wird. Das gilt nicht nur für das körperliche Befinden, sondern noch mehr für das psychische und soziale Wohlbefinden und die Entwicklung der Persönlichkeit.

ANHANG 1
Stoffe mit MAK-Werten

Stoffe mit MAK-Werten

Die letztgültige Veröffentlichung der MAK-Werte erfolgte 1985 (142).

Die maximal zulässige Arbeitsplatzkonzentration von Gasen, Dämpfen und flüchtigen Schwebstoffen wird in der von den Zustandsgrößen Temperatur und Luftdruck unabhängigen Einheit ml/m^3 (entspricht ppm = parts per million Teile) Raumluft und/oder in der von den Zustandsgrößen abhängigen Einheit mg/m^3 Raumluft für eine Temperatur von 20 °C und einen Barometerstand von 1013 mbar angegeben. Nichtflüchtige Schwebstoffe in Staub, Rauch, Nebel werden nur in mg/m^3 angegeben.

In der Spalte Stoff ist in eckigen Klammern die CAS-Nummer aufgeführt.

In der Spalte mg/m^3 ist, sofern Karzinogenität A1, A2 oder B bestehen, die zutreffende Kategorie aufgeführt. Damit entfällt bei A1 und A2 die Angabe eines MAK-Wertes.

Unter Spitzenbegrenzung bedeuten die Kategorien die zulässigen Häufigkeiten, Zeiten und MAK-bezogene Höhe der Überschreitungen nach folgendem Schlüssel, wobei der 8-Stunden-Mittelwert in jedem Fall gemäß MAK einzuhalten ist. Die Abkürzung n. b. bedeutet: nicht bearbeitet oder in Bearbeitung befindlich. Bei den Karzinogenen entfällt die Kennzeichnung der Spitzenbegrenzung.

In der Spalte H; S ist als H die mögliche Hautresorption (nicht Hautschädigung) bezeichnet, als S die Möglichkeit der Sensibilisierung mit der Gefahr allergischer Reaktionen und Erkrankungen.

In der vorletzten Spalte »Schwangerschaft« wird in Ergänzung zu den bisherigen MAK-Wertlisten die fruchtschädigende Bedeutung des Stoffes auch bei Einhaltung des MAK-Wertes nach den vorliegenden Erkenntnissen bezeichnet.

A : Risiko der Fruchtschädigung sicher nachgewiesen. Auch bei Einhaltung des MAK- und BAT-Wertes kann eine Schädigung der Leibesfrucht auftreten. B : Risiko der Fruchtschädigung wahrscheinlich. Auch bei Einhaltung des MAK- und BAT-Wertes kann eine Schädigung der Leibesfrucht nicht ausgeschlossen werden.

Kategorie	Kurzzeitwert- höhe	dauer	Häufigkeit pro Schicht
Lokal reizende Stoffe	2 · MAK	5 min, Momentanwert*)	8
Resorptiv wirksame Stoffe Wirkungseintritt <2 h			
II,1: Halbwertszeit <2 h	2 · MAK	30 min, Mittelwert	4
II,2: Halbwertszeit 2 h bis Schichtlänge	5 · MAK	30 min, Mittelwert	2
Resorptiv wirksame Stoffe Wirkungseintritt >2 h Halbwertszeit > Schichtlänge (stark kumulierend)	10 · MAK	30 min, Mittelwert	1
Sehr schwaches Wirkungspotential MAK > 500 ppm	2 · MAK	60 min, Momentanwert*)	3
Geruchsintensive Stoffe	2 · MAK	10 min, Momentanwert*)	4

*) Der Momentanwert ist ein Wert, der von der Konzentration zu keiner Zeit überschritten werden soll. Er ist damit eine Zielvorgabe für eine technische Gestaltung des Arbeitsplatzes, die analytische Überprüfung kann dann über den Mittelwert geschehen.

Stoffe mit MAK-Werten

C : Bei Einhaltung des MAK- und BAT-Wertes kein Risiko einer Fruchtschädigung. Ein Strich steht bei krebserzeugenden Arbeitsstoffen. Bei diesen kann grundsätzlich eine fruchtschädigende Potenz nicht ausgeschlossen werden.

In der letzten Spalte ist für eine Reihe leichtflüchtiger Stoffe der Dampfdruck aufgenommen. Seine Kenntnis ermöglicht unter gleichzeitiger Bewertung der am Ort gegebenen Freisetzungsbedingungen die Abschätzung des Risikos eines Auftretens gesundheitsschädlicher Dampfkonzentrationen.

MAK-Werte, die unter der Voraussetzung einer Wochenarbeitszeit von mehr als 40 Stunden festgelegt wurden, sind ohne Änderung der toxikologischen Bewertung beibehalten worden.

Stoff	Formel	MAK ml/m³ (ppm)	MAK mg/m³ *)	Spitzenbegrenzung, Kat.	H; S	Schwangerschaft Gruppe	Dampfdruck in mbar bei 20° C
Acetaldehyd [75-07-0]	H_3C-CHO	50	90	I B			
Acetamid [60-35-5]	$H_3C-CO-NH_2$			B			–
Acetanhydrid	s. Essigsäureanhydrid						
Aceton [67-64-1]	$H_3C-CO-CH_3$	1000	2400	IV			233
Acetonitril [75-05-8]	H_3C-CN	40	70	II, 1			
Acetylentetrabromid	s. 1,1,2,2-Tetrabromethan						
Acetylentetrachlorid	s. 1,1,2,2-Tetrachlorethan						
Acrolein	s. 2-Propenal						
Acrylaldehyd	s. 2-Propenal						
Acrylamid [79-06-1]	$H_2C=CH-CO-NH_2$			A2	H		–
Acrylnitril [107-13-1]	$H_2C=CH-CN$			A2	H		–
Acrylsäure-n-butylester	s. n-Butylacrylat						
Acrylsäureethylester	s. Ethylacrylat						
Acrylsäuremethylester	s. Methylacrylat						
Ätznatron	s. Natriumhydroxid						
Aktinolith (Feinstaub)	s. Asbest						
Aktinolithhaltiger Feinstaub	s. Asbest						
Aldrin° [309-00-2]	(Strukturformel)		0,25	III	H		
Alkali-Chromate				B			–
Allylalkohol	s. 2-Propen-1-ol						
Allylchlorid	s. 3-Chlorpropen						

Stoffe mit MAK-Werten

Stoff	Formel	MAK ml/m³ (ppm)	MAK mg/m³ *)	Spitzen-begrenzung, Kat.	H; S	Schwangerschaft Gruppe	Dampfdruck in mbar bei 20° C
Allylglycidether	s. 1-Allyloxy-2,3-epoxypropan						
Allylglycidylether	s. 1-Allyloxy-2,3-epoxypropan						
1-Allyloxy-2,3-epoxypropan [106-92-3]	$H_2C=CH-CH_2-O-CH_2-CH-CH_2$ (epoxide)	10	45	I	S		
Allylpropyldisulfid [2179-59-1]	$H_2C=CH-CH_2-S$ $H_3C-(CH_2)_2-S$	2	12	n. b.			
Ameisensäure [64-18-6]	HCOOH	5	9	I			
Ameisensäureethylester	s. Ethylformiat						
Ameisensäuremethylester	s. Methylformiat						
o-Aminoazotoluol [97-56-3]	(CH₃-Ar-N=N-Ar-CH₃-NH₂)			A2		–	
Aminobutane (alle Isomeren): 1-Aminobutan [109-73-9], 2-Aminobutan [13952-84-6], iso-Butylamin [78-81-9], 1,1-Dimethylethylamin [75-64-9]	$H_3C-(CH_2)_2-CH_2NH_2$ $H_3C-CH_2-CH(NH_2)-CH_3$ $(H_3C)_2CH-CH_2NH_2$ $(H_3C)_3CNH_2$	5	15	II, 2	H		
1-Amino-3-chlor-6-methylbenzol	s. 5-Chlor-o-toluidin						
2-Amino-4-chlortoluol	s. 5-Chlor-o-toluidin						
2-Amino-5-chlortoluol	s. 4-Chlor-o-toluidin						
Aminocyclohexan	s. Cyclohexylamin						
4-Aminodiphenyl [92-67-1]	(biphenyl)-NH₂			A1		–	
2-Aminoethanol [141-43-5]	$H_2NCH_2-CH_2OH$	3	6	II, 2			
3-Amino-9-ethylcarbazol [132-32-1]	(carbazole-NH₂, N-CH₂-CH₃)			B		–	
4-Amino-2-nitrophenol [119-34-6]	H_2N-(phenyl)$-OH$, NO_2			B		–	
2-Aminopropan [75-31-0]	$H_3C-CH(NH_2)-CH_3$	5	12	II, 1			

Stoff	Formel	MAK ml/m³ (ppm)	MAK mg/m³ *)	Spitzen-begrenzung, Kat.	H; S	Schwangerschaft Gruppe	Dampfdruck in mbar bei 20° C
2-Aminopyridin [504-29-0]	(Pyridin-2-NH₂)	0,5	2	n. b.			
5-Amino-o-toluidin	s. 2,4-Toluylendiamin						
3-Amino-p-toluidin	s. 2,4-Toluylendiamin						
3-Amino-1,2,4-triazol	s. Amitrol						
Amitrol [61-82-5]	(Triazol-NH₂, H₂N-)		0,2	n. b.			
Ammoniak [7664-41-7]	NH₃	50	35	I			
Ammoniumsulfamat (Ammate) [7773-06-0]	NH₄⁺ H₂N–SO₃⁻		15	n. b.			
Amosit (Feinstaub)	s. Asbest						
Amosithaltiger Feinstaub	s. Asbest						
Amylacetat	s. Pentylacetat						
iso-Amylalkohol [123-51-3]	(H₃C)₂CH–CH₂–CH₂OH	100	360	II, 1			
Anilin [62-53-3]	C₆H₅–NH₂	2	8	II, 2 B	H		
o-Anisidin	s. 2-Methoxyanilin						
p-Anisidin	s. 4-Methoxyanilin						
Anon	s. Cyclohexanon						
Anthophyllit (Feinstaub)	s. Asbest						
Anthophyllithaltiger Feinstaub	s. Asbest						
Antimon [7440-36-0]	Sb		0,5	III			
Antimontrioxid [1309-64-4], [1327-33-9]	Sb₂O₃		A2			–	
Antimonwasserstoff [7803-52-3]	SbH₃	0,1	0,5	II, 2			
ANTU [86-88-4]	(Naphthyl-HN–CS–NH₂)		0,3	II, 2			
Arprocarb	s. Propoxur						
Arsenik	s. Arsentrioxid						
Arsentrioxid [1327-53-3] **und Arsenpentoxid** [1303-28-2], **arsenige Säure, Arsensäure** [7778-39-4] **und ihre Salze**			A1			–	

Stoffe mit MAK-Werten

Stoff	Formel	MAK ml/m³ (ppm)	MAK mg/m³ *)	Spitzen-begrenzung, Kat.	H; S	Schwangerschaft Gruppe	Dampfdruck in mbar bei 20° C
Arsenwasserstoff [7784-42-1]	AsH₃	0,05	0,2	II, 2			
Arzneistoffe, krebserzeugende						–	
Asbest [1332-21-4] (Feinstaub) **und asbesthaltiger Feinstaub**	Aktinolith, Amosit, Anthophyllit, Chrysotil, Krokydolith und Tremolit			A1		–	
Atrazin [1912-24-9]	H₃C—CH₂—NH—[triazine ring]—Cl, (H₃C)₂CH—NH		2	n. b.			
Auramin (techn. Gemische) [492-80-8] [2465-27-2]	[structure]			A2		–	
Azinphos-methyl [86-50-0]	[structure with (H₃CO)₂PS]		0,2	III	H		
Aziridin	s. Ethylenimin						
Azo-Farbstoffe aus doppelt diazotiertem Benzidin, 3,3'-Dimethylbenzidin [119-93-7], 3,3'-Dimethoxybenzidin [119-90-4] und 3,3'-Dichlorbenzidin [91-94-1]				B		–	
Azoimid	s. Stickstoffwasserstoffsäure						
Bariumverbindungen (löslich) (als Ba [7440-39-3] berechnet)			0,5	II, 1			
Baumwollstaub¹⁾			1,5	n. b.			
Benzalchlorid	s. α,α-Dichlortoluol						
Benzidin [92-87-5] **und seine Salze**	H₂N—[biphenyl]—NH₂			A1	H	–	
Benzin							
p-Benzochinon [106-51-4]	O=[ring]=O	0,1	0,4	I			
Benzo(b)fluoranthen	s, Polycyclische aromatische Kohlenwasserstoffe, krebserzeugende						

Stoff	Formel	MAK ml/m³ (ppm)	MAK mg/m³ *)	Spitzen-begrenzung, Kat.	H; S	Schwangerschaft Gruppe	Dampfdruck in mbar bei 20° C
Benzol [71-43-2]	(Benzolring)			A1	H	–	101
α- und β-Benzolhexachlorid	s. 1,2,3,4,5,6-Hexachlorcyclohexan						
Benzo(a)pyren [50-32-8]	(Struktur) s. Polycyclische aromatische Kohlenwasserstoffe, krebserzeugende						
Benzotrichlorid	s. α,α,α-Trichlortoluol						
Benzoylperoxid	s. Dibenzoylperoxid						
Benzphenanthren	s. Chrysen						
Benzylchlorid	s. α-Chlortoluol						
Benzylidenchlorid	s. α,α-Dichlortoluol						
Beryllium [7440-41-7] und seine Verbindungen				A2		–	
Biphenyl [92-52-4]	(Struktur)	0,2	1		n. b.		
Biphenylether	s. Diphenylether						
Bis(4-aminophenyl)ether	s. 4.4'-Oxydianilin						
Bis(p-aminophenyl)ether	s. 4.4'-Oxydianilin						
Bis-2-chlorethylether	s. 2,2'-Dichlordiethylether						
Bis(chlormethyl)ether [542-88-1]	$ClCH_2$–O–CH_2Cl			A1		–	
4,4'-Bis(dimethylamino)-benzophenon	s. Michlers Keton						
Bis[4-(dimethylamino)-phenyl]methanon	s. Michlers Keton						
Bis(dimethylthiocarbamoyl)-disulfid	s. Thiram						
S-[1,2-Bis(ethoxycarbonyl)-ethyl]-O,O-dimethyldithiophosphat	s. Malathion						
Bis-2-methoxypropylether	s. Dipropylenglykolmethylether						
Bitumen [8052-42-4]				B			
Blausäure	s. Cyanwasserstoff						
Blei [7439-92-1]	Pb		0,1	III		B	
Bleiarsenat [10102-48-4]	$Pb_3(AsO_4)_2$			A1		–	

Stoffe mit MAK-Werten

Stoff	Formel	MAK ml/m³ (ppm)	MAK mg/m³ *)	Spitzen-begrenzung, Kat.	H; S	Schwangerschaft Gruppe	Dampfdruck in mbar bei 20° C
Bleichromat [7758-97-6]	$PbCrO_4$			B		–	
Bleichromatoxid [18454-12-1]	Pb_2OCrO_4						
Bleitetraethyl (als Pb berechnet [78-00-2]	$Pb(C_2H_5)_4$	0,01	0,075	II, 1	H		
Bleitetramethyl (als Pb berechnet) [75-74-1]	$Pb(CH_3)_4$	0,01	0,075	II, 1	H		
Boroxid [1303-86-2]	B_2O_3		15	II, 2			
Bortrifluorid [7637-07-2]	BF_3	1	3	I			
Braunkohlenteer				A1		–	
Brom [7726-95-6]	Br_2	0,1	0,7	I			
Bromchlortrifluorethan	s. 2-Brom-2-chlor-1,1,1-trifluorethan						
2-Brom-2-chlor-1,1,1-trifluorethan [151-67-7]	$HCClBr–CF_3$	5	40	II, 1			242
Bromethan [74-96-4]	$H_3C–CH_2Br$	200	890	II, 2			507
Brommethan [74-83-9]	H_3CBr	5	20	II, 1 B	H		
Bromwasserstoff [10035-10-6]	HBr	5	17	I			
Buchenholzstaub				A1		–	
1,3-Butadien [106-99-0]	$H_2C=CH–CH=CH_2$			A2		–	
Butan (beide Isomeren): n-Butan [106-97-8], iso-Butan [75-28-5]	$H_3C–(CH_2)_2–CH_3$ $(H_3C)_2CH–CH_3$	1000	2350	IV			
Butanol (alle Isomeren): 1-Butanol [71-36-3], 2-Butanol [78-92-2], iso-Butanol [78-83-1], 2-Methyl-2-propanol [75-65-0]	$H_3C–CH_2–CH_2OH$ $H_3C–CH_2–CHOH–CH_3$ $(H_3C)_2CH–CH_2OH$ $(H_3C)_2COH–CH_3$	100	300	II, 1			4–40
2-Butanon [78-93-3]	$H_3C–CH_2–CO–CH_3$	200	590	II, 1			105
2-Butanonperoxid [1338-23-4]	(Strukturformel)						
1,4-Butansulton [1633-83-6] und	(Strukturformel mit SO_2)			A2		–	
2,4-Butansulton [1121-03-5]	(Strukturformel mit SO_2)						
Butanthiol [109-79-5]	$H_3C–(CH_2)_2–CH_2SH$	0,5	1,5	V			

Stoff	Formel	MAK ml/m³ (ppm)	MAK mg/m³ *)	Spitzen- begren- zung, Kat.	H; S	Schwan- ger- schaft Gruppe	Dampf- druck in mbar bei 20° C
2-Butenal (-trans) [123-73-9]	H\C=C/CHO, H₃C/ \H			B	H	–	
1-Butoxy-2,3-epoxy- propan [2426-08-6]	H₃C–(CH₂)₃–O, H₂C—CH–CH₂, O	50	270	I			
2-Butoxyethanol [111-76-2]	H₃C–(CH₂)₃–O, HOCH₂–CH₂	20	100	II, 1	H	C	
2-Butoxyethylacetat [112-07-2]	H₃C–(CH₂)₃–O–CH₂, H₃C–COOCH₂	20	135	II, 1	H		
Butylacetat (alle Isomeren): 1-Butylacetat [123-86-4], 2-Butylacetat [105-46-4], tert-Butylacetat [540-88-5], iso-Butylacetat [110-19-0]	H₃C–COOCH₂–(CH₂)₂–CH₃, H₃C–COOCH–CH₂–CH₃, CH₃, H₃C–COOC(CH₃)₃, H₃C–COOCH₂–CH(CH₃)₂	200	950	I			12–2–1
n-Butylacrylat [141-32-2]	H₂C=CH–C–O–CH₂–CH₂–CH₂–CH₃, O	10	50	I	S		
Butylalkohol (a. Isomeren)	s. Butanol						
Butylamin (alle Isomeren)	s. Aminobutane						
Butylglycidether	s. 1-Butoxy-2,3-epoxypropan						
n-Butylglycidylether	s. 1-Butoxy-2,3-epoxypropan						
Butylglykol	s. 2-Butoxyethanol						
Butylglykolacetat	s. 2-Butoxyethylacetat						
tert-Butylhydroperoxid [75-91-2]	(H₃C)₃C–OOH						
Butylmercaptan	s. Butanthiol						
tert-Butylperacetat [107-71-1]	H₃C–CO–OOC(CH₃)₃						
p-tert-Butylphenol [98-54-4]	(H₃C)₃C–⟨⟩–OH	0,08	0,5	II, 2	H		
p-tert-Butyltoluol [98-51-1]	(H₃C)₃C–⟨⟩–CH₃	10	60	I			
Cadmium [7440-43-9] **und seine Verbindungen** (Cadmiumoxid [1306-19-0], Cadmium- sulfat [10124-36-4]; fer- ner Cadmiumsulfid [1306-23-6] als Aus- gangsstoff bei techni- schen Prozessen (als Cd berechnet)				B		–	

Stoffe mit MAK-Werten

Stoff	Formel	MAK ml/m³ (ppm)	MAK mg/m³ *)	Spitzen-begrenzung, Kat.	H; S	Schwangerschaft Gruppe	Dampfdruck in mbar bei 20° C
Cadmiumchlorid (in Form atembarer Stäube/Aerosole) [10108-64-2]	$CdCl_2$			A2		–	
Calciumarsenat [7778-44-1]	$Ca_3(AsO_4)_2$			A1		–	
Calciumcarbimid	s. Calciumcyanamid						
Calciumchromat [13765-19-0]	$CaCrO_4$			A2		–	
Calciumcyanamid [156-62-7]	$CaCN_2$		1	III	H		
Calciumoxid [1305-78-8]	CaO		5	I			
Campher	s. Kampfer						
ε-Caprolactam [105-60-2]	$H_2C\begin{smallmatrix}(CH_2)_2-CO\\ \\(CH_2)_2-NH\end{smallmatrix}$		25	n. b.			
Carbamidsäureethylester	s. Ethylcarbamat						
Carbaryl [63-25-2]	Naphthyl-O-CO-NH-CH_3		5	n. b.	H		
Carbonylchlorid [75-44-5]	$COCl_2$	0,1	0,4	II, 1			
Chinon	s. p-Benzochinon						
Chlor [7782-50-5]	Cl_2	0,5	1,5	I			
Chloracetaldehyd [107-20-0]	$ClCH_2-CHO$	1	3	I			
γ-Chlorallylchlorid	s. 1,3-Dichlorpropen						
4-Chlor-2-aminotoluol	s. 5-Chlor-o-toluidin						
Chlorbenzol [108-90-7]	C₆H₅–Cl	50	230	II, 1		C	12
Chlorbrommethan [74-97-5]	$BrCH_2Cl$	200	1050	II, 1			147
2-Chlor-1,3-butadien [126-99-8]	$H_2C=CCl-CH=CH_2$	10	36	II, 1	H		267
Chlordan° [57-74-9]	(Chlordan-Struktur)		0,5 B	III	H		

Stoffe mit MAK-Werten

Stoff	Formel	MAK ml/m³ (ppm)	MAK mg/m³ *)	Spitzen- begren- zung, Kat.	H; S	Schwan- gerschaft Gruppe	Dampf- druck in mbar bei 20° C
Chlordecon° [143-50-0]	(Struktur)			B			–
Chlordifluormethan	s. Monochlordifluormethan						
Chlordioxid [10049-04-4]	ClO₂	0,1	0,3	I			
1-Chlor-2,3-epoxypropan [106-89-8]	H₂C—CH–CH₂Cl \\O/			A2	H		–
Chlorethan [75-00-3]	H₃C–CH₂Cl	1000	2600	n. b.			
2-Chlorethanol [107-07-3]	ClCH₂–CH₂OH	1	3	II, 2	H		7
N-Chlorformyl-morpho- lin [15159-40-7]	O⟨N⟩N–CO–Cl			A2			–
Chlorierte Biphenyle [53469-21-9]	(Chlorgehalt 42%)	0,1	1 B	III	H	B	
Chlorierte Biphenyle [11097-69-1]	(Chlorgehalt 54%)	0,05	0,5 B	III	H	B	
Chloriertes Camphen [8001-35-2]	(Chlorgehalt 60%)		0,5	III	H		
Chloriertes Diphenyloxid [55720-99-5]			0,5	n. b.	H		
Chlormethan [74-87-3]	H₃CCl	50	105 B	II, 1			
Chlormethyl	s. Chlormethan						
3-Chlor-6-methylanilin	s. 5-Chlor-otoluidin						
1-Chlor-4-nitrobenzol [100-00-5]	O₂N–⟨⟩–Cl		1	II, 1	H		
1-Chlor-1-nitropropan [600-25-9]	H₃C–CH₂–CHClNO₂	20	100	n. b.			
Chloroform	s. Trichlormethan						
2-Chloropren	s. 2-Chlor-1,3-butadien						
Chlorpikrin	s. Trichlornitromethan						
3-Chlorpropen [107-05-1]	H₂C=CH–CH₂Cl	1	3 B	I			393
3-Chlor-1-propen	s. 3-Chlorpropen						

Stoffe mit MAK-Werten

Stoff	Formel	MAK ml/m³ (ppm)	MAK mg/m³ *)	Spitzen-begren-zung, Kat.	H; S	Schwan-ger-schaft Gruppe	Dampf-druck in mbar bei 20° C
4-Chlor-o-toluidin [95-69-2]	Cl–C₆H₃(NH₂)–CH₃			B		–	
5-Chlor-o-toluidin [95-79-4]	Cl–C₆H₃(NH₂)–CH₃			B		–	
α-Chlortoluol [100-44-7]	C₆H₅–CH₂Cl	1	5	B	I		
Chlortrifluorid [7790-91-2]	ClF_3	0,1	0,4		I		
Chlorwasserstoff [7647-01-1]	HCl	5	7		I	C	
Chromcarbonyl [13007-92-6]	$Cr(CO)_6$			B		–	
Chrom-III-chromate („Chromic-chromate") [24613-89-6]	Chrom-III-Salz der Chromsäure Cr^{VI}			A2		–	
Chromdioxiddichlorid	s. Chromoxychlorid						
Chromdioxychlorid	s. Chromoxychlorid						
Chromgelb	s. Bleichromat						
Chromoxychlorid [14977-61-8]	CrO_2Cl_2			B		–	
Chromsäure	s. Chromtrioxid						
Chromsäureanhydrid	s. Chromtrioxid						
Chromtrioxid [1333-82-0]	CrO_3		0,1	B	I		
Chromylchlorid	s. Chromoxychlorid						
Chrysen [218-01-9]				A2		–	
Chrysotil (Feinstaub)	s. Asbest						
Chrysotilhaltiger Fein-staub	s. Asbest						
Cobalt [7440-48-4] (in Form atembarer Stäube/Aerosole von Cobaltme-tall und schwerlöslichen Cobaltsalzen)	Co			A2		S	–
Cristobalit	s. Quarz						
Crotonaldehyd	s. 2-Butenal						

Stoff	Formel	MAK ml/m³ (ppm)	MAK mg/m³ *)	Spitzen-begrenzung, Kat.	H; S	Schwangerschaft Gruppe	Dampfdruck in mbar bei 20° C
Cumol	s. iso-Propylbenzol						
Cumolhydroperoxid	s. α,α-Dimethylbenzylhydroperoxid						
Cyanacrylsäuremethylester [137-05-3]	$H_2C=CCN-CO-OCH_3$	2	8	n.b.			
Cyanide (als CN berechnet)			5	II, 1	H		
Cyanogen	s. Oxalsäuredinitril						
Cyanwasserstoff [74-90-8]	HCN	10	11	II, 1	H		
Cyclohexan [110-82-7]		300	1050	II, 1			104
Cyclohexanol [108-93-0]	⬡-OH	50	200	II, 1			
Cyclohexanon [108-94-1]	⬡=O	50	200	II, 1			5
Cyclohexanonperoxid	s. 1-Hydroxy-1'-hydroperoxy-dicyclohexylperoxid						
Cyclohexen [110-83-8]		300	1015	II, 1			
Cyclohexylamin [108-91-8]	⬡-NH₂	10	40	V			
1,3-Cyclopentadien [542-92-7]		75	200	n. b.			
2,4-D [94-75-7] (einschl. Salze und Ester)	Cl-⬡(Cl)-O-CH₂-COOH		10	II, 2			
Dalapon	s. 2,2-Dichlorpropionsäure						
DDT (1,1,1-Trichlor-2,2-bis(4-chlor-phenyl)-ethan) [50-29-3]	Cl-⬡-CH(CCl₃)-⬡-Cl		1	III	H		
DDVP	s. Dichlorvos						
Decachlorpentacyclo-[5.2.1.0²,⁶·0³,⁹·0⁵,⁸]-decan-4-on	s. Chlordecon						
Decachlortetracyclo-decanon	s. Chlordecon						
Dekaboran [17702-41-9]	$B_{10}H_{14}$	0,05	0,3	I	H		
Demeton° [8065-48-3]	$SP(OCH_2-CH_3)_2$ $O-(CH_2)_2-S-CH_2-CH_3$	0,01	0,1	III	H		
Demeton-methyl [8022-00-2]	$SP(OCH_3)_2$ $O-(CH_2)_2-S-CH_2-CH_3$	0,5	5	III	H		

Stoffe mit MAK-Werten

Stoff	Formel	MAK ml/m³ (ppm)	MAK mg/m³ *)	Spitzen- begren- zung, Kat.	H; S	Schwan- ger- schaft Gruppe	Dampf- druck in mbar bei 20° C
Diacetonalkohol	s. 4-Hydroxy-4-methyl- pentan-2-on						
Diacetylperoxid [110-22-5]	$H_3C-CO-OO-CO-CH_3$						
2,4-Diaminoanisol [615-05-4]	$H_2N-\bigcirc-OCH_3$ NH_2			A2		–	
4,4'-Diamino-3,3'-dich- lordiphenylmethan	s. 4,4'-Methylen-bis- (2-chloranilin)						
4,4'-Diaminodiphenyl	s. Benzidin						
4,4'-Diaminodiphenyl- ether	s. 4,4'-Oxydianilin						
4,4'-Diaminodiphenyl- methan [101-77-9]	$H_2N-\bigcirc-CH_2-\bigcirc-NH_2$			B		–	
4,4'-Diaminodiphenyl- sulfid	s. 4,4'-Thiodianilin						
1,2-Diaminoethan [107-15-3]	$H_2NCH_2-CH_2NH_2$	10	25	II, 1			
1,3-Diamino-4-methyl- benzol	s. 2,4-Toluylendiamin						
2,4-Diaminotoluol	s. 2,4-Toluylendiamin						
o-Dianisidin	s. 3,3'-Dimethoxybenzidin						
Diazinon [333-41-5]	CH_3 $(H_3C)_2CH-\text{pyrimidine}-O$ $(H_3C-CH_2O)_2PS$		1	III	H	C	
Diazomethan [334-88-3]	$H_2C=\overset{\oplus}{N}=\overset{\ominus}{N} \longleftrightarrow H_2C-\overset{\ominus}{N}\equiv\overset{\oplus}{N}$			A2		–	
Dibenz(a,h)anthrazen	s. Polycyclische aromatische Kohlenwasserstoffe, krebs- erzeugende						
Dibenzoylperoxid [94-36-0]	$\bigcirc-CO-OO-CO-\bigcirc$		5	I			
Diboran [19287-45-7]	B_2H_6	0,1	0,1	I			
Dibrom	s. Naled						
1,2-Dibrom-3-chlorpro- pan° [96-12-8]	$H_2CCl-CHBr-CH_2Br$			A2			
1,2-Dibromethan [106-93-4]	$BrCH_2-CH_2Br$			A2	H	–	15
Di-tert-butylperoxid [110-05-4]	$(H_3C)_3C-OO-C(CH_3)_3$						
Dichloracetylen [7572-29-4]	$ClC\equiv CCl$			A2		–	

Stoffe mit MAK-Werten

Stoff	Formel	MAK ml/m³ (ppm)	MAK mg/m³ *)	Spitzen-begrenzung, Kat.	H; S	Schwanger-schaft Gruppe	Dampf-druck in mbar bei 20° C
3,3'-Dichlorbenzidin [91-94-1]	H₂N–(Cl-C₆H₃)–(C₆H₃-Cl)–NH₂			A2	H	–	
1,2-Dichlorbenzol [95-50-1	(C₆H₄)(Cl)(Cl)	50	300	II, 1		C	
1,4-Dichlorbenzol [106-46-7]	Cl–(C₆H₄)–Cl	75	450	II, 1		C	
o-Dichlorbenzol	s. 1,2-Dichlorbenzol						
p-Dichlorbenzol	s. 1,4-Dichlorbenzol						
1,4-Dichlor-2-buten [764-41-0]	ClCH₂–CH=CH–CH₂Cl			A2		–	
2,2'-Dichlordiethylether [111-44-4]	ClCH₂–CH₂–O–CH₂–CH₂Cl	10	60	II, 2	H		
Dichlordifluormethan (R-12) [75-71-8]	F₂CCl₂	1000	4950	IV		C	
Dichlordimethylether	s. Bis(chlormethyl)ether						
α,α-Dichlordimethyl-ether	s. Bis(chlormethyl)ether						
1,1-Dichlorethan [75-34-3]	H₃C–CHCl₂	100	400	II, 1			240
1,2-Dichlorethan [107-06-2]	ClCH₂–CH₂Cl	20	80 B	II, 1		C	87
1,1-Dichlorethen [75-35-4]	H₂C=CCl₂	2	8 B	II, 1		C	667
1,2-Dichlorethen sym. [540-59-0] (cis- [156-69-2] und trans- [156-60-5])	H\C=C/H (Cl,Cl); Cl\C=C/H (H,Cl)	200	790	II, 1			220
Dichlorethin	s. Dichloracetylen						
1,2-Dichlorethylen	s. 1,2-Dichlorethen						
Dichlorfluormethan (R-21) [75-43-4]	FCHCl₂	10	45	II, 1			
Dichlormethan [75-09-2]	H₂CCl₂	100	360	II, 2			453
1,1-Dichlor-1-nitroethan [594-72-9]	H₃C–CCl₂NO₂	10	60	n. b.			
2,4-Dichlorphenoxyessig-säure	s. 2,4-D						
1,2-Dichlorpropan [78-87-5]	H₃C–CHCl–CH₂Cl	75	350	II, 2			56

Stoffe mit MAK-Werten

Stoff	Formel	MAK ml/m³ (ppm)	MAK mg/m³ *)	Spitzen-begrenzung, Kat.	H; S	Schwangerschaft Gruppe	Dampfdruck in mbar bei 20° C
1,3-Dichlorpropen [542-75-6] (cis- und trans-)	$\underset{H}{\overset{Cl}{>}}C=C\underset{H}{\overset{CH_2Cl}{<}}$ $\underset{H}{\overset{Cl}{>}}C=C\underset{CH_2Cl}{\overset{H}{<}}$			A2		–	
2,2-Dichlorpropionsäure [75-99-0] und ihr Natriumsalz [127-20-8]	H_3C-CCl_2-COOH $H_3C-CCl_2-COO^\ominus\ Na^\oplus$	1	6	n. b.			
1,2-Dichlor-1,1,2,2-tetra-fluorethan (R-114) [76-14-2]	$F_2CCl-CClF_2$	1000	7000	IV			
α,α-Dichlortoluol [98-87-3]	C₆H₅–$CHCl_2$			B		–	
(2,2-Dichlorvinyl)-dimethylphosphat	s. Dichlorvos						
Dichlorvos [62-73-7]	$Cl_2C=CH-O-PO(OCH_3)_2$	0,1	1	III	H	C	
Dicyan	s. Oxalsäuredinitril						
Dicyclohexylperoxid [1758-61-8]	C₆H₁₁–OO–C₆H₁₁						
Dieldrin° (HEOD) [60-57-1]	(Strukturformel)		0,25	III	H		
Diethylamin [109-89-7]	$(H_3C-CH_2)_2NH$	10	30	V			
2-Diethylaminoethanol [100-37-8]	$(H_3C-CH_2)_2N-CH_2-CH_2OH$	10	50	n. b.	H		
Diethylcarbamidsäure-chlorid [88-10-8]	$(H_3C-CH_2)_2N-CO-Cl$			B		–	
Diethylendioxid	s. 1,4-Dioxan						
Diethylether [60-29-7]	$H_3C-CH_2-O-CH_2-CH_3$	400	1200	II, 1			587
Di-(2-ethylhexyl)phtha-lat (DEHP)	s. Di-sec-octylphthalat						
O,O-Diethyl-O-(4-nitro-phenyl)-thiophosphat	s. Parathion						
Diethylsulfat [64-67-5]	$(H_3C-CH_2)_2SO_4$			A2		–	
Difluordibrommethan [75-61-6]	F_2CBr_2	100	860	II, 1			

Stoff	Formel	MAK ml/m³ (ppm)	MAK mg/m³ *)	Spitzen-begren-zung, Kat.	H; S	Schwan-ger-schaft Gruppe	Dampf-druck in mbar bei 20° C
1,1-Difluorethen [75-38-7]	H₂C=CF₂			B		–	
1,1-Difluorethylen	s. 1,1-Difluorethen						
Difluormonochlor-methan	s. Monochlordifluormethan						
Diglycidylether [2238-07-5]	H₂C—CH–CH₂–O–CH₂–CH—CH₂ (epoxide structure)	0,1	0,6	I B			
1,2-Dihydro-5-nitro-acenaphthylen	s. 5-Nitroacenaphthen						
1,4-Dihydroxybenzol [123-31-9]	HO–⟨⟩–OH		2	I			
Diisobutylketon	s. 2,6-Dimethylheptan-4-on						
2,4-Diisocyanattoluol [584-84-9]	OCN–⟨⟩–CH₃, NCO	0,01	0,07	I	S		
2,6-Diisocyanattoluol [91-08-7]	NCO–⟨⟩–CH₃, NCO	0,01	0,07	I	S		
Di-(isooctyl)-phthalat	s. Di-sec-octylphthalat						
Diisopropylether [108-20-3]	(H₃C)₂CH–O–CH(CH₃)₂	500	2100	n. b.			180
Dilauroylperoxid [105-74-8]	H₃C–(CH₂)₁₀–CO–O–O–CO–(CH₂)₁₀–CH₃						
3,3'-Dimethoxybenzidin [119-90-4]	H₃CO–⟨⟩–⟨⟩–OCH₃, H₂N, NH₂			B		–	
Dimethoxymethan [109-87-5]	H₃CO–CH₂–OCH₃	1000	3100	n. b.			440
N,N-Dimethylacetamid [127-19-5]	H₃C–CO–N(CH₃)₂	10	35	II, 1	H		
Dimethylamin [124-40-3]	HN(CH₃)₂	10	18	V			
4,4'Dimethylaminobenzo-phenonimid-Hydro-chlorid	s. Auramin						
Dimethylaminosulfo-chlorid	s. Dimethylsulfamoylchlorid						
Dimethylaminosulfo-nylchlorid	s. Dimethylsulfamoylchlorid						

Stoffe mit MAK-Werten

Stoff	Formel	MAK ml/m³ (ppm)	MAK mg/m³ *)	Spitzen-begrenzung, Kat.	H; S	Schwangerschaft Gruppe	Dampfdruck in mbar bei 20° C
N,N-Dimethylanilin [121-69-7]	C₆H₅–N(CH₃)₂	5	25	II, 1	H		
3,3'-Dimethylbenzidin [119-93-7]	H₂N–C₆H₃(CH₃)–C₆H₃(CH₃)–NH₂			B		–	
α,α-Dimethylbenzylhydroperoxid [80-15-9]	C₆H₅–C(CH₃)₂–OOH						
1,1'-Dimethyl-4,4'-bipyridinium	s. Paraquatdichlorid						
1,3-Dimethylbutylacetat [108-84-9]	H₃C–COOCH(CH₃)–CH₂–CH(CH₃)₂	50	300	I			
Dimethylcarbamidsäurechlorid [79-44-7]	Cl–CO–N(CH₃)₂			A2		–	
3,3'-Dimethyl-4,4'-diaminodiphenylmethan [838-88-0]	H₂N–C₆H₃(CH₃)–CH₂–C₆H₃(CH₃)–NH₂			A2		–	
N,N-Dimethylethylamin [598-56-1]	H₃C–CH₂–N(CH₃)₂	25	75	V			
Dimethylformamid [68-12-2]	HCO–N(CH₃)₂	20	60	II, 1	H	C	
2,6-Dimethylheptan-4-on [108-83-8]	(H₃C)₂CH–CH₂–CO–CH₂–CH(CH₃)₂	50	290	n. b.			
1,1-Dimethylhydrazin[2] [57-14-7]	H₂N–(CH₃)₂			A2	H S	–	
1,2-Dimethylhydrazin[2] [540-73-8]	H₃C–NH–NH–CH₃			A2	H S	–	
N,N-Dimethylnitrosamin [62-75-9]	(H₃C)₂N–NO			A2		–	
Dimethylsulfamoylchlorid [13360-57-1]	(H₃C)₂N–SO₂–Cl			A2		–	
Dimethylsulfat [77-78-1]	(H₃CO)₂SO₂			A2	H	–	
Dinitrobenzol (alle Isomeren) [25154-54-5]	C₆H₄(NO₂)₂	0,15	1	II, 1	H		
4,6-Dinitro-o-kresol [534-52-1]	O₂N–C₆H₂(NO₂)(OH)(CH₃)		0,2	II, 1	H		

Stoffe mit MAK-Werten

Stoff	Formel	MAK ml/m³ (ppm)	MAK mg/m³ *)	Spitzen-begrenzung, Kat.	H; S	Schwangerschaft Gruppe	Dampfdruck in mbar bei 20° C
Dinitronaphthaline (alle Isomeren) [27478-34-8]	$O_2N-\text{naphthalene}-NO_2$			B		–	
Dinitrotoluole (alle Isomeren) [25321-14-6]	$O_2N-\text{benzene}(O_2N)-CH_3$			A2	H	–	
Di-sec-octylphthalat [117-81-7]	H_2C-CH_3 $HC-(CH_2)_3-CH_3$ $COOCH_2$ (benzene) $COOCH_2$ $HC-(CH_2)_3-CH_3$ H_2C-CH_3		10	III			
Dioxan	s. 1,4-Dioxan						
1,4-Dioxan [123-91-1]	(dioxane ring)	50	180	II, 1 B	H		41
Diphenyl	s. Biphenyl						
Diphenylether (Dampf) [101-84-8]	$\text{Ph}-O-\text{Ph}$	1	7	n. b.			
Diphenylether/Biphenyl-mischung (Dampf)		1	7	n. b.			
Diphenylmethan-4,4'-di-isocyanat [101-68-8]	$OCN-\text{Ph}-CH_2-\text{Ph}-NCO$	0,01	0,1	I	S		
Diphosphorpentasulfid [1314-80-3]	P_2S_5		1	I			
Dipropylenglykolmethyl-ether [34590-94-8]; Isomerengemisch	$H_3CO-C_3H_6-O-C_3H_6-OH$	100	600	II, 1	H		
Dischwefeldecafluorid	s. Schwefelpentafluorid						
Dischwefeldichlorid [10025-67-9]	S_2Cl_2	1	6	I			
Disulfiram [97-77-8]	$S-CS-N(CH_2-CH_3)_2$ $S-CS-N(CH_2-CH_3)_2$		2	III			
DNOC	s. 4,6-Dinitro-o-kresol						
DOP	s. Di-sec-octylphthalat						
Eichenholzstaub				A1		–	
Eisendimethyldithiocarbamat	s. Ferbam						
Eisenoxide (Feinstaub) [1345-25-1]; [1309-37-1]	FeO, Fe_2O_3		6	n. b.			
Eisenpentacarbonyl [13463-40-6]	$Fe(CO)_5$	0,1	0,8	II, 1			

Stoffe mit MAK-Werten

Stoff	Formel	MAK ml/m³ (ppm)	MAK mg/m³ *)	Spitzen-begrenzung, Kat.	H; S	Schwangerschaft Gruppe	Dampfdruck in mbar bei 20° C
Endrin [72-20-8]			0,1	III	H		
Epichlorhydrin	s. 1-Chlor-2,3-epoxypropan						
EPN°, O-Ethyl-O-(4-nitrophenyl)-phenylthiophosphonat [2104-64-5]			0,5	III	H		
1,2-Epoxypropan [75-56-9]	H₃C–CH–CH₂ \\O/		A2		–		
2,3-Epoxy-1-propanol	s. Glycidol						
Essigsäure [64-19-7]	H₃C–COOH	10	25	I			
Essigsäureamylester (alle Isomeren)	s. Pentylacetat						
Essigsäureanhydrid [108-24-7]	H₃C–CO–O–CO–CH₃	5	20	I			
Essigsäurebutylester (alle Isomeren)	s. Butylacetat						
Essigsäureethylester	s. Ethylacetat						
Essigsäure-sec-hexylester	s. 1,3-Dimethylbutylacetat						
Essigsäuremethylester	s. Methylacetat						
Essigsäurepropylester (beide Isomeren)	s. Propylacetat, iso-Propylacetat						
Essigsäurevinylester	s. Vinylacetat						
Ethanol [46-17-5]	H₃C–CH₂OH	1000	1900	IV			59
Ethanolamin	s. 2-Aminoethanol						
Ethanthiol [75-08-1]	H₃C–CH₂SH	0,5	1	V			
Ether	s. Diethylether						
2-Ethoxyethanol [110-80-5]	H₃C–CH₂O–CH₂–CH₂OH	20	75	II, 1	H	B	~5
2-Ethoxyethylacetat [111-15-9]	H₃C–CH₂O–CH₂ H₃C–COOCH₂	20	110	II, 1	H	B	
Ethylacetat [141-78-6]	H₃C–COOCH₂–CH₃	400	1400	I			97
Ethylacrylat [140-88-5]	H₂C=CH–COOCH₂–CH₃	25	100	II, 1	H		39
Ethylalkohol	s. Ethanol						
Ethylamin [75-04-7]	H₃C–CH₂NH₂	10	18	V			
Ethylbenzol [100-41-4]	C₆H₅–CH₂–CH₃	100	440	II, 2	H		

Stoffe mit MAK-Werten

Stoff	Formel	MAK ml/m³ (ppm)	MAK mg/m³ *)	Spitzen-begren-zung, Kat.	H; S	Schwan-ger-schaft Gruppe	Dampf-druck in mbar bei 20° C
Ethylbromid	s. Bromethan						
Ethylcarbamat [51-79-6]	$H_2N-CO-O-CH_2-CH_3$			A2		–	
Ethylchlorid	s. Chlorethan						
Ethylenbromid	s. 1,2-Dibromethan						
Ethylenchlorhydrin	s. 2-Chlorethanol						
Ethylenchlorid	s. 1,2-Dichlorethan						
Ethylendiamin	s. 1,2-Diaminoethan						
Ethylenglykoldinitrat³) [628-96-6]	$O_2N-O-(CH_2)_2-O-NO_2$	0,05	0,3	II, 1	H		
Ethylenglykolmono-butylether	s. 2-Butoxyethanol						
Ethylenglykolmono-butyletheracetat	s. 2-Butoxyethylacetat						
Ethylenglykolmono-ethylether	s. 2-Ethoxyethanol						
Ethylenglykolmono-ethyletheracetat	s. 2-Ethoxyethylacetat						
Ethylenglykolmono-methylether	s. 2-Methoxyethanol						
Ethylenglykolmono-methyletheracetat	s. 2-Methoxyethylacetat						
Ethylenimin [151-56-4]	▷NH			A2	H	–	
Ethylenoxid [75-21-8]	▷O			A2	H	–	
Ethylether	s. Diethylether						
Ethylformiat [109-94-4]	$HCOOCH_2-CH_3$	100	300	I			256
Ethylglykol	s. 2-Ethoxyethanol						
Ethylglykolacetat	s. 2-Ethoxyethylacetat						
Ethylidenchlorid	s. 1,1-Dichlorethan						
Ethylmercaptan	s. Ethanthiol						
Ethylmethylketon	s. 2-Butanon						
Ethylsilicat	s. Tetraethylorthosilicat						
Ethylurethan	s. Ethylcarbamat						
Fenthion [55-38-9]	$H_3C-S-\underset{}{}\bigcirc-O-\overset{OCH_3}{\underset{OCH_3}{PS}}$ mit H_3C am Ring		0,2	III	H		
Ferbam [14484-64-1]	$Fe[S-CS-N(CH_3)_2]_3$		15	n. b.			
Ferrovanadium (Staub) [12604-58-9]			1	n. b.			

Stoffe mit MAK-Werten

Stoff	Formel	MAK ml/m³ (ppm)	MAK mg/m³ *)	Spitzen- begren- zung, Kat.	H; S	Schwan- ger- schaft Gruppe	Dampf- druck in mbar bei 20° C
Fluor [7782-41-4]	F_2	0,1	0,2	I			
Fluoride (als Fluor berechnet)			2,5	II, 2			
Fluoride und Fluorwasser- stoff beim gleichzeitigen Vor- kommen beider Stoffe			2,5	I			
Fluortrichlormethan (R-11)	s. Trichlorfluormethan						
Fluorwasserstoff [7664-39-3]	HF	3	2	I			
Formaldehyd [50-00-0]	HCHO	1	1,2 B	I	S		
Furfural, Furfurol	s. 2-Furylmethan						
Furfurylalkohol [98-00-0]	(furyl)–CH₂OH	50	200	n. b.			
2-Furylmethanal [98-01-1]	(furyl)–CHO	5	20	n. b.	H		
Glutaraldehyd [111-30-8]	$OCH-(CH_2)_3-CHO$	0,2	0,8	I	S		
Glycerintrinitrat³) [55-63-0]	H_2C-ONO_2 $HC-ONO_2$ H_2C-ONO_2	0,05	0,5	II, 1	H		
Glycidol (Glycid) [556-52-5]	$H_2C\!-\!\!\!-\!\!CH-CH_2OH$ \ O /	50	150	I			
Glykoldinitrat	s. Ethylenglykoldinitrat						
Hafnium [7440-58-6]	Hf		0,5	III			
Halothan	s. 2-Brom-2-chlor-1,1,1-trifluo- rethan						
Hempa	s. Hexamethylphosphorsäure- triamid						
HEOD	s. Dieldrin						
Heptachlor [76-44-8]	(Struktur)		0,5 B	III	H		
Heptan (alle Isomeren)	$H_3C-C_5H_{10}-CH_3$	500	2000	II, 1			48
1,1,2,3,4,4-Hexachlor- 1,3-butadien [87-68-3]	$Cl_2C=CCl-CCl=CCl_2$		B		H		–

Stoff	Formel	MAK ml/m³ (ppm)	MAK mg/m³ *)	Spitzen-begrenzung, Kat.	H; S	Schwangerschaft Gruppe	Dampfdruck in mbar bei 20° C
1,2,3,4,5,6-Hexachlor-cyclohexan° (techn. Gemisch aus α-HCH [319-84-6] u. β-HCH [319-85-7])			0,5[4)]	n. b.	H		
γ-1,2,3,4,5,6-Hexachlor-cyclohexan	s. Lindan						
Hexachlorethan [67-72-1]	Cl_3C-CCl_3	1	10	n. b.			
Hexamethylendiisocyanat [822-06-0]	$OCN-(CH_2)_6-NCO$	0,01	0,07	I	S		
Hexamethylphosphorsäuretriamid [680-31-9]	$OP[N(CH_3)_2]_3$			A2		–	
Hexan (n-Hexan) [110-54-3]	$H_3C-(CH_2)_4-CH_3$	50	180	II, 1			160
2-Hexanon [591-78-6]	$H_3C-(CH_2)_3-CO-CH_3$	5	21	II, 1			
Hexon	s. 4-Methylpentan-2-on						
sec-Hexylacetat	s. 1,3-Dimethylbutylacetat						
Holzstaub (außer Buchen- und Eichenholzstaub)				B	S	–	
Hydrazin [302-01-2]	H_2N-NH_2			A2	H S	–	
Hydrochinon	s. 1,4-Dihydroxybenzol						
1-Hydroxy-1'-hydroperoxydicyclohexylperoxid [78-18-2]							
4-Hydroxy-4-methylpentan-2-on [123-42-2]	$H_3C-\underset{CH_3}{C}OH-CH_2-CO-CH_3$	50	240	n. b.			
4-Hydroxy-3-nitroanilin	s. 4-Amino-2-nitrophenol						
4-Hydroxy-3-(3-oxo-1-phenyl)-butylcumarin	s. Warfarin						
Indeno(1,2,3-cd)pyren	s. Polycyclische aromatische Kohlenwasserstoffe, krebserzeugende						
Iod [7553-56-2]	I_2	0,1	1	I			

Stoffe mit MAK-Werten

Stoff	Formel	MAK ml/m³ (ppm)	mg/m³ *)	Spitzen-begrenzung, Kat.	H; S	Schwangerschaft Gruppe	Dampfdruck in mbar bei 20° C
Iodmethan [74-88-4]	H₃C I			A2		–	
Isoamylalkohol	s. iso-Amylalkohol						
Isophoron	s. 3,5,5-Trimethyl-2-cyclohexen-1-on						
Isophorondiisocyanat [4098-71-9]	H₃C CH₃ —NCO H₃C CH₂–NCO	0,01	0,09	I	S		
Isopropenylbenzol	s. iso-Propenylbenzol						
2-Isopropoxyphenyl-N-methylcarbamat	s. Propoxur						
Isopropylacetat	s. iso-Propylacetat						
Isopropylalkohol	s. iso-Propanol						
Isopropylamin	s. 2-Aminopropan						
Isopropylbenzol	s. iso-Propylbenzol						
Isopropylether	s. Diisopropylether						
Isopropylglycidether	s. iso-Propylglycidylether						
Isopropylöl	Rückstand bei der iso-Propylalkohol-Herstellung			B		–	
Jod	s. Iod						
Jodmethan	s. Iodmethan						
Kampfer [76-22-2]	H₃C CH₃ CH₃ O	2	13	n. b.			
Kepone	s. Chlordecon						
Keten [463-51-4]	H₂C=CO	0,5	0,9	I			
Kobalt	s. Cobalt						
Kohlendioxid [124-38-9]	CO₂	5000	9000	IV			
Kohlendisulfid [75-15-0]	CS₂	10	30	II, 1	H	B	400
Kohlenmonoxid [630-08-0]	CO	30	33	II, 1		B	
Kohlenoxid	s. Kohlenmonoxid						
Kokereirohgase	s. Pyrolyseprodukte aus org. Material						
Kresol [1319-77-3] (alle Isomeren)	⌬–CH₃ OH	5	22	I	H		
Krokydolith (Feinstaub)	s. Asbest						

Stoff	Formel	MAK ml/m³ (ppm)	MAK mg/m³ *)	Spitzen-begrenzung, Kat.	H; S	Schwangerschaft Gruppe	Dampfdruck in mbar bei 20° C
Krokydolithhaltiger Feinstaub	s. Asbest						
Kühlschmierstoffe							
Kühlschmierstoffe, die Nitrit oder nitritliefernde Verbindungen und Reaktionspartner für Nitrosaminbildung enthalten				B		–	
Künstliche Mineralfasern	Durchmesser <1µm			B		–	
Kupfer (Rauch) [7440-50-8]	Cu		0,1	II, 1			
Kupfer (Staub) [7440-50-8]	Cu		1	II, 1			
Lindan [58-89-9]	(Strukturformel)		0,5	III	H		
Lithiumhydrid [7580-67-8]	LiH		0,025	n. b.			
Magnesiumoxid (Feinstaub) [1309-48-4]	MgO		6				
Magnesiumoxid-Rauch (gemessen als Feinstaub) [1309-48-4]	MgO		6	II, 1			
Malathion [121-75-5]	S–PS(OCH₃)₂ | CH–COOCH₂–CH₃ | CH₂–COOCH₂–CH₃		15	n. b.		C	
Maleinsäureanhydrid [108-31-6]	(Strukturformel)	0,2	0,8	I	S		
Mangan [7439-96-5]	Mn		5	III			
Mangan-II,IV-oxid	s. Trimangantetroxid						
Mangantetroxid	s. Trimangantetroxid						
Mesityloxid	s. 4-Methylpent-3-en-2-on						
Metasystox	s. Demetonmethyl						
Methacrylsäure methylester	s. Methylmethacrylat						
Methanol [67-56-1]	H₃COH	200	260	II, 1	H		128
Methanthiol [74-93-1]	H₃CSH	0,5	1	V			

Stoffe mit MAK-Werten

Stoff	Formel	MAK ml/m³ (ppm)	MAK mg/m³ *)	Spitzen-begrenzung, Kat.	H; S	Schwangerschaft Gruppe	Dampfdruck in mbar bei 20° C
2-Methoxyanilin [90-04-0]	⌬-NH₂ / OCH₃	0,1	0,5	II, 1	H		
4-Methoxyanilin [104-94-9]	H₃CO-⌬-NH₂	0,1	0,5	II, 1	H		
Methoxychlor (DMDT) [72-43-5]	H₃CO-⌬-CH(CCl₃)-⌬-OCH₃		15	III			
2-Methoxyethanol [109-86-4]	H₃CO–CH₂–CH₂OH	5	15	II, 1	H	B	~11
2-Methoxyethylacetat [110-49-6]	H₃CO–CH₂–CH₂OOC–CH₃	5	25	II, 1	H	B	9
1-Methoxypropanol-2 [107-98-2]	H₃C–CHOH–CH₂OCH₃	100	375	I			12
Methylacetat [79-20-9]	H₃C–COOCH₃	200	610	I			220
Methylacetylen [74-99-7]	H₃C–C≡CH	1000	1650	IV			
Methylacrylat [96-33-3]	H₂C=CH–COOCH₃	5	18	I	S		93
Methylal	s. Dimethoxymethan						
Methylalkohol	s. Methanol						
Methylamin [74-89-5]	H₃C–NH₂	10	12	V			
1-Methyl-2-amino-5-chlorbenzol	s. 4-Chlor-o-toluidin						
Methylamylalkohol	s. 4-Methylpentan-2-ol						
N-Methylanilin [100-61-8]	⌬-NH-CH₃	2	9	II, 1	H		
Methylbromid	s. Brommethan						
Methylbutylketon	s. 2-Hexanon						
Methylchlorid	s. Chlormethan						
Methylchloroform	s. 1,1,1-Trichlorethan						
Methyl-2-cyano-acrylat	s. Cyanacrylsäuremethylester						
Methylcyclohexan [108-87-2]	⌬-CH₃	500	2000	II, 1			48
Methylcyclohexanol (alle Isomeren) [25639-42-3]	⌬(CH₃)(OH)	50	235	II, 1			
1-Methylcyclohexan-2-on [583-60-8]	⌬(CH₃)(=O)	50	230	II, 1	H		

Stoff	Formel	MAK ml/m³ (ppm)	MAK mg/m³ *)	Spitzen-begrenzung, Kat.	H; S	Schwangerschaft Gruppe	Dampfdruck in mbar bei 20° C
4,4'-Methylen-bis-(2-chloranilin) [101-14-4]	H₂N–C₆H₃(Cl)–CH₂–C₆H₃(Cl)–NH₂			A2		–	
4,4'-Methylen-bis(N,N'-dimethylanilin) [101-61-1]	(H₃C)₂N–C₆H₄–CH₂–C₆H₄–N(CH₃)₂			B		–	
4,4'-Methylen-bis(N,N'-dimethyl)benzamin	s. 4,4'-Methylen-bis(N,N'-dimethylanilin)						
4,4'-Methylen-bis(2-methylanilin)	s. 3,3'-Dimethyl-4,4'-diaminodiphenylmethan						
Methylenchlorid	s. Dichlormethan						
4,4'-Methylendi-o-toluidin	s. 3,3'-Dimethyl-4,4'-diaminodiphenylmethan						
Methylethylketon	s. 2-Butanon						
Methylethylketonperoxid	s. 2-Butanonperoxid						
Methylformiat [107-31-3]	HCO–OCH₃	100	250	I			640
Methylglykol	s. 2-Methoxyethanol						
Methylglykolacetat	s. 2-Methoxyethylacetat						
Methyliodid	s. Iodmethan						
Methylisobutylcarbinol	s. 4-Methylpentan-2-ol						
Methylisobutylketon	s. 4-Methylpentan-2-on						
Methylisocyanat [624-83-9]	H₃C–NCO	0,01	0,025	I	S		
Methyljodid	s. Iodmethan						
Methylmercaptan	s. Methanthiol						
Methylmethacrylat [80-62-6]	H₂C=C(CH₃)–COOCH₃	100	410	n. b.	S	C	47
2-Methyl-4-[(2-methylphenyl)azo]benzamin	s. o-Aminoazotoluol						
N-Methyl-1-naphthylcarbamat	s. Carbaryl						
4-Methylpentan-2-ol [108-11-2]	(H₃C)₂CH–CH₂–CHOH–CH₃	25	100	II, 2	H		7
4-Methylpentan-2-on [108-10-1]	(H₃C)₂CH–CH₂–CO–CH₃	100	400	II, 2			8
2-Methyl-2-penten-4-on	s. 4-Methylpent-3-en-2-on						
4-Methylpent-3-en-2-on [141-79-7]	(H₃C)₂C=CH–CO–CH₃	25	100	n. b.			
Methylphenyldiamin	s. 2,4-Toluylendiamin						

Stoffe mit MAK-Werten

Stoff	Formel	MAK ml/m³ (ppm)	MAK mg/m³ *)	Spitzen-begrenzung, Kat.	H; S	Schwangerschaft Gruppe	Dampfdruck in mbar bei 20° C
1-Methylpropylen-glykol-2	s. 1-Methoxypropanol-2						
Methylpropylketon	s. Pentan-2-on						
N-Methyl-2-pyrrolidon [872-504-4]		100	400	n. b.			
Methylquecksilber [22967-92-6]	$H_3C\ Hg^+$		0,01	III	H S	A	
Methylstyrol (alle Isomeren) [25013-15-4]	H_3C-C₆H₄-CH=CH₂	100	480	V			
α-Methylstyrol	s. iso-Propenylbenzol						
N-Methyl-2,4,6-N-tetrani-troanilin [479-45-8]			1,5	n. b.	H S		
Mevinphos [7786-34-7]	$(H_3CO)_2PO-O-C-CH_3$; $H_3CO-CO-CH$	0,01	0,1	n. b.	H		
Michlers Keton [90-94-8]	$(CH_3)_2N$-C₆H₄-C(O)-C₆H₄-$N(CH_3)_2$			B		–	
Molybdänverbindungen löslich (als Mo [7439-98-7] berechnet)			5	III			
Molybdänverbindungen unlöslich (als Mo [7439-98-7] berechnet			15	III			
Monochlordifluormethan (R 22) [75-45-6]	$ClCHF_2$			B		–	
Monochlordimethylether [107-30-2]	H_3CO-CH_2Cl			A1		–	213
Morpholin [110-91-8]	O(CH₂CH₂)₂NH	20	70	1	H		
Morpholinylcarba-moylchlorid	s. N-Chlorformyl-morpholin						
Morpholinylcarbonyl-chlorid	s. N-Chlorformyl-morpholin						
Motorenöle, gebrauchte	s. Pyrolyseprodukte aus org. Material						
Naled [300-76-5]			3	III			
Naphthalin [91-20-3]		10	50	n. b.			

Stoffe mit MAK-Werten

Stoff	Formel	MAK ml/m³ (ppm)	MAK mg/m³ *)	Spitzen-begren-zung, Kat.	H; S	Schwan-ger-schaft Gruppe	Dampf-druck in mbar bei 20° C
2-Naphthylamin [91-59-8]	(Naphthalin-NH₂)			A1	H	–	
1,5-Naphthylendiisocya-nat [3173-72-6]	(Naphthalin mit NCO und OCN)	0,01	0,09	I	S		
1-Naphthylthioharnstoff	s. ANTU						
Natriumazid [26628-22-8]	N₃Na	0,07	0,2	n. b.			
Natriumfluoracetat° [62-74-8]	FCH₂–COO⊖ NA⊕		0,05	II, 1	H		
Natriumhydroxid [1310-73-2]	NaOH		2	I			
Nickel [7440-02-0] (in Form atembarer Stäube/ Aerosole von Nickelme-tall, Nickelsulfid und sulfidischen Erzen, Nik-keloxid und Nickelcar-bonat, wie sie bei der Herstellung und Weiter-verarbeitung auftreten können)				A1	S	–	
Nickelcarbonyl	s. Nickeltetracarbonyl						
Nickeltetracarbonyl [13463-39-3]	Ni(CO)₄			A2	H	–	
Nikotin [54-11-5]		0,07	0,5	II, 1	H		
5-Nitroacenaphthen [602-87-9]	(Acenaphthen-NO₂)			A2		–	
2-Nitro-4-aminophenol	s. 4-Amino-2-nitrophenol						
4-Nitroanilin [100-01-6]	O₂N–⟨⟩–NH₂	1	6	n. b.	H		
Nitrobenzol [98-95-3]	⟨⟩–NO₂	1	5	II, 1	H		
4-Nitrobiphenyl [92-93-3]	⟨⟩–⟨⟩–NO₂			A2	H	–	
p-Nitrochlorbenzol	s. 1-Chlor-4-nitrobenzol						
2-Nitro-1,4-diamino-benzol	s. 2-Nitro-p-phenylendiamin						

Stoffe mit MAK-Werten

Stoff	Formel	MAK ml/m³ (ppm)	MAK mg/m³ *)	Spitzen-begrenzung, Kat.	H; S	Schwangerschaft Gruppe	Dampfdruck in mbar bei 20° C
Nitroethan [79-24-3]	$H_3C-CH_2-NO_2$	100	310	n. b.			
Nitroglycerin	s. Glycerintrinitrat						
Nitroglykol	s. Ethylenglykoldinitrat						
Nitromethan [75-52-5]	H_3C-NO_2	100	250	n. b.			
1-Nitronaphthalin [86-57-7]				B			
2-Nitronaphthalin [581-89-5]				A2		–	
2-Nitro-p-phenylendiamin [5307-14-2]				B		–	
1-Nitropropan[5]) [108-03-2]	$H_3C-(CH_2)_2-NO_2$	25	90	n. b.			
2-Nitropropan [79-46-9]	$(H_3C)_2CH-NO_2$			A2		–	
Nitropyrene (Mono-, Di-, Tri-, Tetra-) (Isomere)	$C_{16}H_{10-n}(NO_2)_n$; n = 1–4			B		–	
N-Nitrosodimethylamin	s. N,N-Dimethylnitrosamin						
Nitrotoluol (alle Isomeren) [1321-12-6]		5	30	II, 1	H		
Octan (alle Isomeren)	$H_3C-C_6H_{12}-CH_3$	500	2350	II, 1			15
Osmiumtetroxid [20816-12-0]	OsO_4	0,0002	0,002	I			
Oxalsäuredinitril [460-19-5]	NC–CN	10	22	II, 2	H		
4,4'-Oxy-bis-benzolamin	s. 4,4'-Oxydianilin						
4,4'-Oxydianilin [101-80-4]				B		–	
Oxiran	s. Ethylenoxid						
Ozon [10028-15-6]	O_3	0,1	0,2	I			
PAH	s. Polycyclische aromatische Kohlenwasserstoffe						
Paraquatdichlorid [1910-42-5]			0,1	I	H		
Parathion [56-38-2]	$(H_3C-CH_2O)_2PS$		0,1	n. b.	H	C	

Stoffe mit MAK-Werten

Stoff	Formel	MAK ml/m³ (ppm)	MAK mg/m³ *)	Spitzen-begrenzung, Kat.	H; S	Schwangerschaft Gruppe	Dampfdruck in mbar bei 20° C
Pentaboran [19624-22-7]	B_5H_9	0,005	0,01	I			
Pentachlorethan [76-01-7]	$Cl_2CH-CCl_3$	5	40	II, 1			
Pentachlornaphthalin [1321-64-8]	$C_{10}H_3Cl_5$		0,5	II, 2	H		
Pentachlorphenol [87-86-5]	(Cl-substituted phenol)	0,05	0,5	II, 1	H		
Pentan (alle Isomeren): n-Pentan [109-66-0], iso-Pentan [78-78-4], tert-Pentan [463-82-1]	$H_3C-(CH_2)_3-CH_3$ $(H_3C)_2CH-CH_2-CH_3$ $C(CH_3)_4$	1000	2950	IV			573
1,5-Pentandial	s. Glutaraldehyd						
Pentan-2-on [107-87-9]	$H_3C-(CH_2)_2-CO-CH_3$	200	700	II, 1			16
Pentylacetat (alle Isomeren)	$H_3C-COOC_5H_{11}$	100	525	n. b.			
Perchlorbutadien	s. 1,1,2,3,4,4-Hexachlor-1,3-butadien						
Perchlorethylen	s. Tetrachlorethen						
Perchlormethylmercaptan [594-42-3]	$Cl_3C-S-Cl$	0,1	0,8	I			
Peressigsäure	s. Peroxyessigsäure						
Peroxyessigsäure [79-21-0]	$H_3C-CO-OOH$						
PHC	s. Propoxur						
Phenol [108-95-2]	C₆H₅-OH	5	19	I	H		
Phenylbenzol	s. Biphenyl						
p-Phenylendiamin [106-50-3]	$H_2N-C_6H_4-NH_2$		0,1	II, 1	H S		
Phenylglycidether	s. Phenylglycidylether						
Phenylglycidylether [122-60-1]	$O-CH_2-CH-CH_2$ (Phenoxy epoxide)	1	6 B	I	S		
Phenylhydrazin [100-63-0]	C₆H₅-NH-NH₂	5	22 B		H S		
N-Phenyl-2-naphthylamin [135-88-6]	(Naphthyl-NH-phenyl)		B		–		
4-Phenyl-nitrobenzol	s. 4-Nitrobiphenyl						
Phosdrin	s. Mevinphos						

215

Stoffe mit MAK-Werten

Stoff	Formel	MAK ml/m³ (ppm)	MAK mg/m³ *)	Spitzen-begrenzung, Kat.	H; S	Schwangerschaft Gruppe	Dampfdruck in mbar bei 20° C
Phosgen	s. Carbonylchlorid						
Phosphin	s. Phosphorwasserstoff						
Phosphor (gelb, weiß)	s. Tetraphosphor						
Phosphoroxidchlorid [10025-87-3]	$POCl_3$	0,2	1	II, 1			~28
Phosphorpentachlorid [10026-13-8]	PCl_5		1	I			
Phosphorpentasulfid	s. Diphosphorpentasulfid						
Phosphorpentoxid [1314-56-3]	P_2O_5		1	I			
Phosphorsäuretrimethylester	s. Trimethylphosphat						
Phosphortrichlorid [7719-12-2]	PCl_3	0,5	3	I			80
Phosphorwasserstoff [7803-51-2]	PH_3	0,1	0,15	I			
Phosphorylchlorid	s. Phosphoroxidchlorid						
Phthalsäureanhydrid [85-44-9]	⟨Strukturformel⟩		5	I	S		
Pikrinsäure	s. 2,4,6-Trinitrophenol						
Platinverbindungen (als Pt [7440-06-4] berechnet)			0,002	n. b.	S		
Polychlorierte Biphenyle	s. Chlorierte Biphenyle						
Polycyclische aromatische Kohlenwasserstoffe, krebserzeugende	s. Pyrolyseprodukte aus org. Material		A2			–	
Polyvinylchlorid (Feinstaub) [9002-86-2]	$(-CH_2-CHCl-)_n$ n = 500-2000		5				
Propan [74-98-6]	$H_3C-CH_2-CH_3$	1000	1800	IV			
iso-Propanol [67-63-0]	$(H_3C)_2CHOH$	400	980	II, 1			43
1,3-Propansulton [1120-71-4]	⟨Strukturformel SO_2⟩		A2		H	–	
Propargylalkohol [107-19-7]	$HC\equiv C-CH_2OH$	2	5	n. b.	H		
2-Propenal [107-02-8]	$H_2C=CH-CHO$	0,1	0,25	I			
2-Propen-1-ol [107-18-6]	$H_2C=CH-CH_2OH$	2	5	II, 1	H		24
Propensäure-n-butylester	s. n-Butylacrylat						
iso-Propenylbenzol [98-83-9]	⟨C₆H₅⟩$-C(CH_3)=CH_2$	100	480	n. b.			3

Stoffe mit MAK-Werten

Stoff	Formel	MAK ml/m³ (ppm)	MAK mg/m³ *)	Spitzen-begrenzung, Kat.	H; S	Schwangerschaft Gruppe	Dampfdruck in mbar bei 20° C
Propin	s. Methylacetylen						
β-Propiolacton [57-57-8]				A2	–		
Propionsäure [79-09-4]	H₃C–CH₂–COOH	10	30	I			
Propoxur [114-26-1]			2	n. b.			
Propylacetat [109-60-4] iso-Propylacetat [108-21-4]	H₃C–COOCH₂–CH₂–CH₃ H₃C–COOCH(CH₃)₂	200	840	I			33
iso-Propylalkohol	s. iso-Propanol						
Propylallyldisulfid	s. Allylpropyldisulfid						
iso-Propylamin	s. 2-Aminopropan						
iso-Propylbenzol [98-82-8]	–CH(CH₃)₂	50	245	n. b.	H		5
Propylendichlorid	s. 1,2-Dichlorpropan						
Propylenglykoldinitrat³) [6423-43-4]	CH₂–ONO₂ CH–ONO₂ CH₃	0,05	0,3	n. b.	H		
Propylenglykol-1-monomethylether	s. 1-Methoxypropanol-2						
Propylenimin [75-55-8]	H₃C–CH–CH₂ \\ / NH			A2	H	–	
1,2-Propylenoxid	s. 1,2-Epoxypropan						
iso-Propylether	s. Diisopropylether						
iso-Propylglycidylether [4016-14-2]	(H₃C)₂CH–O H₂C–CH–CH₂ O	50	240	I			
n-Propylnitrat [627-13-4]	H₃C–(CH₂)₂–ONO₂	25	110	n. b.			
PVC	s. Polyvinylchlorid						
Pyrethrum [8003-34-7]			5	III	S		
Pyridin [110-86-1]		5	15	II, 1			20
3-Pyridyl-N-methyl-pyrrolidin	s. Nikotin						
Pyrolyseprodukte aus org. Material				B		–	
Quarz [14808-60-7] einschl. Cristobalit [14464-46-1] und Tridymit [15468-32-3] (Feinstaub)			0,15				

217

Stoffe mit MAK-Werten

Stoff	Formel	MAK ml/m³ (ppm)	MAK mg/ m³ *)	Spitzen-begrenzung, Kat.	H; S	Schwangerschaft Gruppe	Dampfdruck in mbar bei 20° C
Quarzhaltiger Feinstaub			4				
Quecksilber [7439-97-6]	Hg	0,01	0,1	III			
Quecksilberverbindungen, organische (als Hg berechnet) (s. aber Methylquecksilber)			0,01	III	HS[6]		
Räucherrauch	s. Pyrolyseprodukte aus org. Material						
Rotenon [83-79-4]			5	n. b.			
Salpetersäure [7697-37-2]	HNO_3	10	25	I			
Salzsäure	s. Chlorwasserstoff						
Schwefelchlorür	s. Dischwefeldichlorid						
Schwefeldioxid [7446-09-5]	SO_2	2	5	I			
Schwefelhexafluorid [2551-62-4]	SF_6	1000	6000	IV			
Schwefelkohlenstoff	s. Kohlendisulfid						
Schwefelpentafluorid [5714-22-7]	S_2F_{10}	0,025	0,25	I			
Schwefelsäure [7664-93-9]	H_2SO_4		1	I			
Schwefelwasserstoff [7783-06-4]	H_2S	10	15	V			
Selenverbindungen (als Se [7782-49-2] berechnet)			0,1	III			
Selenwasserstoff [7783-07-5]	H_2Se	0,05	0,2	II, 1			
Silber [7440-22-4]	Ag		0,01	III			
Steinkohlenteer			A1			–	
Stickstoffdioxid [10102-44-0]	NO_2	5	9	I			
Stickstoffwasserstoffsäure [7782-79-8]	HN_3	0,1	0,27	I			
Strontiumchromat [7789-06-2]	$SrCrO_4$		A2			–	
Strychnin° [57-24-9]			0,15	II, 1			
Styrol [100-42-5]	C₆H₅–CH=CH₂	100	420	V		C	6

Stoffe mit MAK-Werten

Stoff	Formel	MAK ml/m³ (ppm)	MAK mg/m³ *)	Spitzenbegrenzung, Kat.	H; S	Schwangerschaft Gruppe	Dampfdruck in mbar bei 20° C
Sulfotep [3689-24-5]	[(H₃C–CH₂–O)₂PS]₂O	0,015	0,2	III	H		
Systox	s. Demeton						
2,4,5-T	s. 2,4,5-Trichlorphenoxyessigsäure						
Tantal [7440-25-7]	Ta		5	III			
TEDP	s. Sulfotep						
Teerdämpfe	s. Pyrolyseprodukte aus org. Material						
Tellur [13494-80-9] **und seine Verbindungen** (als Te berechnet)			0,1	II, 2			
TEPP [107-49-3]	[(H₃C–CH₂–O)₂PO]₂O	0,005	0,05	III	H		
Terpentinöl [8006-64-2]		100	560	I	S		
1,1,2,2-Tetrabromethan [79-27-6]	Br₂CH–CHBr₂	1	14	II, 1			
1,1,1,2-Tetrachlor-2,2-difluor-ethan [76-11-9]	ClCF₂–CCl₃	1000	8340	IV			
1,1,2,2-Tetrachlor-1,2-difluor-ethan [76-12-0]	Cl₂CF–CCl₂F	500	4170	II, 1			
1,1,2,2-Tetrachlorethan [79-34-5]	Cl₂CH–CHCl₂	1	7 B		H		7
Tetrachlorethen [127-18-4]	Cl₂C=CCl₂	50	345	II, 1		C	19
Tetrachlorethylen	s. Tetrachlorethen						
Tetrachlorkohlenstoff	s. Tetrachlormethan						
Tetrachlormethan [56-23-5]	CCl₄	10	65 B	II, 1	H		120
Tetraethylblei	s. Bleitetraethyl						
Tetraethylendiphosphat	s. TEPP						
O,O,O,O-Tetraethyldithiodiphosphat (TEDP)	s. Sulfotep						
Tetraethylorthosilikat [78-10-4]	Si(OCH₂–CH₃)₄	100	850	n.b.			
Tetrahydrofuran [109-99-9]	(Strukturformel)	200	590	II, 2			200
Tetramethylblei	s. Bleitetramethyl						
Tetramethyldiaminobenzophenon	s. Michlers Keton						
Tetramethyldiaminodiphenylacetimin-Hydrochlorid	s. Auramin						

Stoffe mit MAK-Werten

Stoff	Formel	MAK ml/m³ (ppm)	MAK mg/m³ *)	Spitzen-begren-zung, Kat.	H; S	Schwan-ger-schaft Gruppe	Dampf-druck in mbar bei 20° C
N,N,N,N′,N′-Tetra-methyl-4,4′-diaminodi-phenylmethan	s. 4,4′-Methylen-bis(N,N′-dimethylanilin)						
Tetramethylsuccinnitril [3333-52-6]	NC–C(CH$_3$)$_2$–C(CH$_3$)$_2$–CN	0,5	3	II, 1	H		
Tetramethylthiuram-disulfid	s. Thiram						
Tetranitromethan [509-14-8]	C(NO$_2$)$_4$	1	8	n.b.			11
Tetraphosphor [7723-14-0]			0,1	I			
Tetryl	s. N-Methyl-2,4,6-N-tetra-nitroanilin						
Thalliumverbindungen, löslich [als Tl [7440-28-0] berechnet)			0,1	III			
4,4′-Thiodianilin [139-65-1]	H$_2$N–⌬–S–⌬–NH$_2$			B		–	
p,p′-Thiodianilin	s. 4,4′-Thiodianilin						
Thiram [137-26-8]	[(H$_3$C)$_2$N–CS]$_2$S$_2$		5	II, 2			
Titandioxid (Feinstaub) [13463-67-7]	TiO$_2$		6				
TNT	s. Trinitrotoluol						
o-Tolidin	s. 3,3′-Dimethylbenzidin						
o-Toluidin [95-53-4]	⌬–NH$_2$ / CH$_3$	5	22 B		H		
Toluol [108-88-3]	⌬–CH$_3$	100	375	II, 2			29
2,4-Toluylendiamin [95-80-7]	H$_2$N–⌬–CH$_3$ / NH$_2$			A2		–	
2,4-Toluylendiisocyanat	s. 2,4-Diisocyanattoluol						
2,6-Toluylendiisocyanat	s. 2,6-Diisocyanattoluol						
Tremolit (Feinstaub)	s. Asbest						
Tremolithaltiger Fein-staub	s. Asbest						
1 H-1,2,4-Triazol-3-amin	s. Amitrol						
1,2,4-Trichlorbenzol [120-82-1]	Cl–⌬–Cl / Cl	5	40	III			
1,1,1-Trichlor-2,2-bis(4-chlor-phenyl)ethan	s. DDT						

Stoffe mit MAK-Werten

Stoff	Formel	MAK ml/m³ (ppm)	MAK mg/m³ *)	Spitzen-begren-zung, Kat.	H; S	Schwan-ger-schaft Gruppe	Dampf-druck in mbar bei 20° C
2,3,4-Trichlor-1-buten [2431-50-7]	ClCH₂–CHCl–CCl=CH₂			A2		–	
1,1,1-Trichlorethan [71-55-6]	H₃C–CCl₃	200	1080	II, 2		C	133
1,1,2-Trichlorethan [79-00-5]	ClCH₂–CHCl₂	10	55 B	II, 2	H		25
Trichlorethen [79-01-6]	ClCH=CCl₂	50	260 B	II, 2		C	77
Trichlorethylen	s. Trichlorethen						
Trichlorfluormethan (R-11) [75-69-4]	FCCl₃	1000	5600	IV			889
Trichlormethan [67-66-3]	HCCl₃	10	50 B	II, 1			210
1-Trichlormethylbenzol	s. α,α,α-Trichlortoluol						
Trichlornaphthalin [1321-65-9]	C₁₀H₅Cl₃		5	n.b.	H		
Trichlornitromethan [76-06-2]	Cl₃CNO₂	0,1	0,7	1			
2,4,5-Trichlorphenoxy-essigsäure [93-76-5]	Cl-C₆H₂(Cl)(Cl)–O–CH₂–COOH		10	II, 2	H		
1,2,3-Trichlorpropan [96-18-4]	ClCH₂–CHCl–CH₂Cl	50	300	II, 2			3
α,α,α-Trichlortoluol [98-07-7]	C₆H₅–CCl₃			B		–	
1,1,2-Trichlor-1,2,2-trifluor-ethan (R-113) [76-13-1]	ClCF₂–CCl₂F	1000	7600	IV			360
Tridymit	s. Quarz						
Triethylamin [121-44-8]	(H₃C–CH₂)₃N	10	40	V			
Trifluorbrommethan [75-63-8]	BrCF₃	1000	6100	IV			
Trimangantetroxid [1317-35-7]	Mn₃O₄		1	III			
Trimellitsäureanhydrid (Rauch) [552-30-7]	HOOC–C₆H₃(CO)₂O	0,005	0,04	I	S		
2,4,5-Trimethylanilin [137-17-7]	(CH₃)₃C₆H₂–NH₂			B		–	

Stoffe mit MAK-Werten

Stoff	Formel	MAK ml/m³ (ppm)	MAK mg/m³ *)	Spitzenbegrenzung, Kat.	H; S	Schwangerschaft Gruppe	Dampfdruck in mbar bei 20° C
3,5,5-Trimethyl-2-cyclo-hexen-1-on [78-59-1]	(Struktur)	5	28	n.b.			
Trimethylphosphat [512-56-1]	(H₃CO)₃PO			B	H	–	
2,4,7-Trinitrofluorenon [129-79-3]	(Struktur)			B		–	
2,4,6-Trinitrophenol [88-89-1]	(Struktur)		0,1	1	H		
2,4,6-Trinitrophenyl-methyl-nitramin	s. N-Methyl-2,4,6-N-tetra-nitroanilin						
2,4,6-Trinitrotoluol [118-96-7]	(Struktur)	0,15	1,5	II, 1	H		
Uranverbindungen⁷) (als U [7440-61-1] berechnet)			0,25	III			
Urethan	s. Ethylcarbamat						
Vanadiumpentoxid [1314-62-1] (Feinstaub)	V₂O₅		0,05	II, 2			
Vinylacetat [108-05-4]	H₃C–COOCH=CH₂	10	35	I			
Vinylchlorid [75-01-4]	H₂C=CHCl			A1		–	
Vinylidenchlorid	s. 1,1-Dichlorethen						
Vinylidenfluorid	s. 1,1-Difluorethen						
Vinyltoluol	s. Methylstyrol						
Warfarin [81-81-2]	(Struktur)		0,5	II, 2			
Wasserstoffperoxid [7722-84-1]	H₂O₂	1	1,4	I			
Xylidin [1300-73-8] (alle Isomeren außer 2,4-Xylidin)	(Struktur)	5	25	n.b.	H		

Stoffe mit MAK-Werten

Stoff	Formel	MAK ml/m³ (ppm)	MAK mg/m³ *)	Spitzen- begren- zung, Kat.	H; S	Schwan- ger- schaft Gruppe	Dampf- druck in mbar bei 20° C
2,4-Xylidin [95-68-1]	H₃C–⌬(CH₃)–NH₂	5	25	B	H		
Xylol [1330-20-7] (alle Isomeren)	H₃C–⌬–CH₃	100	440		II, 1		7–9
Yttrium [7440-65-5]	Y		5		III		
Zinkchromat [13530-65-9]	ZnCrO₄			A1		–	
Zinkoxid (Rauch) [1314-13-2]	ZnO		5		III		
Zinnverbindungen, anor- ganische (als Sn [7440-31-5] berechnet)			2		II, 1		
Zinnverbindungen, organi- sche (als Sn [7440-31-5] berechnet)			0,1		II, 1	H	
Zirkonverbindungen (als Zr [7440-67-7] berechnet)			5		III		

*) A 1, A 2, B: Hinweis auf krebserzeugendes Potential

[1]) Gilt nur für Rohbaumwolle.

[2]) In der Bundesrepublik nicht mehr hergestellt.

[3]) Nur für Arbeitsplätze ohne Hautkontakt.

[3]) Nur für Arbeitsplätze ohne Hautkontakt.

[3]) Nur für Arbeitsplätze ohne Hautkontakt.

[3]) Nur für Arbeitsplätze ohne Hautkontakt.

[4]) 0,5 = (Konz. α-HCH dividiert durch 5) + Konz. β-HCH.

[5]) Techn. Produkte maßgeblich mit 2-Nitropropan verunreinigt, s. dieses.

[6]) Gewisse organische Quecksilberverbindungen, z. B. einige Saatbeizmittel, können erfahrungsgemäß zu starker Sensibilisierung führen.

[7]) Bei Uran sind wegen der natürlichen Radioaktivität die Grenzwerte der Strahlenschutzverordnung vom 13. Oktober 1976 zu beachten (Bundesgesetzblatt Nr. 125 vom 20. Oktober 1976).

*) A 1, A 2, B: Hinweis auf krebserzeugendes Potential.

ANHANG 2
Krebserzeugende Arbeitsstoffe mit TRK-Liste

Krebserzeugende Arbeitsstoffe

A 1 Stoffe, die beim Menschen erfahrungsgemäß bösartige Geschwülste zu verursachen vermögen

4-Aminodiphenyl
Arsentrioxid und Arsenpentoxid, arsenige Säure, Arsensäure und ihre Salze
Asbest (Chrysotil, Krokydolith, Amosit, Anthophyllit, Aktinolith, Tremolit) als Feinstaub und asbesthaltiger Feinstaub
Benzidin und seine Salze
Benzol
Bis(chlormethyl)ether (Dichlordimethylether)
Braunkohlenteer
Buchenholzstaub
Eichenholzstaub
Monochlordimethylether
2-Naphthylamin
Nickel (in Form atembarer Stäube/Aerosole von Nickelmetall, Nickelsulfid und sulfidischen Erzen, Nickeloxid und Nickelcarbonat, wie sie bei der Herstellung und Weiterverarbeitung auftreten können)
Steinkohlenteer, Steinkohlenteerpech und Steinkohlenteeröle mit krebserzeugendem Potential sowie Gemische damit, z. B. bei der Herstellung von Straßenbelägen
Vinylchlorid
Zinkchromat

A 2 Stoffe, die bislang nur im Tierversuch sich nach Meinung der Kommission eindeutig als krebserzeugend erwiesen haben, und zwar unter Bedingungen, die der möglichen Exposition des Menschen am Arbeitsplatz vergleichbar sind, bzw. aus denen Vergleichbarkeit abgeleitet werden kann.

Acrylamid
Acrylnitril
o-Aminoazotoluol
Antimontrioxid
Auramin (techn. Gemische)
Beryllium und seine Verbindungen
1,3-Butadien
1,4- und 2,4-Butansulton
Cadmiumchlorid (in Form atembarer Stäube/Aerosole)
Calciumchromat
1-Chlor-2,3-epoxypropan (Epichlorhydrin)
N-Chlorformyl-morpholin
Chrom-III-chromate (»Chromic-chromate«)
Chrysen
Cobalt (in Form atembarer Stäube/Aerosole von Cobaltmetall und schwerlöslichen Cobaltsalzen)
2,4-Diaminoanisol
Diazomethan
1,2-Dibrom-3-chlorpropan
1,2-Dibromethan
Dichloracetylen
3,3'-Dichlorbenzidin
1,4-Dichlor-2-buten
1,3-Dichlorpropen (cis- und trans-)
Diethylsulfat
Dimethylcarbamidsäurechlorid
3,3'-Dimethyl-4,4'-diaminodiphenylmethan
1,1-Dimethylhydrazin
1,2-Dimethylhydrazin
N,N-Dimethylnitrosamin
Dimethylsulfamoylchlorid
Dimethylsulfat
Dinitrotoluole (techn. Gemische)
1,2-Epoxypropan
Ethylcarbamat
Ethylenimin
Ethylenoxid
Hexamethylphosphorsäuretriamid
Hydrazin
Iodmethan (Methyliodid)
4,4'-Methylen-bis(2-chloranilin)
Nickeltetracarbonyl
5-Nitroacenaphthen
4-Nitrobiphenyl
2-Nitronaphthalin
2-Nitropropan
Polyzyklische aromatische, krebserzeugende Kohlenwasserstoffe
1,3-Propansulton
β-Propiolacton
Propylenimin
Strontiumchromat
2,4-Toluylendiamin
2,3,4-Trichlor-1-buten

Für Stoffe nach A, deren Einwirkung nach dem

gegenwärtigen Stand der Kenntnis eine eindeutige Krebsgefährdung für den Menschen bedeutet, enthält die nachstehende TRK-Liste keine Konzentrationswerte, da keine noch als unbedenklich anzusehende Konzentration angegeben werden kann. Bei einigen dieser Stoffe bildet auch die Aufnahme durch die unverletzte Haut eine große Gefahr.

Wenn die Verwendung solcher Stoffe technisch notwendig ist, sind besondere Schutz- und Überwachungsmaßnahmen erforderlich. Hierzu gehören 1. die regelmäßige Kontrolle der Luft am Arbeitsplatz unter Einsatz der für den jeweiligen Zweck geeigneten, d. h. genügend empfindlichen Analysenmethode; 2. die besondere ärztliche Überwachung exponierter Personen.

B Stoffe mit begründetem Verdacht auf krebserzeugendes Potential

Daneben erfordern neuere Befunde der Krebsforschung die Berücksichtigung weiterer Stoffe, bei denen ein nennenswertes krebserzeugendes Potential zu vermuten ist, und die dringend der weiteren Abklärung bedürfen. Sofern für die im folgenden aufgeführten Stoffe bisher MAK-Werte vorlagen, werden diese zunächst beibehalten:

Acetaldehyd
Acetamid
Alkali-Chromate
3-Amino-9-ethylcarbazol
4-Amino-2-nitrophenol
Anilin
Azo-Farbstoffe aus doppelt diazotiertem Benzidin, 3,3'-Dimethylbenzidin, 3,3'-Dimethoxybenzidin und 3,3'-Dichlorbenzidin
Bitumen
Bleichromat
Brommethan
2-Butenal
Cadmium und seine Verbindungen (Cadmiumoxid, Cadmiumsulfat; ferner Cadmiumsulfid als Ausgangsstoff bei technischen Prozessen)
Chlordan
Chlordecon (Kepone)
Chlorierte Biphenyle (technische Produkte)
Chlormethan
3-Chlorpropen (Allylchlorid)
4-Chlor-o-toluidin
5-Chlor-o-toluidin
α-Chlortoluol (Benzylchlorid)
Chromcarbonyl
Chromoxychlorid
Chromtrioxid
4,4'-Diaminodiphenylmethan
1,2-Dichlorethan
1,1-Dichlorethen (Vinylidenchlorid)
α,α-Dichlortoluol (Benzalchlorid)
Diethylcarbamidsäurechlorid
1,1-Difluorethen
Diglycidylether
3,3'-Dimethoxybenzidin (o-Dianisidin)
3,3'-Dimethylbenzidin (o-Tolidin)
Dinitronaphthaline (alle Isomeren)
1,4-Dioxan
Formaldehyd
Heptachlor
1,1,2,3,4,4-Hexachlor-1,3-butadien
Holzstaub (außer Buchen- und Eichenholzstaub)
Isopropylöl (Rückstand bei der iso-Propylalkohol-Herstellung)
Kühlschmierstoffe, die Nitrit oder nitritliefernde Verbindungen und Reaktionspartner für Nitrosaminbildung enthalten
Künstliche Mineralfasern (Durchmesser < 1 μm)
4,4'-Methylen-bis(N,N'-dimethylanilin)
Michlers Keton
Monochlordifluormethan
1-Nitronaphthalin
2-Nitro-p-phenylendiamin
Nitropyrene (Mono-, Di-, Tri-, Tetra-) (Isomere)
4,4'-Oxydianilin
Phenylglycidylether
Phenylhydrazin
N-Phenyl-2-naphthylamin
Pyrolyseprodukte aus organischem Material
1,1,2,2-Tetrachlorethan
Tetrachlormethan
4,4'-Thiodianilin
o-Toluidin
1,1,2-Trichlorethan

Trichlorethen (Trichlorethylen)
Trichlormethan (Chloroform)
α,α,α-Trichlortoluol (Benzotrichlorid)
2,4,5-Trimethylanilin
Trimethylphosphat
2,4,7-Trinitrofluorenon
2,4-Xylidin

Obwohl die vorgenannten Stoffe nicht den strengen Umgangsregelungen der Abteilung A unterworfen sind, sollte die gesundheitliche Überwachung der mit diesen Stoffen umgehenden Beschäftigten intensiviert werden mit dem Ziel, die Exposition soweit wie möglich zu verringern und ursächliche Zusammenhänge zwischen der Stoffwirkung und Krebserkrankung nachzuweisen oder auszuschließen. Zugleich sind die solche Stoffe produzierenden und verarbeitenden Industriezweige aufgerufen, sich – ebenso wie alle einschlägigen Forschungslaboratorien – an der Klärung der Zusammenhangsfrage zu beteiligen und gegebenenfalls nach unbedenklichen Alternativstoffen zu suchen.

Die Abteilung B wird in jährlichen Abständen daraufhin überprüft, ob Stoffe nach A überführt werden müssen oder ganz aus der Gruppe der für den Menschen bedeutungsvollen krebserzeugenden Arbeitsstoffe entlassen werden können.

Liste der Technischen Richtkonzentrationen (TRK-Liste)

Arbeitsstoff	TRK[1]) ml/m^3 (ppm)	mg/m^3	Bemerkungen
Acrylnitril	3	7	
Arsen und seine Verbindungen (Ausnahme: Arsenwasserstoff)		0,2	berechnet als As im Gesamtstaub
Asbest			Asbest als Feinstaub
Krokydolith		0,025 und $0,5 \cdot 10^6$ Fasern/m^3	*Definition Faser:* Länge >5 μm Dmr. <3 μm Länge/Durchmesser $>3:1$
Chrysotil, Amosit, Anthophyllit, Tremolit, Aktinolith		0,05 und $1 \cdot 10^6$ Fasern/m^3	
Asbesthaltiger Feinstaub		2,0	anzuwenden bei $\leq 2,5$ Gew.-% Asbest im Feinstaub (zusätzlich zu TRK-Wert Asbest)
Benzol	5	16	
Beryllium und seine Verbindungen Schleifen von Berylliummetall- und -legierungen		0,005	berechnet als Be im Gesamtstaub
im übrigen		0,002	berechnet als Be im Gesamtstaub
Calciumchromat		0,1	berechnet als CrO_3 im Gesamtstaub
Chrom-III-chromat		0,1	berechnet als CrO_3 im Gesamtstaub

Cobalt und seine Verbindungen[2]) Herstellung von Cobaltpulver und Katalysatoren, Hartmetall- und Magnetherstellung (Pulveraufbereitung, Pressen und mechanische Bearbeitung nicht gesinterter Werkstücke)		0,5	berechnet als Co im Gesamtstaub
im übrigen		0,1	berechnet als Co im Gesamtstaub
1,2-Dibromethan	0,1	0,8	
3,3'-Dichlorbenzidin		0,1	
Diethylsulfat	0,03	0,2	
Dimethylsulfat Herstellung Verwendung		0,1 0,2	
Epichlorhydrin	3	12	
Ethylenimin	0,5	0,9	
Hydrazin	0,1	0,13	
Nickel und seine Verbindungen (Ausnahme: Nickelcarbonyl) in Form atembarer Stäube[2]) und Rauche		0,5	berechnet als Ni im Gesamtstaub
in Form atembarer Tröpfchen		0,05	berechnet als Ni für den gesamten atembaren Anteil
Nickelcarbonyl	0,1	0,7	
2-Nitronaphthalin	0,035	0,25	
2-Nitropropan	5	18	
Strontiumchromat		0,1	berechnet als CrO_3 im Gesamtstaub
Vinylchlorid bestehende Anlagen der VC- und PVC-Herstellung	3	8	
im übrigen	2	5	
Zinkchromat		0,1	berechnet als CrO_3 im Gesamtstaub

---

1) TRK-Werte von Gasen und Dämpfen werden in ml/m³ festgelegt. Bei partikelförmig auftretenden Arbeitsstoffen werden die TRK-Werte in mg/m³ und bei Fasern in Fasern/m³ angegeben.

2) Stäube von Cobalt- bzw. Nickellegierungen sind ausgenommen.

Literatur

[1] ANGERER, J., K. BEHLING: Chronische Lösungsmittelbelastung am Arbeitsplatz, ein Verfahren zur Evaluierung von Grenzwerten für Parameter der inneren Belastung am Beispiel von Toluolexponierten. Int. Arch. Occup. Environ. Health 48 (1981), 137.

[2] ANGERER, J., K. BEHLING, G. LEHNERT: Toluol. In: HENSCHLER, D., G. LEHNERT (Hrsg.): Biologische Arbeitsstoff-Toleranz-Werte, Arbeitsmedizinisch-toxikologische Begründung. Verlag Chemie, Weinheim 1983.

[3] AUL, C., J. TH. FISCHER, W. SCHNEIDER: Diagnostik der myelodysplastischen Syndrome (»Präleukämien«). Dtsch. med. Wschr. 109 (1984), 506.

[4] BAADER, E. W: Gewerbekrankheiten, Bd. II, 1. Urban & Schwarzenberg, Berlin–München–Wien 1961, S. 262.

[5] BANDMANN, H. J., W. DOHN: Die Epicutantestung. Bergmann, München 1967.

[5 a] BARLOW, S. M., F. M. SULLIVAN: Reproductive Hazards of Industrial Chemicals. Academic Press, London 1982.

[6] BECKER, W., W. MENK: Zoonosen-Fibel. Hoffmann, Berlin 1984/85.

[7] BIDSTRUP, P. L., R. WAGG: Chromium, alloys and compounds, in: Encyclopedia of Occupational Health, 3. Aufl. ILO, Geneva 1983, p. 468.

[8] BOHLIG, H., E. HAIN, H. VALENTIN, H.-J. WOITOWITZ: Die Weiterentwicklung der Internationalen Staublungenklassifikation und ihre Konsequenzen für die arbeitsmedizinischen Vorsorgeuntersuchungen staubgefährdeter Arbeitnehmer (ILO 1980/Bundesrepublik). Praxis und Klinik der Pneumologie 35 (1981), 1134.

[9] BOHLIG, H., H. OTTO: Asbest und Mesotheliom. Reihe Arbeit und Gesundheit, Heft 89, Thieme, Stuttgart 1975.

[10] BOLT, H. M: Kohlenmonoxid. In: HENSCHLER, D., G. LEHNERT (Hrsg.): Biologische Arbeitsstoff-Toleranz-Werte, Arbeitsmedizinisch-toxikologische Begründung. Verlag Chemie, Weinheim 1983.

[11] BOLT, H. M.: Trichlorethylen. In: HENSCHLER, D., G. LEHNERT (Hrsg.): Biologische Arbeitsstoff-Toleranz-Werte, Arbeitsmedizinisch-toxikologische Begründung. Verlag Chemie, Weinheim 1983.

[12] BRUSIS, T.: Die Lärmschwerhörigkeit und ihre Begutachtung. Demeter, Gräfelfing 1978.

[13] BRUZZI, P.: Health impact of the accidental release of TCDD at Seveso. In: Coulston, F., F. Pocchiari (eds.): Accidental Exposure to Dioxins. Academic Press, New York 1983.

[14] COOMBS, R. A. A., P. G. GELL: Classification of allergic reaction responsible for clinical hypersensitivity and disease. In: GELL, P. G., R. A. A. COOMBS (eds.): Clinical Aspects of Immunology. Blackwell, Oxford 1968.

[15] CUZIK, J.: Radiation-induced Myelomatosis, N. Engl. J. Med. 304 (1981), 303.

[16] DAUNDERER, M.: Schnelle Hilfe bei Schwefelwasserstoff-Intoxikation. Dtsch. Ärzteblatt 83 (1986), 31.

[17] DEINHARDT, F.: Immunprophylaxe der Hepatitis B, 1984. Bericht über eine interdisziplinäre Diskussion. Bundesgesundheitsbl. 27 (1984), 250.

[18] DIEROFF, H. G.: Lärmschwerhörigkeit. Urban & Schwarzenberg, München–Berlin–Wien 1975.

[19] DUPUIS, H.: Wirkung mechanischer Schwingungen auf das Hand-Arm-System, Literaturanalyse, Forschungsbericht Nr. 308, S. 29–55, Bundesanstalt für Arbeitsschutz und Unfallforschung, Dortmund 1982.

[20] DUPUIS, H.: Das Vibrationsbedingte Vasospastische Syndrom VVS. Zbl. Arbeitsmed. 35 (1985), 226.

[21] EICHLER, B.: Loseblatt-Kommentar- und Vorschriftensammlung zum Gesetz zum Schutze der arbeitenden Jugend (Jugendarbeitsschutzgesetz), 35. Ergänzungslieferung, R. S. Schulz, Percha am Starnberger See 1985.

[22] EITNER, F., H. OTTO: Zur Dignität von Asbestkörperchenzählungen im Lungengewebe. Arbeitsmed. Sozialmed. Präventivmed. 19 (1984), 1.

[23] ELSTER, W.: Berufskrankheitenrecht, Kommentar zum Recht der Berufskrankheiten, Asgard, St. Augustin 1982.

[24] FLIEDNER, T. M., R. STODTMEISTER: Experimentelle und klinische Strahlenhämatologie. Lehmann, München 1959.

[25] FRANKE, W.: Der Feuerstar in meßtechnischer Beziehung und gewerbehygienischer Bedeutung. Arch. Gewerbepath. Gewerbehyg. 16 (1958), 539.

[26] FRENTZEL-BEYME, R., T. SCHMITZ, A. M. THIESS: Mortalitätsstudie bei VC-/PVC-Arbeitern der BASF Aktiengesellschaft, Ludwigshafen am Rhein. Arbeitsmed. Sozialmed. Präventivmed. 13 (1978), 218.

[27] FRESEN, O., H. BEGEMANN, H. MERKER: Zur Begutachtung der Blutkrankheiten. Thieme, Stuttgart 1959.

[27 a] FREUNDT, K. J.: Arbeitsstoffe und Mikrosomenzyme, Wechselwirkungen und ihre Bedeu-

tung für das gesundheitliche Risiko. Zbl. Arbeitsmed. 28 (1978), 337.
[28] FRIBERG, L., C. G. ELINDER: Cadmium compounds. In: Encyclopedia of Occupational Health, 3. Aufl. ILO, Geneva 1983, p. 356.
[29] FRITZSCH, W., G. ENDERLEIN et al.: Einfluß beruflicher Faktoren auf die gynäkologische Morbidität und Tauglichkeit. Z. ges. Hyg. 21 (1975), 825.
[30] GENSCH, R. W., R. BAUER, W. LANGE: Zur Frage der haftungsbegründenden Kausalität bei berufsbedingter Hepatitis A. Bundesgesundheitsbl. 27 (1984), 173.
[31] GLØMME, J.: Thallium and compounds. In: Encyclopedia of Occupational Health, 3. Aufl. ILO, Geneva 1983, p. 2170.
[32] GRAUL, E. H.: Was wissen wir über die Wirkung »kleiner« Dosen ionisierender Strahlung. Dtsch. Ärzteblatt 37 (1984), 1617.
[33] GREGERSEN, P., B. ANGELSO, T. E. NIELSEN et al.: Neurotoxic effects of organic solvents in exposed workers: An occupational neurophysiological and neurological investigation. Am. J. Industr. Med. 5 (1984), 201.
[34] GRIESHABER, R.: Erforschung der Bäckerkrankheit. Zbl. Arbeitsmed. 34 (1984), 194.
[35] GRIMM, H.-G., M. HARTUNG et al.: Über das Vorkommen von Adenokarzinomen der Nasenhaupt- und Nasennebenhöhlen bei Holzarbeitern. Arbeitsmed. Sozialmed. Präventivmed. Sonderheft 4. Gentner, Stuttgart 1984.
[35 a] HAIN, E., A. CALAVREZOS et al.: Asbestose, Klinik und Lungenfunktion. Atemw.-Lungenkrkh. 11 (1985), 285.
[36] HARDY, H. L., L. B. TEPPER, R. I. CHAMBERLIN: Beryllium and compounds. In: Encyclopedia of Occupational Health, 3. Aufl. ILO, Geneva 1983, p. 263.
[37] HARTMANN, C.-A.: Das Pleuramesotheliom im Sektionsgut des Instituts für Pathologie am Krankenhaus Spandau. Prax. Klin. Pneumol. 39 (1985), 59.
[38] HARTUNG, M., K.-H. SCHALLER: Arbeitsmedizinische Bedeutung der Cobalt-Exposition bei Hartmetallschleifern. In »Arbeitsmedizinisches Kolloquium« am 24. Mai 1985 in Dortmund, Hauptverband der Gewerblichen Berufsgenossenschaft, Sankt Augustin 1985.
[39] HARTUNG, M., G. STURM: Röntgenbefunde bei Hartmetallschleifern mit Lungenfibrose. Prax. Pneumol. 36 (1982), 285.
[40] HENSCHLER, D.: Halothan. In: HENSCHLER, D., G. LEHNERT (Hrsg.): Biologische Arbeitsstoff-Toleranz-Werte, Arbeitsmedizinisch-toxikologische Begründung. Verlag Chemie, Weinheim 1983.
[41] HERNBERG, S.: Die subklinischen Wirkungen von Lösungsmitteln und Lösungsmittelgemischen auf das Nervensystem. 24. Jahrestagung der Deutschen Gesellschaft für Arbeitsmedizin 1984, S. 47–56. Gentner, Stuttgart 1984.
[42] HÖLTMANN, B., D. SCHÖTT: Die chronische Bronchitis: Pathophysiologie, Klinik, Therapie und Prävention aus arbeitsmedizinischer Sicht. Arbeitsmed. Sozialmed. Präventivmed. 19 (1984), 191.
[43] HOFMANN, F., W. GROTZ: Zur Frage der Rötelnschutzimpfung bei den Beschäftigten des Gesundheitswesens. Arbeitsmed. Sozialmed. Präventivmed. 20 (1985), 293.
[44] HOFMANN, A., KL. H. NORPOTH, H. M. BOLT, H.-P. GELBKE: MAK-Werte und Schwangerschaft. Arbeitsmed. Sozialmed. Präventivmed. 18 (1983), 181.
[45] HOHMANN, J. S.: Berufskrankheiten in der Unfallversicherung, Pahl-Rugenstein, Köln 1984.
[46] HOPF, H. C., R. BESSE, G. PRESSEL: Neurologische Dauerschäden durch Organozinnverbindungen. 24. Jahrestagung der Deutschen Gesellschaft für Arbeitsmedizin 1984, S. 79–86. Gentner, Stuttgart 1984.
[47] HORNSTEIN, O. P., G. BÄURLE, B. KIENLEIN-KLETSCHKA: Prospektivstudie zur Bedeutung konstitutioneller Parameter für die Ekzemgenese im Friseur- und Baugewerbe. Dermatosen 33 (1985), 43.
[48] KAINZ, E., E. SONNABEND: Zur sogenannten Bäcker- und Konditorenkaries — eine kritische Auswertung gutachterlicher Erfassungen. Dtsch. zahnärztl. Z. 38 (1983), 202.
[49] KASCHKA, W. P., CH. KASCHKA-DIERICH: Herpes-simplex-Enzephalitis, Diagnostik und Therapie. Dtsch. med. Wschr. 109 (1984), 1000.
[50] KATO, H., W. J. SHULL: Life Span Study of the mortality among atomic bomb survivors, 1950–1978. Radiation Effects Research Foundation, Technical Report RERF TR 12-80, Hiroshima 1982.
[51] KENTNER, M., H. VALENTIN: Abschätzung und Regulierung kanzerogener Risiken in der Arbeitswelt. Arbeitsmed. Sozialmed. Präventivmed. 19 (1984), 205.
[52] KESSEL, R., K. BENCZE, M. HAMM, G. PRAML: Quecksilber-Konzentrationen in der Raumluft, im Blut und im Urin bei zahnärztlicher Tätigkeit in Klinik und freier Praxis. Bericht über 20. Jahrestagung der Deutschen Gesellschaft für Arbeitsmedizin 1980, S. 557–568. Gentner, Stuttgart 1980.
[53] KLOSTERKÖTTER, W.: Kriterien für vibrationsbedingte Durchblutungsstörungen bei beruflichen Tätigkeiten. 15. Jahrestagung der Deutschen Gesellschaft für Arbeitsmedizin 1975. Gentner, Stuttgart 1976.
[54] KOCH, M. A.: AIDS-Erreger entdeckt? Ge-

schichte, jetziger Wissensstand und voraussichtliche Entwicklung. Bundesgesundheitsbl. 1984, S. 248.

[55] KOCH, M. A., J. L'AGE-STEHR: AIDS, der heutige Stand unseres Wissens. Dtsch. Ärzteblatt 82 (1985), 2560.

[56] KOELSCH, F.: Die meldepflichtigen Berufskrankheiten. Urban & Schwarzenberg, München–Berlin 1962.

[57] KÖNIG, G., X. BAUR, J. ALBRECHT et al.: Exogen-Allergische Alveolitis: Symptome und Befundkonstellation von Farmer-, Befeuchter- und Vogelhalterlunge im Frühstadium. Prax. Klin. Pneumol. 39 (1985), 79.

[58] KOLBYE, A. C.: In: Accidental Exposure to Dioxins. Coulston, F., F. Pocchiari (eds.): Academic Press, New York 1983.

[59] KRONENBERGER, H., K. MORGENROTH et al.: Energy-dispersive x-ray microanalysis and atomic absorption in pneumoconiosis of dental technicians. VI. Internationale Pneumokoniose-Konferenz 1983. Hrsg. Bergbau-Berufsgenossenschaft, Vol. 2, p. 1211–1218. Wirtschaftsverlag NW, Verlag für neue Wissenschaft, Genf-Bremerhaven 1984.

[60] KUNDE, M., CH. BÖHME: Zur Toxikologie des Pentachlorphenols: Eine Übersicht. Bundesgesundheitsbl. 21 (1978), 301.

[61] KUNZE, R., E. JOVAISAS, S. FALKENBERG et al.: Ergebnisse klinischer und labormedizinischer Untersuchungen an homosexuellen Männern im Rahmen einer AIDS-Beratungsstelle. Bundesgesundheitsbl. 1984, S. 242.

[62] LARGENT, E. J.: Fluorine and compounds. In: Encyclopedia of Occupational Health, 3. Aufl. ILO, Geneva 1983, p. 891.

[62 a] LEHNERT, G., D. SZADKOWSKI: Zur Humankanzerogenität von 2, 3, 7, 8—TCDD, Unfallversicherungsrechtliche Beurteilung. Arbeitsmed. Sozialmed. Präventivmed. 20 (1985), 225.

[63] LEHNHARDT, E.: Praktische Audiometrie, 5. Aufl. Thieme, Stuttgart 1978.

[64] LEHNHARDT, E., P. PLATH (Hrsg.): Begutachtung der Schwerhörigkeit bei Lärmarbeitern. Springer, Berlin – Heidelberg – New York 1981.

[65] LOEWE, W. E., E. MENDELSOHN: Revised Dose Estimates at Hiroshima and Nagasaki. Health Phys. 41 (1981), 663.

[66] LUDERSCHMIDT, CHR., L. KAULERTZ et al.: Progressive systemische Sklerodermie. Dtsch. med. Wschr. 109 (1984), 1389.

[67] MANZ, A.: Karzinome der Atemwege nach beruflicher Teerexposition, eine dringend zu schließende Lücke in der Berufskrankheitenliste. Zbl. Arbeitsmed. 32 (1982), 118.

[68] MANZ, A.: Krebsrisiko bei Ofenblockarbeitern von Kokereibetrieben, Ergebnisse einer Kohortenstudie. Zbl. Arbeitsmed. 34 (1984), 34.

[69] MARSHALL, M., R. REISER: Zur Wirkung von Kohlenmonoxid in arbeitsplatzrelevanten Konzentrationen und von Zigarettenrauch auf Hämorrheologie, Thrombozytenfunktion und Arterienwand. 22. Jahrestagung der Deutschen Gesellschaft für Arbeitsmed. 1982, S. 477–483. Gentner, Stuttgart 1982.

[70] MOESCHLIN, S.: Klinik und Therapie der Vergiftungen. Thieme, Stuttgart–New York 1980.

[71] MOHTASHAMIPUR, E., K. NORPOTH: Zur Frage beruflich bedingter Tumoren in der holzverarbeitenden Industrie. Arbeitsmed. Sozialmed. Präventivmed. 18 (1983), 49.

[72] MORGENROTH, K., H. KRONENBERG et al.: Histologische Lungenbefunde bei Pneumokoniosen von Zahntechnikern. Prax. Pneumol. 35 (1981), 670.

[73] NIEMEYER, W.: Entstehung der Lärmschwerhörigkeit — neuere Schädigungsmodelle, in: Lärm, Arbeitsmedizinische Gehörvorsorge, 2. Aufl., bearb. von B. H. PFEIFFER. Schriftenreihe des Hauptverbandes der gewerblichen Berufsgenossenschaften, Bonn 1983.

[74] NORDBERG, G.: Arsenic and compounds. In: Encyclopedia of Occupational Health, 3. Aufl. ILO, Geneva 1983, p. 179.

[75] Pattys Industrial Hygiene and Toxicology, Vol. 2 A, 2 C: Toxicology. Ed. CLAYTON, G. D., F. E. CLAYTON. John Wiley & Sons, New York–Chichester–Brisbane–Toronto 1981, 1982.

[76] PERALES Y HERRERO, N.: Mercury chronic poisoning. In: Encyclopedia of Occupational Health, 3. Aufl. ILO, Geneva 1983, p. 1334.

[77] PRESSEL, G.: Zur Frage der epidemiologischen Begründung einer Berufskrankheit am Beispiel des Meniskusschadens. 21. Jahrestagung der Deutschen Gesellschaft für Arbeitsmedizin 1981. Gentner, Stuttgart 1981.

[78] RAITHEL, H. J., K.-H. SCHALLER: Zur Toxizität und Kanzerogenität von Nickel und seinen Verbindungen. Eine Übersicht zum derzeitigen Erkenntnisstand. Zbl. Bakt. Hyg. I Abt. Orig. B. 173 (1981), 63.

[79] RAITHEL, H. J., H. VALENTIN: Computertomographische Untersuchungen bei Patienten mit Asbestose und Silikose, Prax. Klin. Pneumol. 37 (1983), 1119.

[80] REGGIANI, G.: Dioxin. In: Encyclopedia of Occupational Health, 3. Aufl. ILO, Geneva 1983, p. 638.

[81] REMMER, H.: Passivrauch am Arbeitsplatz: Gesundheitsschädlich oder nicht? Zbl. Arbeitsmed. 35 (1985), 330.

[82] ROELS, H., J. DJUBGANG, J. P. BUCHET, A. BERNARD, R. LAUWERYS: Evolution of cadmi-

um-induced renale dysfunction in workers removed from exposure. Scand. J. Work Environ. Health 8 (1982), 191.
[83] ROHMERT, W., J. RUTENFRANZ: Arbeitswissensch. Beurteilung der Belastung und Beanspruchung an unterschiedlichen industriellen Arbeitsplätzen. Der Bundesminister für Arbeit und Sozialordnung, Bonn 1975.
[84] RÜDIGER, H. W.: Kanzerogenese zwischen Exposition und Disposition. Arbeitsmed. Sozialmed. Präventivmed. 19 (1984), 73.
[85] RUTENFRANZ, J.: Arbeitsbedingte Erkrankungen — Überlegungen aus arbeitsmedizinischer Sicht. Arbeitsmed. Sozialmed. Präventivmed. 18 (1983), 257.
[86] SCHÄCKE, G., A. FUCHS, R. LÜDERSDORF: Gesundheitliche Gefährdung in der Holz- und Möbelindustrie durch Lösemittel und andere Arbeitsstoffe. Zbl. Arbeitsmed. 34 (1984), 200.
[87] SCHIELE, R., K.-H. SCHALLER et al.: Untersuchungen zur Nephrotoxizität von Quecksilber bei unterschiedlicher Exposition. 21. Jahrestagung der Deutschen Gesellschaft für Arbeitsmedizin 1981, S. 161–166. Gentner, Stuttgart 1981.
[88] SCHÖNBERGER, A.: Fruchtschädigungen der Leibesfrucht im Schutz der gesetzlichen Unfallversicherung. Arbeitsmed. Sozialmed. Präventivmed. 20 (1985), 239.
[89] SCHÖNBERGER, A., G. MEHRTENS, H. VALENTIN: Arbeitsunfall und Berufskrankheit — Rechtliche und Medizinische Grundlagen, 2. Aufl. Schmidt, Berlin 1981.
[90] SMIDT, U.: Bericht über die 3. Arbeitstagung »Silikosebegutachtung« im Krankenhaus Bethanien, Moers, am 28. 10. 81. Prax. Pneumol. 36 (1982), 438.
[91] STRESEMANN, E.: Kennlinien der Begutachtung nach Nr. 4302 BeKV. Die Berufsgenossenschaften 1985, S. 654.
[92] STRUBELT, O.: Die Toxizität der Fluoride. Dtsch. Med. Wschr. 110 (1985), 730.
[93] SUSKIND, R. R.: Chloracne, »the hallmark of dioxin intoxication«. Scand. J. Work Environ. Health 11 (1985), 165.
[94] SZMUNESS, W., C. E. STEVENS, E. J. HARLEY et al.: Hepatitis B Vaccine. Demonstration of Efficacy in a Controlled Clinical Trial in a High-risk Population in the United States, N. Engl. J. Med. 303 (1980), 833.
[95] TABERSHAW, I. R.: Parathion. In: Encyclopedia of Occupational Health, 3. Aufl. ILO, Geneva 1983, p. 1591.
[96] TESCHKE, R.: Diagnostik akuter Vergiftungen durch halogenierte aliphatische Kohlenwasserstoffe; Therapie akuter Vergiftungen durch halogenierte aliphatische Kohlenwasserstoffe. Dtsch. med. Wschr. 109 (1984), 541.

[97] THIESS, A. M., R. FRENTZEL-BEYME, R. LINK: Mortality study of persons exposed to dioxin in a trichlorophenol-process accident that occured in the BASF AG on November 17, 1953. Am. J. Industr. Med. 3 (1982), 179.
[98] THIESS, A. M., W. HEY, H. ZELLER: Zur Toxikologie von Dichlordimethyläther — Verdacht auf kanzerogene Wirkung auch beim Menschen. Zbl. Arbeitsmed. 23 (1973), 97.
[99] TRIEBIG, G., G. F. KRAMER: Erkrankungen durch Chrom oder seine Verbindungen: Klinik und Therapie. Arbeitsmed. Sozialmed. Präventivmed., Arbeitsmedizinische Tafeln 19 (1984), 26.
[100] TRIEBIG, G., K.-H. SCHALLER, R. SCHIERLING et al.: Längsschnittuntersuchung zur Neurotoxizität bei beruflicher Quecksilber-Metall-Belastung. 21. Jahrestagung der Deutschen Gesellschaft für Arbeitsmedizin 1981, S. 167–173. Gentner, Stuttgart 1981.
[101] TUENGERTHAL, S., H. KRONENBERGER et al.: Radiological findings in chest x-ray examinations of dental technicians, VI. Internationale Pneumokoniose-Konferenz 1983. Hrsg. Bergbau-Berufsgenossenschaft, Vol. 2, p. 1201–1210. Wirtschaftsverlag NW, Verlag für neue Wissenschaft, 1984.
[102] ULMER, W. T.: Die Lungenfibrosen. In: Klinik der Gegenwart, Band IX, E 673–698/21, Neufassung 1982. Urban & Schwarzenberg, München–Wien–Baltimore 1982.
[103] ULMER, W. T., G. REICHEL, D. NOLTE: Die Lungenfunktion, 2. Aufl. Thieme, Stuttgart 1976.
[104] VALENTIN, H.: Neue Erkenntnisse zu den wichtigsten durch Arbeitswelt und Umwelt verursachten Erkrankungen. Verhandlungsbericht über IV. Interdisziplinäres Forum der Bundesärztekammer, Köln 1980.
[105] VALENTIN, H.: Vorschlag zur Erfassung von Gesundheitsschäden durch die Umwelt. Arbeitsmed. Sozialmed. Präventivmed. 17 (1982), 133.
[106] VALENTIN, H., G. LEHNERT, H. PETRY, G. WEBER, H. WITTGENS, H.-J. WOITOWITZ: Arbeitsmedizin, ein kurzgefaßtes Lehrbuch für Ärzte und Studenten in 2 Bänden, Band 2. Thieme, Stuttgart 1979.
[107] VERSEN, P.: Spezifische Einwirkungsdefinitionen. Arbeitsmed. Sozialmed. Präventivmed. 15 (1980), 40.
[108] WAGNER, G.: Die Rolle des Krebsregisters bei der Erkennung von Krebsrisiken am Arbeitsplatz. Arbeitsmed. Sozialmed. Präventivmed. 18 (1983), 223.
[109] WATERMANN, F.: Arzt und Berufskrankheiten-Anzeige, rechtliche Voraussetzungen für eine BK-Anzeige. Arbeitsmed. Sozialmed. Präventivmed. 19 (1984), 177.
[110] WEINMANN, W., H.-P. THOMAS: Arbeitsstoff-

verordnung, Loseblatt-Ausgabe, Carl Heymanns Verlag, Köln, Berlin, Bonn, München 1980.
[111] WITTGENS, H.: Erfahrungen der Arbeitsmedizin für den Umweltschutz nutzen. Arbeitsmed. Sozialmed. Präventivmed. 20 (1985), 97.
[112] WOITOWITZ, H.-J.: Berufsbedingtes allergisches Asthma bronchiale. Fortschritte der inhalativen Testmethodik. Münch. med. Wschr. 112 (1970), 874.
[113] WOITOWITZ, H.-J., L. BEIERL, M. RATHGEB et al.: Asbestos-Related Diseases in the Federal Republic of Germany, Am. J. Industr. Med. 2 (1981), 71.
[114] WOITOWITZ, H.-J., G. BREUER et al.: Klinik der berufsbedingten obstruktiven Atemwegserkrankungen aus allergischer Ursache. 23. Jahrestagung der Deutschen Gesellschaft für Arbeitsmedizin 1983, S. 55–68, Gentner, Stuttgart 1983.
[115] WOITOWITZ, H.-J., U. GREVEN, B. STAUDER: Bronchialkrebs als berufsbedingte Folge einer Asbestinhalation, diagnostik 14 (1981), 560.
[116] WOITOWITZ, H.-J., R. PAUR et al.: Das Mesotheliom, ein Signaltumor der beruflichen Asbeststaubgefährdung. Dtsch. med. Wschr. 109 (1984), 363.
[117] WÜTHRICH, B., M. SCHWARZ-SPECK: Asthma bronchiale nach beruflicher Exposition mit proteolytischen Enzymen (Bacillus-subtilis-Proteasen). Schweiz. med. Wschr. 100 (1970), 1908.
[118] ZIEGLER, V., W. PAMPEL, E. ZSCHUNKE et al.: Dermatol. Monatsschr. 168 (1982), 398.
[119] ZIELHUIS, R. L.: Lead, alloys and inorganic compounds. In: Encyclopedia of Occupational Health, 3. Aufl. ILO, Geneva 1983, p. 1200.
[120] ZINSER, D., P. M. BITTIGHOFER et al.: Belastung und Beanspruchung von Styrol-exponierten Personen. Arbeitsmed. Sozialmed. Präventivmed. 19 (1984), 238.
[121] ZORN, H.: Analytische Methoden zur Prüfung gesundheitsschädlicher Arbeitsstoffe, Band 2/2, Analysen in biologischem Material. Hrsg. HENSCHLER, D. Verlag Chemie, Weinheim 1980.
[122] ZSCHUNKE, E.: Berufsdermatosen. In: KERSTEN, E. (Hrsg.): Koelschs Handbuch der Berufserkrankungen, Band 2, S. 798–838, VEB Fischer, Jena 1972.
[123] ZSCHUNKE, E.: Dermatologische Probleme in der Arbeitsmedizin. Dermatol. Monatsschr. 162 (1976), 454.
[123 a] ZSCHUNKE, E.: Grundriß der Arbeitsdermatologie, Volk und Gesundheit, Berlin 1985.

Übersichten, Richtlinien, Vorschriften

[124] **AIDS**-Schnellinformation über Testmethoden und WHO-Konsultation über AIDS. Bundesgesundheitsbl. 28 Nr. 5, 1985, S. 158/159.
[125] Encyclopedia of Occupational Health (**Arbeitsmedizin**) and Safety, 2 Bände, 3. Aufl. Hrsg. Parmeggiani, L., ILO, Geneva 1983.
[126] Berufsgenossenschaftliche Grundsätze für **arbeitsmedizinische Vorsorgeuntersuchungen**, Hrsg. Hauptverband der gewerblichen Berufsgenossenschaften, Bonn. Gentner, Stuttgart (Loseblattsammlung, 2. Ausgabe Mai 1981, zweite Ergänzung Mai 1983).
[127] **Arbeitsmedizinische Vorsorge**, vom 1. Oktober 1984. Hrsg. Hauptverband der gewerblichen Berufsgenossenschaften, Bonn. Carl Heymanns, Köln 1984 (Bestell-Nr. VBG 100).
[128] **Arbeits- und Umweltschutz** bei der Großchemie am Beispiel der BASF AG Ludwigshafen. Arbeitsmed. Sozialmed. Präventivmed. — Sonderheft 5 (1985)
[129] Bundesgesundheitsamt-Berichte 4/1981: Gesundheitliches Risiko von **Asbest**. Hrsg. AURAND, K., W.-S. KIWSKI (mit Anlage: Assessment of risks posed by exposure to low levels of asbestos in the general environment. SCHNEIDERMAN, M. S. et al.). Reimer, 1981.
[130] Biologische Arbeitsstoff-Toleranz-Werte (**BAT-Werte**). Arbeitsmedizinisch-toxikologische Begründungen. Hrsg. HENSCHLER, D., G. LEHNERT. Verlag Chemie, Weinheim 1983.
[131] Erfahrungsbericht über die Anwendung von § 551 Abs. 2 RVO bei **beruflichen Erkrankungen**. Hrsg. Hauptverband der gewerblichen Berufsgenossenschaften, Bonn 1983.
[132] **Berufskrankheiten** der Berufskrankheiten-Verordnung, 6. Aufl., Hrsg. WAGNER, R., G. ZERLETT, Kohlhammer, Köln 1979.
[133] World Health Organization: Environmental Health Criteria, 3. Lead (**Blei**). WHO, Geneva 1977.
[134] Sachstand **Dioxine**, Berichte 5/85 des Umweltbundesamtes, E. Schmidt, Berlin 1985.
[135] **Formaldehyd**. Ein gemeinsamer Bericht des Bundesgesundheitsamtes, der Bundesanstalt für Arbeitsschutz und des Umweltamtes, 1984
[136] TRgA 900, Technische Regeln für **gefährliche Arbeitsstoffe**, MAK-Werte 1984, Bundesarbeitsblatt Heft 10/1984, S. 50–99.

[137] Erste Allg. Verwaltungsvorschrift zum Bundes-**Immissionsschutzgesetz** (Technische Anleitung zur Reinhaltung der Luft — TA Luft —) vom 28. 8. 1974, GM Bl 1974, S. 425–452.

[138] TRgA 910, Technische Regeln zur Verordnung über gefährliche Arbeitsstoffe, Begründungen für die Einstufung der **krebserzeugenden Arbeitsstoffe** in die Gruppen I, II oder III der Liste des Anhangs II Nr. 1.1.1 Arbeitsstoffverordnung, Bundesarbeitsblatt 11/1983, S. 33–47.

[139] Königsteiner Merkblatt. Empfehlungen des Hauptverbandes der gewerblichen Berufsgenossenschaften für die Begutachtung der beruflichen **Lärmschwerhörigkeit**, Ausgabe 1977. Schriftenreihe des Hauptverbandes der gewerblichen Berufsgenossenschaften, Bonn 1977.

[140] Blut und Blutkrankheiten, Tl. 7: **Non-Hodgkin-Lymphom**, bearb. BREMER, K. et al. (Hrsg. BEGEMANN, H.), 5. Aufl. Springer, Berlin 1982.

[141] Gesundheitsschädliche Arbeitsstoffe, Toxikologisch-arbeitsmedizinische Begründungen von **MAK-Werten**. Hrsg. HENSCHLER, D., Verlag Chemie, Weinheim 1983.

[142] **Maximale Arbeitsplatzkonzentrationen** und **biologische Arbeitsstofftoleranzwerte**, Mitteilung XXI der Senatskommission zur Prüfung gesundheitsschädlicher Arbeitsstoffe vom 16. 7. 1985, VCH Verlag, Weinheim 1985.

[143] **Passivrauchen** am Arbeitsplatz, Senatskommission zur Prüfung gesundheitsschädlicher Arbeitsstoffe der Deutschen Forschungsgemeinschaft, Hrsg. von D. Henschler, VCH Verlag, Weinheim 1985.

[144] **Prüfröhrchentaschenbuch**, Luftuntersuchungen und technische Gas-Analyse mit Dräger-Röhrchen, 6. Ausgabe (Mai 1985), Hrsg. Drägerwerk AG Lübeck.

[145] Mercury **(Quecksilber)**. Environmental Health Criteria 1. WHO, Geneva 1976.

[146] Die **Rehabilitation** Behinderter, Wegweiser für Ärzte, Hrsg. Bundesarbeitsgemeinschaft für Rehabilitation, Deutscher Ärzte-Verlag, Köln 1984.

[147] Carbon disulfide **(Schwefelkohlenstoff)**. Environmental Health Criteria 10. WHO, Geneva 1979.

[148] Verordnung über den Schutz vor Schäden durch **ionisierende Strahlen** (Strahlenschutzverordnung) vom 13. Oktober 1976.

[149] Beruflicher **Strahlenschutz** aus ärztlicher Sicht; Grundlagen und Praxis des Strahlenschutzes in der Medizin. Hrsg. RAUSCH, L., O. MESSERSCHMIDT et al. Thieme, Stuttgart 1977.

[150] Nat. Academy of Sciences: The effects on populations of exposure to low levels of ionizing radiation **(Strahlung)** 1980. Nat. Academy Press. Washington D. C. 1980.

[151] Lehrbuch der **Tropenkrankheiten**, 4. Aufl. Hrsg. MOHR, W., H. H. SCHUMACHER, F. WEYER. Thieme, Stuttgart 1975.

[152] Tin **(Zinn)** and organotin compounds — A preliminary review. Environmental Health Criteria 15. WHO, Geneva 1980.

Sprachliche Hinweise
für Nichtmediziner

Vorbemerkung:
Der Nichtmediziner wird ein medizinisches Wörterbuch nicht entbehren können. Bei einer Reihe von Wörtern und Begriffen findet er, ausgehend vom Sachwortverzeichnis, eine für den vorliegenden Zweck ausreichende Erklärung im Text. Nachfolgend sind deshalb nur einige wenige weitere Erklärungen gegeben, die zu einem guten wechselseitigen Verständnis der interessierten Partner beitragen sollen.

Alveolarluft
Die Luft im tiefsten Bereich der Atemwege, in den Lungenbläschen (Alveolen). Die Alveolarluft befindet sich durch ihre enge anatomische und funktionelle Nachbarschaft zu dem Blut in den Lungenkapillaren bei Gasen und bestimmten Lösemitteln, wie z. B. Kohlenmonoxid, Ethanol und Benzol, in einem Gleichgewicht. Die Luftportion am Ende der Ausatmung repräsentiert diese Alveolarluft und damit auch den Blutgehalt.

Ätiologie
Lehre von den Ursachen der Krankheiten. Die Ätiologie fragt nach dem »Wodurch«? Durch welche Einwirkung? Durch welchen Stoff? Durch welche Konstellation von Faktoren? Vgl. Pathogenese.

Enterohepatischer Kreislauf
Spielt eine Rolle vor allem bei oraler Aufnahme von Metallverbindungen. Das im Darm (Enteron) befindliche Metall wird resorbiert, gelangt mit dem Pfortaderblut zur Leber und wird von dieser mit der Galle wieder in den Darm ausgeschieden usw. Dieser Kreislauf findet über die Zeit sein Ende durch Ausscheidung der Metallverbindungen mit dem Stuhl. Ein kleiner Teil tritt aber auch in den großen Kreislauf ein und erreicht so alle Gewebe und Organe. Die pathologische Wirkdosis z. B. von Blei durch inhalierte Dämpfe ist im Hinblick auf den enterohepatischen Kreislauf wesentlich niedriger als durch verschlucktes Blei.

Epidemiologie
Lehre von der Ausbreitung der Krankheiten (nicht nur der Infektionskrankheiten) in Zeit und Raum. Die Epidemiologie hat sich in der Arbeitsmedizin zu einem eigenen wissenschaftsmethodischen Zweig entwickelt und ist unentbehrlich geworden, um vor allem Langzeit- und Spätwirkungen von gesundheitsrelevanten Arbeitseinflüssen aufzuspüren und zu sichern. Sie ist ein wichtiges gesundheits- und sozialpolitisches Instrument, dessen – wenn auch schwierige – Nutzung die Begründung einer bisher nicht existenten Umweltmedizin erlauben dürfte. Longitudinal- oder Längsschnittstudien (Follow-up-Studien) benötigen meist längere Zeiträume, um Wirkungen zu sichern. Fall-Kontrollstudien erlauben die retrospektive Feststellung bestimmter Kausalfaktoren, ausgehend von Krankheitsfällen. Querschnittsstudien erlauben die deskriptive Feststellung der Häufigkeit von Befunden in einer definierten Population zum Zeitpunkt des Querschnitts (Prävalenz), aber auch, entsprechende Befragung der Probanden vorausgesetzt, die Häufigkeit durchgemachter Erkrankungsfälle in einem bestimmten vorangegangenen Zeitraum (Inzidenz). Querschnittsstudien gestatten wegen der vielen, oft nicht sicher überschaubaren Einflußfaktoren (z. B. Selektion, healthy worker effect) nur Vermutungen und Hypothesen zu Ursache-Wirkungsbeziehungen. Der healthy worker effect ergibt sich dadurch, daß besonders resistente oder geeignete Personen gefährdende oder stärker belastende berufliche Tätigkeiten aufnehmen und daß Un-

geeignete, Erkrankte durch Vorsorgeuntersuchungen ferngehalten oder herausgenommen werden bzw. von selbst ausscheiden. Gute epidemiologische Studien orientieren sich nicht nur am Durchschnittsverhalten der alters- und geschlechtsgleichen Population, sondern untersuchen stets Vergleichs- oder Kontrollgruppen. Während die Nichterfassung von weiteren Einflußfaktoren – neben den angezielten kausalen Faktoren – statistisch überbrückt werden kann, ist das bei der Mitwirkung eines nicht erfaßten Störfaktors (confounding factor) nicht möglich. Ein Störfaktor ist ein Faktor, der in die pathogenetische Kette verwickelt ist. Wenn z. B. lösemittelexponierte Personen, aus welchen Gründen auch immer, vermehrt Alkohol trinken, kann man (bei Nichterfassung dieses Parameters) nicht entscheiden, ob Leberschäden durch das Lösungsmittel oder durch den Alkoholkonsum verursacht worden sind.

Induktion
Vorwiegend in den Leberzellen vorhandenes Cytochrom P-450, Schlüsselenzym des sogenannten Monooxygenasesystems, ist maßgeblich dafür verantwortlich, in den Körper aufgenommene lipophile Xenobiotika (umweltrelevante Fremdstoffe) in hydrophile Folgeprodukte mit besserer Nierenausscheidungsfähigkeit zu verwandeln. Dabei entstehen nicht nur Metaboliten im Sinne einer Entgiftung, sondern es können auch sehr reaktive Produkte, Epoxide u. a., entstehen, die mit subzellulären Bausteinen, speziell der für die Zellvermehrung verantwortlichen Desoxyribonukleinsäure, reagieren und zytotoxische, mutagene und karzinogene Effekte setzen. Zahlreiche Medikamente und chemische Arbeitsstoffe bewirken eine Induktion, d. h. eine Anregung und Aktivitätssteigerung des Monooxygenasesystems. Zu ihnen gehören, vorwiegend auf Grundlage tierexperimenteller Erfahrungen, z. B. DDT, HCH, verschiedene aliphatische Halogenkohlenwasserstoffe, polychlorierte Biphenyle, aber auch langfristig verstärkt aufgenommener Ethylalkohol, ferner Medikamente wie Rifampizin, Diphenylhydantoin, Phenobarbital; Zusammenstellung siehe (27 a). Aber auch die Inhibition der mikrosomalen Monooxygenase ist von Bedeutung, da hierdurch der Abbau von chemischen Stoffen und Medikamenten mit dem Ergebnis von Wirkungsverlust oder Überdosierungen verzögert werden kann. Etliche Stoffe haben dualistischen Charakter. Sie induzieren und inhibieren zugleich oder in Abhängigkeit von der Einwirkungsdauer nacheinander, zuerst Induktion, dann Inhibition. Zu diesen Stoffen gehört z. B. Ethylalkohol.
Eine informative Übersicht über dieses aktuelle und zu großen Teilen bislang nur experimentell erforschte Gebiet gibt FREUNDT (27 a).

Kompetition
Bedeutet soviel wie konkurrierende Verdrängung eines anderen möglicherweise Schaden verursachenden Faktors von dem abbauenden Fermentsystem, z. B. in den Leberzellen, so daß die schädigende allgemeine Wirkung je nach Giftung oder Entgiftung im Metabolismus verstärkt oder vermindert zum Zuge kommt. So verhindert z. B. Ethylalkohol den Giftungsprozeß des Methylalkohols bei akuter Einwirkung (s. S. 87). Man spricht von kompetitiven Effekten.

Noxenkarenz
Meiden eines Schadstoffes zur Identifizierung und/oder Verhinderung seiner krankmachenden Wirkung. Die unmittelbarsten Ergebnisse werden bei der Karenz von Allergenen erzielt, die Haut- oder Atemwegserkrankungen verursachen.

Pathogenese
Die Pathogenese fragt nach dem »Wie«, der Entstehungsweise von Krankheiten. Es gibt zahlreiche pathogenetische Prinzipien, z. B. allergisch, toxisch, irritativ, karzinogen, mutagen, Abnutzung, Ermüdung und verschiedene andere. Im einzelnen sind dabei komplizierte zelluläre, subzelluläre (molekularbiologische) Mechanismen mit Regulations- und Gegenregulationsvorgängen, Induktionen, Inhibitionen usw. verwickelt. Vgl. Suszeptibilität.

Prävention

Vorbeugung von Gesundheitsschäden, eigentlich ihnen zuvorkommen (prävenire). Die primäre Prävention von arbeitsbedingten Gesundheitsschäden schaltet den krankmachenden Faktor aus, entweder durch Herausnahme z. B. eines Schadstoffs aus dem Arbeitsprozeß oder dessen sichere technische Fernhaltung vom Menschen (z. B. Lärm, Asbest). – Die sekundäre Prävention kommt bei nicht möglicher oder nicht gesicherter primärer Prävention zum Zuge. Die sekundäre Prävention umfaßt Auswahl besonders Geeigneter, Aussonderung besonders Labiler, ärztliche Überwachung aller potentiell Exponierter und Gefährdeter, erzieherische Maßnahmen im Sinne des Gesundheits- und Arbeitsschutzes, Anwendung von kollektiven und individuellen Körperschutzmitteln, frühzeitige Erfassung von sich entwickelnden Berufskrankheiten.

Suszeptibilität

Dieser aus dem Englischen übernommene und schlecht auszusprechende Begriff bezeichnet am besten die Komplexität, die sich aus Konstitution, Disposition und Kondition zusammensetzt und die Bereitschaft eines Individuums bedeutet, durch irgendwelche Einwirkungen zu erkranken. Während Konstitution die ererbte und Kondition die wechselnde, von verschiedenen Einflußfaktoren abhängige Reaktionseigentümlichkeit des Organismus bezeichnet, ist Disposition umfassender, aber nicht so unmißverständlich wie Suszeptibilität. Adjektiv: suszeptibel.

Systemische Wirkung

Alle Schadstoffe, die durch die Körperoberfläche (Haut, Schleimhaut, Atemwege, im erweiterten Sinn auch die Darmschleimhaut) hindurchtreten und sich im Kreislauf, Organen und Geweben des Organismus befinden, üben systemische Wirkungen aus, sofern sie ein entsprechendes Wirkungspotential haben. Davon zu unterscheiden sind Stoffe mit Wirkungen auf die Körperoberfläche, zumeist bei akuten Einwirkungen aggressiver Chemikalien. Eine Reihe von Stoffen ist sowohl oberflächen- wie systemisch wirksam.

Toxikokinetik

Bezeichnet die Bewegung toxischer Substanzen und ihrer Metaboliten im Organismus, angefangen von der Aufnahme, ihrer Resorption über die Verteilung, ggf. Speicherung in den Organen und Geweben, bis zu ihrer Ausscheidung in der Ausatemluft, in Urin, Stuhl, Schweiß, Nägeln und Haaren. Die biologischen Halbwertzeiten aus den verschiedenen Körperbereichen (Kompartimenten, compartments) entscheiden über die Einwirkungsintensität und -dauer.

Sachwortverzeichnis

Abbrucharbeiten 106
Abkühlungstest 109
Abnutzungsdermatose 175
Aborte 33, 96, 133
Abrißbrüche 112
AIDS 128
– Infektionsgefährdung 129
Akanthose 176
Akne 176
Akrolein 45, 171
Akroosteolyse 76
δ-ALA 49, 50
Alkalien 175
Alkalireaktionsproben 176
Alkaloide 175
Alkoholgenuß 46, 74, 75, 82, 84, 86
Alopezie 59
Aluminiumlunge 161
Alveolarluft 236
Alveolarmakrophagen 136, 151
Alveolitis 145, **164**, 168, 183
Ameisensäure 86
Amine 71, 175, 180
Aminobenzol 81
4-Aminobiphenyl 71
δ-Aminolävulinsäure 49, 50, 94
Aminonaphthaline 81
Amöbiasis 135
Amosit 150
Anämie 49, 62, 79, 83
Anästhetika 73
Angiopathien 84, 85
Anilin 71, 81, 82
Anilinkrebs 71
Ankylostoma duodenale 134
Anosmie 57
Anthrakosilikose 138
Anthrazen 178
Antibiotika 170
– Allergene 168
Antigene 164
Antophyllit 150

Arbeitseinsatz 25
Arbeitsmedizinische Vorsorge 23 ff
– ermächtigte Ärzte 24
Arbeitsplatzbezogener Inhalationstest 172
Arbeitsplatzwechsel 6, 25, 110, 111, 158, 163, 167
Arbeitsregime, Preßlufthammer 107
Arbeitsunfall/Berufskrankheit 8, 174
Argyrose 181
Aromatische Amine 71, 180
Arsen 61, 175
Arsenverbindungen 61, 180
Arsenvergiftung 61
Arsenwasserstoff 61, 62
Arthrosen 106
Asbestkörperchen 151 ff, **156**
Asbestkrebs 149
Asbestprodukte 136, 149, 150
Asbestose 149 ff
– Adipositas 157
– Arbeitsplatzwechsel 157
– Differentialdiagnose 145
– Lungenfunktionsprüfung 157
– Pleurareaktionen 152, 155
– Röntgenmorphologie 155
– Therapie 157
– Tuberkulose 157
Asbestose mit Lungenkrebs 149, 157 ff, 180
Asbestverbrauch 149
Asphalte 178
Atemwegserkrankungen, obstruktive
– allergische 167 ff
– – chemisch-irritative 171
Ätiologie 236
Atombombenexplosion 120
Atopiker 175
Audiometrie 117
Augenzittern der Bergleute 179
Azetylcholinesterase 88, 89
Azetylcholintest 143, 166, 169, **172**
Azidose 86
Bagassose 145

Sachwortverzeichnis

BAL 53, 57, 62
Bandwürmer 133
Basophile Tüpfelzellen 49, 51
Bauchfellmesotheliom 158
Baumwollunge 165
Befeuchterlunge 164
Belastungs-Beanspruchungskonzept 3, **18**
Benzakridin 178
Benzanthrazen 178
Benzidin 71, 81
Benzin 77
Benzo(a)pyren 45, 178, 180
Benzochinon 99
Benzol 77 ff, 124, 180, 236
Benzolintoxikation 77 ff
Benzolleukämie 78
Berufsdermatosen 174 ff
Berufsgenossenschaftliche Grundsätze 180
Berufsklassifizierung 32
Berufskrankheiten, Anerkennung 2 ff
– Anzeige 5, 14, 22, 170
– Begriff 2
– Dunkelziffer 6
– Entschädigungsbeginn 5, 8
– Entwicklung 15
Berufskrankheitenverordnung 2, **9**
Beryllium 65, 180
Berylliumerkrankungen 65, 145
Beurteilungspegel Lärm 115
Biopsie 156, 159, 163, 165
Biphenyle, chlorierte 72, 76
Blei 236
Bleisaum 49
Bleitetraethyl 48
Bleitetramethyl 48
Bleivergiftung 48 ff
Bodyplethysmographie 170
Bovine Tuberkulose 132
Braunstein 58
Brommethan 73
Bronchialasthma 88, 176
Bronchialkarzinom 94, 144, 157
Bronchiolitis 57, 145, 163, 164
Bronchitis, chronische 57, 60, 66, 139, 144, 158, 161, 163, 169, 171, 182
Bronchodilatation 146, 170
Bronchopathie 155, 168

Brucellose 132
Bursitis 105, 109
2-Butoxyethanol 40
n-Butylacrylat 40
Byssinose 165
Cadmium 56
Cadmiumintoxikation 57
Cadmiumverbindungen 56, 180
Carbaryl 40
Caissonarbeit 113
Chlorakne 94, **95**
Chlorameisensäureethylester 171
Chlorbenzol 40
Chlorbutadien 73
Chlorethan 73
Chlorethanol 93
Chlorethyl 73
Chlorethylen 73
Chlorkresole 93
Chlornaphthalin 93
Chlorierte Biphenyle 40
Chloroform 73
Chloropren 73
Chlorpromazin 83, 175
Chlorwasserstoff 40
Cholinesterase 88, 89
Chrom 54, 162, 175, 180, 181
Chrom-III-chromat 54
Chromschäden 54
Chromtrioxid 54
Chronisch unspezifisches respiratorisches Syndrom 140, 157
Chrysotil 150
CO-Diffusionskapazität 157
CO-Hb 67, 69
CO-Mb 67
Compartments 238
Compliance 157
Confounding factor 237
Contergan 37
Cor pulmonale 161, 172
CO-Vergiftungen 67
Cristobalit 136
CURS 142 ff, 161, 166
Cytochrom P-450 36, 237
DDT 73, 79, 237
Dekompression 113

Delayed effects 21
Dermatitis 65
Descensus vaginae 183
Desinfektionsmittel 93, 94, 175
Diazinon 40
Dibenzanthrazen 178
Dibenzcarbazol 178
Dibenzofurane 94
Dibenzpyren 178
1,2-Dichlorbenzol 40
1,4-Dichlorbenzol 40, 73
Dichlordiethylsulfid 97
Dichlordifluormethan 40
Dichlordimethyläther 93, 180
1,2-Dichlorethan 40, 73
1,1-Dichlorethen 40
Dichlormethan 73, 76
Dichlorvos 40
Diethylenglykol 46
Diffusionsstörungen 154, 181
N,N-Dimethylacetamid 40
Dimethylaminophenol 70
Dimethylformamid 40
Dimethylnitrosamin 45
Dimethylsulfat 171
Dinitrobenzol 81, 83
Dinitro-o-kresol 82
Dinitrophenol 82
Dioxin 93, **94**, 175, 176
Di-sec-octylphthalat 40
Disposition 18
Distickstoffmonoxid 40
DNOC 82
Dosis-Wirkungsbeziehungen 20
Drescherlunge 164
Drucklähmungen 111
Druckluftarbeit 113
Druckluftwerkzeuge 106
E 605 88
EDTA 51, 57
Ekzem 54, 62, 175
– endogenes 176
Elektroneurographie 49, 68
Elektroschweißen 58, 181
Embryonalperiode 38
Emphysem, perifokales 66, 139, 164
Endokrine Störungen 84, 92

Enterohepatischer Kreislauf 52, 236
Enzephalopathie 49, 75, 88
Epidemiologie 36, 41, 43, 75, 104, **236**
Epikondylitis 102
Epikutantestung 176
Erdwachse 178
Erethismus 53
Erwerbsunfähigkeit, völlige 8
Erysipeloid 133
Ethanol 86, 236, 237
– Trichlorethylen 74
2-Ethoxyethanol 40
2-Ethoxyethylacetat 40
Ethylendichlorhydrin 93
Ethylenglykoldinitrat 92
Ethylenimin 171
Exposition 18
Expositionstest 164
Fall-Kontrollstudien 236
Farmerlunge 145, **164**, 183
Fermente 175
Fetalperiode 38
Fettstoffwechsel 84
Feuerstar 119
FEV_1 166
Fleckfieber 135
Fließschnupfen 168
Fluoridierung des Trinkwassers 90
Fluorverbindungen 90
Flußsäure 90
Flüstersprache 117
Follow-up-Studien 236
Formaldehyd 86, 171, 175, 180
Gammastrahlen 120
Ganzkörpervibration 183
Gaumenspalten 94
Gelenkrheumatismus 144, 183
Gesundheitsdienst 125
Glasbläserstar 119
Globalinsuffizienz 139, 155
Glukose-6-Phosphatdehydrogenase 50, 83
Glykol 46
Glyzerintrinitrat 92
Grauer Star 119
Gummiinhaltsstoffe 175
Haarausfall 59
Halogenkohlenwasserstoffe 72 ff, 237

Sachwortverzeichnis

Halothan 73, 74, 76
Hämoglobinopathie 50, 83
Hämolytische Anämie 62, 81, 82
– Diathese 83, 124
– Vergiftungen 62, 81
Hämsynthese 49
Haptene 162, 175
Harnsperre 62
Harnwegskrebs 71
Hartholzstäube 180
Hartmetallungenfibrose 145, 162
Hautarztverfahren 174
Hauterkrankungen 121, 174 ff
Hautkarzinome 62, 121, 178, 180
Hauttemperaturmessung 109
Hauttests 169, 176
HBs-Antigen 127, 128
HCH 73, 79, 237
Healthy worker effect 236
Hepatitis A 126
– Erkrankungsrisiko 126, 127
– Immunität 126
Hepatitis B 34, 126 ff
– Infektionsrisiko 126, 128
– Leibesfrucht 34
– Schutzimpfung 34, 127, 128
– Teratogenität 34
Hepatitis NANB 126
Hepatorenales Syndrom 63, 75
Herbizide 82, 94
Herzmuskelschädigung 82, 92
Hinterbliebenenleistung 8
Hirnlokales Syndrom 68
Hirnnervenstörung 62, 87
Histaminliberator 165
Hochdruckkrankheit 92
Holzinhaltsstoffe 175
Holzschutzmittel 94, 180
Holzstäube 180
Homosexuelle 129
Hörprüfung 117
Hörschutz 118
Hörsinneszellen 115
Hörverlust 116
HTLV III 128
Hydrochinon 99
Hygrome 110

Hyperkeratosen 62
Hyperpyrexie 82, 83, 94
Hyperreagibilität, bronchiale 169
Hypospadie 94
ILO-Klassifikation 139, 148
Immunglobulin E 168, 169, 177
Immunglobulin G 164, 168
Induktion, Medikamente 237
Infektionsgefährdung 126
Infektionskrankheiten 125 ff
Infrarotstar 119
Inhalativer Provokationstest 164, 166, 169
Inhibition 237
Initiierung zu Krebszellen 36
Innenkörper 82
Insektizid 82, 88
Inzidenz 236
Ionisierende Strahlen 120 ff, 180
Isocyanate 171
Jugendgesundheitsschutz 32
Kälteeinwirkungen 108
Kaltwellpräparate 176
Kalziumchromat 55
Kaplan-Syndrom 144
Kardiorespiratorische Insuffizienz 161, 172
Karenz 165, 170, 176, 177
Karies 98
Karpaltunnelsyndrom 111
Karzinogene 35 ff, 55, 66, 71, 76, 93, 95, 97, 122, 178
Karzinogenese 35, 96, 178
Kausalzusammenhang 7
Keratitis 99
Kieselsäure, kristalline 136
Knochenmarkschaden 46, 79, 122
Knochenveränderungen 91
Kobalt 162, 175, 180, 181
Kohlendisulfid 84
Kohlenmonoxid 67, 236
– endogenes 67
Kohlenmonoxidvergiftung 67
Kompartimente 238
Kompetition 237
Kompression 113
Kondition 238
Königsteiner Merkblatt 118
Konstitution 238

Kontaktekzem 174 ff
Koproporphyrin 49, 51
Koronarerkrankungen 84, 88, 144
Kortikoidbehandlung 57, 66, 145, 165, 170
Kosmische Strahlung 120
Krankenversicherungsträger 26
Krankheitsbeginn 5
Krebserkrankungen 180
Krebsgefährdung, Passivrauchen 45
Krebsregister 37
Krokydolith 150, 152
Kunststoffherstellung 73
Kussmaulscher Lackrachen 52
Lackhand 176
Lähmungen 49, 59, 89, 181
Langenbeck-Test 118
Längsschnittstudien 236
Lärm 115
Lärmarbeiten 115
Lärmempfindlichkeit 116
Lärmschwerhörigkeit 114 ff
Larynxkarzinom 160
Leberkrebs 76, 77, 128
Leberschäden 49, 61, 62, 63, 75, 79, 82, 87, 94, 181
Leibesfrucht 34
Leptospirosen 133
Letalfaktor (Konzeption) 39
Leukämie 78, 79, 122, 123
Leukopenie 78, 122, 124
Lindan 73
Listeriose 133
Longitudinalstudien 236
Lost 97
Lösungsmittel 72 ff, 175
Lungenemphysem 56, 57, 154, 155, 161, 166, 169, 172, 183
Lungenfibrose 145, 146, 152, 161, 162, 164, 181, 183
Lungenfunktionsprüfung 157, 169
Lungenkarzinose 146
Lungenkrebs 55
Lungenödem 64, 171
Lüscher-Test 118
Magengeschwür 183
Mahagoni 175
MAK-Werte, Schwangerschaft 187

Malaria 135
Malathion 40
Maleinsäureanhydrid 171
Malignome 71, 180
Malleus 133
Manganintoxikation 58
Medianusschädigung 111
Meessche Linien 62
Mehlstauballergie 168
Melanose 62
Meniskusschaden 104
Mesotheliom 149, 158 ff, 180
Metallothionein 56
Methämoglobin 61, 81
Methämoglobinämie 70, 82
Methämoglobinurie 62, 82
Methanolvergiftung 86, 237
Methoxychlor 40
2-Methoxyethanol 40
2-Methoxyethylacetat 40
Methylamin 40
Methylbromid 73
Methylenchloranthren 178
Methylenchlorid 73
Methylmethacrylat 40
Methylquecksilber 52
Metz-Recruitment 118
Micropolyspora faeni 164
MIK-Werte 44
Miliartuberkulose 146
Milzbrand 133
Minderung der Erwerbsfähigkeit 5, **8**, 118
Mineralöle 175, 176
Minimalasbestose 157
Mißbildungen 34, 187 ff
Molybdän 162
Mondbeinnekrose 106
Monochlordimethyläther 93, 180
Monochlormethyläther 93
Monoxygenasesystem 237
Montagssymptomatik 92, 166
Muskelatrophie 89
Mutterschutzgesetz 33
Mycobacterium avium 132
– bovis 132
– tuberculosis 129
Myelodysplastisches Syndrom 79

Myokardinfarkt 144
Naphthochinon 171
ß-Naphthylamin 71
Nasennebenhöhlenkarzinome 180
Nasenseptumperforation 62, 66
Nephropathie 49, 59
Nervenschädigung durch Druck 111
Netzmittel 175
Neutronen 120
Nickel 162, 175, 180
Nickelcadmiumbatterien 56
Nierenschädigung 57, 62, 75, 82, 94, 183
Nitrobenzol 81, 82
Nitroglykol 92
Nitroglyzerin 92
Nitrose Gase 81, 171
»Nitrovergiftung« 81
Non-Hodgkin-Lymphome 123
Noxenkarenz 237
Ofenblockarbeiter 35, 180
Optikusschädigung 87
Organogenese 39
Ornithose 133
Ortho-Trikresylphosphat 88
Osteoarthralgien 91, 113
Osteochondritis dissecans 105, 106
Osteomyelitis 63
Osteomyelosklerose 79, 91, 124
Osteophyten 91
Osteoporose 63, 90
Ozon 40
PAM 89   PAH 35, 178, 180
Panmyelopathie 79, 123
Panzytopenie 79
Pappelholz 175
Parakeratose 176
Paraphenylendiamin 81, 171, 175
Parasubstituierte Sulfonamide 168
Paratenonitis 102, 103
Paratertiärbutylphenol 181
Parathion 88
Parkinsonismus 58, 68, 84, 87
Partialinsuffizienz 139
Passivrauchen 45
Pathogenese 167, 237
PCB 73, 76
PCP 73, 76, 93

Pech 178, 180
Penizillin 175
Pentachlorphenol 73, 76
Perchlornaphthalin 175
Periarthritis humeroscapularis 103, 107
Perikardmesotheliom 160
Peritonealmesotheliom 158, 160
Perna-Krankheit 177
Persulfat 171
Pflanzenschutzmittel 93, 175
p-Phenylamin 175
p-Phenylendiamin 168
Phenylhydrazin 81, 82
Phosgen 63, 72, 171
Phosphorchloride 63, 171
Phosphorsäureester 88, 89
Phosphorverbindungen, organische 88, 89
Phosphorvergiftung 63
Phosphorwasserstoff 63
Phthalsäureanhydrid 171
Pikrinsäure 81
Plasmozytome 122
Plaste 175
Platin 175
Plazentarschranke 33
Pleuramesotheliom 158 ff
Pleuraplaques 152, 154
Pleurareaktionen 152, 155
Pneumonie 58, 131, 163, 166, 172
Polychlorierte aromatische Kohlenwasserstoffe (PAH) 35, 178, 180
– Biphenyle 76, 175, 237
– Dibenzodioxine 94
Polycythämia vera 79
Polyglobulie 142, 162
Polyneuropathie 49, 59, 62, 75, 79, 84, 87, 94
Polyvinylchlorid 76
Porphyrinstoffwechsel 50
Präleukämie 79
Prävalenz 236
Prävention 24, 41, **237**
Präzipitierende Antikörper 164
Procain 175
Professiographie 32
Promotoren der Krebsentwicklung 36
Prostatakarzinom 56, 71
Proteasen 168, 169

Sachwortverzeichnis

Protoporphyrin 49, 50
Provokationstest 164, 166, 169
Pseudarthrosen 107, 112
Psychorganisches Syndrom 68, 70, 75, 85
PVC 76
Pyroschliff 161
Q-Fieber 133
Quarz 136
Quasi-Berufskrankheiten 2, 158, 164, 165, 179 ff
Quecksilber 52, 175
Quecksilberschäden 52
Quecksilbersaum 52
Querschnittsstudien 236
Radionuklide 121
Radon 123
RAST 169
Rattenbißkrankheit 133
Rechtsherzbelastung 139, 142, 164, 166, 169
Rechtsherzinsuffizienz 139, 143
Recruitment 116
Rehabilitation 25, 167
Reizgasvergiftung 56, 57, 64, 145, 171
Repetitive Bewegungen 102
Reproduktion 37
Resistance 143, 169
Rhinopathie 167, 168, 170
Rizinusbohnen 175
Rohparaffin 178
Röntgenstrahlen 120, 121
Röteln 131
– Schutzimpfung 131
Rotlauf 133
Rotz 133
Ruße 175, 178
Salmonellosen 133
Salpetersäureester 92
Sarkoidose 145, 165
Sauerstoffüberdruckbeatmung 69
Säureschäden der Zähne 98
Schädlingsbekämpfungsmittel 73
Schalleitungsschwerhörigkeit 115
Schipperkrankheit 112
Schleimbeutelentzündung 109
Schmieröle 178
Schornsteinfegerkrebs 178
Schrotkornlunge 140, 141
Schwangerengesundheitsschutz 33

Schwangerschaft 33
– MAK-Werte 34, 39
Schwefeldioxid 171
Schwefelkohlenstoff 84
Schwefelkohlenstoffvergiftung 84
Schwefelwasserstoffvergiftung 69
Schweißerlunge 182
Schwerarbeit 182
Schwingungen, mechanische 106
Sehnenscheidenentzündung 102, 103
Selektion 236
Selen 40
Senfgas 97
Sensibilisierung 175, 176
Septumperforation 55
Seveso 94
Sideroblasten 49, 79
Siderofibrose 182
Siderose 145, 182
Silikose 136 ff
– Arbeitsplatzwechsel 146
– Bronchialkarzinom 144
– Bronchitis 139, 142 ff
– Cortison 146
– Differentialdiagnose 145
– Eierschalenhilus 140
– Emphysem 139, 142 ff
– Heilverfahren 146
– Infektionsbekämpfung 146
– Herzinfarkt 144
– ILO-Klassifizierung 139
– Polyarthritis 144
– Polyvinylpyridin-N-oxid 146
– Schwielen 139 ff
– Sklerodermie 145
– Therapie 146
– Ventilationsstörungen 139
Silikotuberkulose 140, 141, 147 ff
SISI-Test 118
Skrotalkrebs 178
Spinnerauge 70
Spontanpneumothorax 66, 159, 161
Sprachaudiometrie 118
Stauungsfibrose 146
Stickoxide 45
Stickstoffbindungsvermögen 113
Störfaktor 237

245

Strahlenempfindlichkeit 121
Strahlenhavarie 123
Strahlenschädigung 120 ff
Strahlenschutzverordnung 124
Streptomycin 175
Strongyloides stercoralis 134
Stütz-MdE 115
Styrol 181
Sublimat 52, 53
Sulfanilamid 175
Suszeptibilität 68, 83, 122, 138, 175, 177, 238
Systemische Wirkung 238
Talkum 136, 150
TA Luft 44
Taucherkrankheit 113
Tauglichkeitsbeurteilung 24
TCDD 94, 175
Teakholz 175
Teer 175, 178, 180
Teilursache, wesentliche 7
Tellur 40
Tendovaginitis 102, 103
Teratogene 34, 94, 131, 133
Terpentin 175, 176
Tetrachlorethen 74, 76
Tetrachlorethylen 73, 74, 76
Tetrachlormethan 73, 76
Tetramethylphenanthren 178
Tetrazyklinbehandlung 170
Thalidomid 37
Thalliumintoxikation 59
Thioglykolsäure 176
Thiram 40
Thomasphosphatpneumonie 163
Thorakotomie 156
Thrombopenie 122
Trinitrophenol 81
Tollwut 133
Toluidin 81, 82
Toluol 77, 78
Toluolvergiftung 79
Tolursäure 80
Toxikokinetik 238
Toxoplasmose 133
Trichloressigsäure 74
1,1,1-Trichlorethan 76
Trichlorethanol 74

Trichlorethen 74, 76
Trichlorethylen 73, 74, 76
Trichlormethan 73
Trichophytie 133
Tridymit 136
Trinitrophenol 83
Trinitrotoluol 81, 83
TRK 22, 152, 228 ff
Tropenkrankheiten 135
Tuberkulose 110, 126, 129
– Arbeitsunfall 130
– bovine 132
– Exazerbation 130
– extrapulmonale 129
– Primärkomplex 129
– Reinfektion 129
– Superinfektion 130
Tuberkulintest 129, 130, 147
Tularämie 133
Überschuß-Morbidität 20
Überschuß-Mortalität 20
Umschulung 6
Umweltmedizin 42, 236
Umweltprobleme 42, 94
Unfallversicherungsträger 10
Ursache-Wirkungsbeziehungen 236
Vanadiumvergiftung 60
Varizellen 131
Vasospastische Zustände 107, 108
Varizen 183
Verdoglobin 82
Verätzungen 174
Vertebragene Syndrome 107
Vibration 106
Vinylchlorid 73, 180
Vinylchloridkrankheit 76
Virusenzephalitis 131
Virusgrippe 131
Virushepatitis 126 ff
Vitiligo 181
Vogelhalterlunge 145, 164
Wärmestrahlen 119
Warzenbildungen 178
Windpocken 131
Wirbelfortsatzabriß 112
Wirbelsäulenschäden 183
Wurmkrankheit der Bergleute 134

Xenobiotika 237
Xylol 77
Zähne, Säureschäden 98
Zahntechnikerlunge 162, 181
Zentrale Erfassungsstelle asbeststaubgefährdeter Arbeitnehmer 149
Zervikalsyndrom 103, 118

Zigarettenrauchen 44, 56, 67, 109, 144, 158, 169, 170, 172, 182
Zinkchromat 54
Zinkchlorid 171
Zinnverbindungen 181
Zoonosen 132 ff
Zuckerbäckerkaries 98